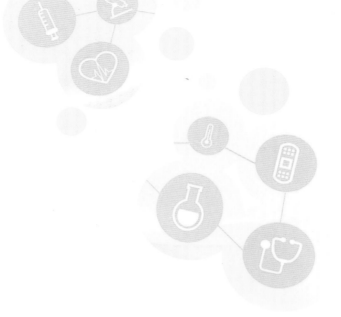

循证医学

主编　刘剑波

郑州大学出版社

图书在版编目(CIP)数据

循证医学 / 刘剑波主编. -- 郑州：郑州大学出版社，2023.11
ISBN 978-7-5645-9300-1

Ⅰ. ①循⋯　Ⅱ. ①刘⋯　Ⅲ. ①临床医学　Ⅳ. ①R4

中国版本图书馆 CIP 数据核字(2022)第 235157 号

循证医学

XUNZHENG YIXUE

策划编辑	李海涛　李龙传		封面设计	曾耀东
责任编辑	刘　莉		版式设计	苏永生
责任校对	吕笑娟		责任监制	李瑞卿

出版发行	郑州大学出版社		地　址	郑州市大学路 40 号(450052)
出 版 人	孙保营		网　址	http://www.zzup.cn
经　销	全国新华书店		发行电话	0371-66966070
印　刷	辉县市伟业印务有限公司			
开　本	889 mm×1 194 mm　1 / 16			
印　张	15.25		字　数	399 千字
版　次	2023 年 11 月第 1 版		印　次	2023 年 11 月第 1 次印刷

书　号	ISBN 978-7-5645-9300-1		定　价	69.00 元

编委会名单

主 编　刘剑波

副主编　简立国　周　正　张文吉　王　健
　　　　王重建

编 委　（按姓氏拼音排序）
　　　　侯　建　花琳琳　刘晓田　马鹏跃
　　　　马晓英　毛振兴　潘桢婕　王高帅
　　　　吴　昊　邢　玲　张东铭　张　娟
　　　　赵瑛瑛　周慧聪

前　言

在临床实践中,医生单凭个人的临床经验和(或)不完善的理论来指导临床,远远不能满足社会的需求。因此,在 20 世纪后期逐渐形成了一门年轻的学科——循证医学。循证医学一经提出便立即被广大临床医生认可,并被学术界、政府部门等接受,得到快速广泛的发展。它几乎渗透到每一个临床医学学科。循证医学是关于如何根据证据进行医学实践的一门学科。循证医学实践与传统医学实践的重要区别在于如何区分、甄别和利用证据,在于对证据可信度和适用性的判断,以及对效果大小量化的考量。循证医学所指的证据是在人群中进行的关于健康、疾病和医疗服务一般规矩的应用型研究结果。

在慢性病(如高血压、糖尿病等)汹涌而来的时候,在新的检查和治疗方法层出不穷的时代,如何利用有限的医疗资源使患者真正需要的健康效益最大化,是值得每一位医生深思的问题。决策是证据得以影响实践的载体,其主要作用是提供有关决策备案的风险和收益的信息。医学实践需要资源,资源分配涉及伦理和价值问题。因为每个患者的需求、资源和价值取向不同,所以医生要通过循证医学实践才能实现以患者为中心的服务,才能最终使患者满意。

在我国临床医学领域里,循证医学经历了二十余年的实践,已经逐步被人们所认可。它是临床医生为患者提供科学诊治决策的一门方法学。实践循证医学的关键在于临床医生能够确实面对患者的问题,去发掘最佳的、科学的诊治措施证据,并有的放矢地应用;在于患者和家属的积极配合,并能尽好义务和承担相应的风险;还在于良好的医疗硬件设施、相应的医疗环境和条件等。

我们在循证医学教学、医疗与研究实践的基础上,不断汲取国内外的新知识和新进展,撰写了这本《循证医学》。该书介绍了循证医学相关概念、发展史、实践循证医学的条件和方法(包括如何构建循证医学实践中的临床问题、如何检索循证医学证据、如何评价循证医学证据等），以及病因/危险因素、疾病诊断、疾病治疗、疾病预后、药物不良反应、临床经济学、公共卫生问题的循证医学实践，力争为我国循证医学的健康发展做出贡献。

本书既适合高等医学院校临床医学、基础医学、预防医学、护理学、口腔、检验、药学等专业学生使用，也对卫生管理、医学科研人员学习和实践循证医学具有重要的参考价值。

我们由衷地感谢本书的编委和郑州大学出版社的编辑，是他们的辛勤劳动使得本书顺利呈现在读者面前。但由于编委学术水平和能力有限，同时也受时间和篇幅的限制，本书可能存在疏漏与错误，期待读者批评指正，以帮助我们止于至善。

2023 年 4 月

目　录

第一章

绪　论

　　循证医学(evidence-based medicine,EBM)实质上是一门临床医学的基础学科,是指导临床医疗进行科学诊治决策的方法学。根据不同患者的临床问题所做出的相关诊断和治疗方案,应建立在最新、最佳的科学证据基础之上。这是循证医学模式与传统的经验医学模式的根本区别。

　　循证医学是20世纪90年代以来新兴的充满活力的医学基础学科,被称为一项震动世界的构想,一场发生在医学实践领域里的革命。正如抗生素的发现对医学领域产生重大影响一样,循证医学目前正在改变着传统医学模式,是一场触及医学实践基础的革命。

　　20世纪中叶,现代流行病学作为研究医学实践的方法开始兴起,特别是近几十年的发展和应用,成为推动循证医学发展的始动因素。另外,循证医学作为一个新兴学科,它的内涵和外延还在不断发展和完善,充满生机和活力,也希望我们能够以发展的眼光看待循证医学,主动参与它的发展过程,将其积极应用于临床实践和公共卫生活动中。

　　近些年来,我国医学界对循证医学的热情和认可度越来越高,循证医学已经被称为"临床科学诊治决策的方法学",它必然贯穿于临床医学各个学科和其相关的其他领域,如内科学、外科学、妇产科学、儿科学、口腔医学、护理学、心理卫生学、公共卫生学、卫生政策与管理学等学科。循证医学不仅大大提高了医疗质量,而且还有力提高了医学研究水平。因此,掌握循证医学实践的条件和方法是十分必要的。

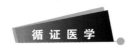

第一节　循证医学概述

一、循证医学的概念

　　循证医学是指临床医生针对不同个体患者,在充分收集病史、仔细体格检查及必要的实验室和影像学检查的基础上,结合自身的专业理论知识与临床技能,围绕患者的主要临床问题(如病因、诊断、鉴别诊断、治疗、预后及康复等),检索、查找、评价当前最新最佳的研究证据,同时结合患者的实际意愿与临床医疗环境,从而形成科学和适用的诊断和治疗决策,并在患者和家属的配合下付诸实施,最后分析与评价其临床治疗效果。实践循证医学,既能有效地解决不同个体患者的临床问题,改善预后和促进患者康复,同时也会推动临床医疗水平的提高和进步,实现医患“双赢”。由此可知,为追求最佳诊断和治疗效果,循证医学对不同个体患者的诊治决策是需要建立在当前最新和最佳的证据研究之上,所以它被称为“基于证据的临床医学”。这样就和传统意义上的临床医学模式有很大区别。

　　传统医学模式是以经验医学为主,即根据医生的经验、直觉或病理生理原理等来治疗患者。现代医学模式是在经验医学的基础上强调循证医学即根据科学研究的结果来治疗患者,在仔细采集病史和体格检查基础上,要求临床医生进行有效的文献检索,运用评价临床文献的正规方法,发现最有关的和正确的信息,最有效地应用文献即证据解决临床问题,制定疾病的预防措施和治疗措施。总之,现代医学模式对患者提供的医疗服务是建立在目前所能获得的证据基础上。

　　经验医学和循证医学的区别见表1-1。

表1-1　经验医学和循证医学的异同

分类	证据来源	收集证据	是否重视证据	判效指标	治疗依据	医疗模式
经验医学	动物实验、实验室研究、零散临床研究、过时的教科书	不系统、不全面	不重视	实验室指标的改变、仪器或影像学结果(中间指标)	基础研究/动物实验的推论、个人临床经验	以疾病/医生为中心
循证医学	临床研究	系统、全面	重视	患者最终结局(终点指标)	可得到的最佳研究证据	以患者为中心

二、循证医学的发展简史

循证医学的理念并非现在才有。严格来讲，从哲理上循证医学可以上溯到 19 世纪中叶。凡是接受过正规医学教育的临床医生，都具备现代生物学、人体解剖学、生理学、病理学、微生物学、免疫学、临床医学等医学理论知识，临床医生对不同患者的诊断和治疗，是从临床实际出发，根据患者的临床特征，再结合自己掌握的理论知识和临床经验，从而做出相应的诊治决策。在某种程度上，这当然也是"循证"的，只不过是未采用最新和最佳的证据，有所不足而已。因此，对于现阶段人们应用的临床医疗决策过程，不应都认为是"临床经验医学"。

（一）循证医学的产生是历史发展的必然结果

首先，临床医学是一门随着自然科学、临床科学的进步及人们认识的深化而得以不断丰富和发展的实用科学。临床医生要做好临床工作，就应不断地更新自己的知识，学习、掌握和应用先进的技能及理论，以指导自己的临床实践。美国哈佛大学医学院前院长 S. Burwell 曾指出："在大学里教授给学生的知识，在 10 年后大约有 50% 是错的。"而糟糕的是，没有一位教师知道，哪一半是错误的。最近研究发现，每 3 年，70% 的知识可能已经过时。这就形象地说明医学领域的知识老化现象突出，而不断学习、及时更新自己的知识对临床医生而言是多么重要！然而，在生物医学领域，相关研究及文献发表数量是非常庞大的。2010 年 7 月，PubMed 检索平台已收录了 2 000 万篇医学文献，平均每分钟发表 1 篇新文献。然而临床研究的活跃导致的信息爆炸并未使研究证据的质量同步提高，人类大脑处理无限证据固有的局限性，使临床医生在时间、精力和技能上都无法在信息海洋中既系统、全面又快速、有效地鉴别出真实、可靠的医学文献，为患者制定出最新和最佳医疗决策。Brian Haynes 等采用循证医学文献评价原则评估期刊发表文献，经过方法学和临床价值两方面的严格筛选，发现可剔除 99.96% 的文献，即临床医生每年只需阅读大约 20 篇新文献就可以掌握最新进展；而掌握本专业领域的最新进展，每年只需阅读 5~50 篇新文献。迄今，具有不同智能化程度的循证医学数据库层出不穷，循证医学专家提出的由经过评价后的证据形成的新九级证据金字塔（图 1-1），可帮助临床医生针对问题快速获得由多质量证据整合后形成的证据资源。

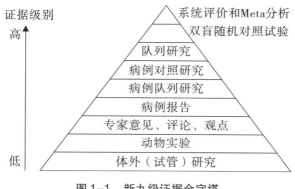

图 1-1　新九级证据金字塔

其次,临床流行病学的产生和发展,为循证医学提供了方法学支撑。20 世纪 80 年代初期,在国际临床流行病学发源地之一的 McMaster 大学,以临床流行病学创始人之一、国际著名的内科学家 David L. Sackett 为首的一批临床流行病学专家,在该医学中心的临床流行病学系和内科学系率先对年轻的住院医生举办了"如何阅读文献的学习班"。他们在讲授临床流行病学原理与方法的基础上,进一步指导年轻医生联系患者的临床实际问题,检索与评价医学文献,并将所获得的新近成果应用于自己的临床实践。这种医学培训模式经过反复实践、不断完善,取得了很好的效果。为此,Gordon Guyatt 等自 1992 年起相继在《美国医学会杂志》(*Journal of the American Medical Association*, *JAMA*)等期刊上发表了系列总结性文献,将这种对临床医生的新型培训措施和临床医学实践方法,正式冠以"循证医学"(evidence-based medicine, EBM),循证医学自提出之日起就受到了临床医学界的广泛关注。另外,由 Haynes Sackett 发起,美国医师协会(American College of Physician, ACP)组织了一个期刊俱乐部(Journal Club),即 ACPJC。从 1991 年起,由临床流行病学、临床有关学科及方法学专家组成的评审小组,对国际上著名的 30 多种医学期刊发表的论著进行系统分析与评价,并将最佳的研究论文以摘要加专家评述的形式,在 *Annals of Internal Medicine* 的副刊上发表。1994 年 Sackett 医生受聘于英国牛津大学,在英国组建了循证医学中心,相继出版了循证医学专著及创刊《英国医学期刊》。为了全面地推荐国际上经过严格评价的最佳研究证据,自 1999 年起,他们还整理编辑并出版了循证医学专集,每年公开发行 2 期,将经过专家严格筛选及评论后的最佳研究成果推荐给临床医生,以便于临床医生实践。

1993 年成立的 Cochrane 协作网又为循证医学的腾飞提供了一大助力和组织保证。Cochrane 协作网的宗旨是广泛地收集临床随机对照试验的研究结果,严格评价质量,进行系统评价及 Meta 分析,将有价值的研究结果推荐给临床医生及相关专业的实践者,以帮助其实践循证医学。

(二)循证医学在中国的发展历程基本与国际同步

我国最早于 1996 年在卫生部的领导与支持下,在华西医科大学附属第一医院(现四川大学华西医院)正式成立了中国 Cochrane 中心及循证医学中心,相继开展了循证医学国际协作研究与培训工作,陆续创刊了 2 种全国性的循证医学期刊,并率先在医学院校开设循证医学课程,编辑出版循证医学专著及 5 年制、8 年制循证医学规划教材,对推动临床医学实践、提高医学生水平产生了良好效果。本学科在全国迅速普及和健康发展,无疑会更好地推动各个学科的共同进步与繁荣。

总之,人们对循证医学投以极大的关注,随着时代的发展,它将日臻完善,为临床决策的科学性和临床医学现代化做出更大贡献。

三、循证医学的特点

循证医学实践强调最佳研究证据、临床专业知识、患者价值观和患者情况的完美组合,为患者制定最佳并使其满意的决策(图 1-2)。

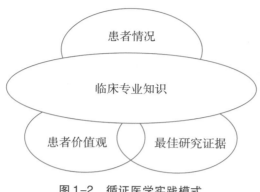

图 1-2 循证医学实践模式

（一）最佳研究证据是实践循证医学的决策依据

最佳证据是实践循证医学的"有力武器"，也是解决患者临床问题的必要手段。最佳研究证据是指采用明确方法，从科学性和临床相关性角度严格评价后获得的研究证据，具有以下特征。

1. 科学和真实　循证医学的证据必须设计科学，结果真实、可靠，能正确引导临床医生为患者做出医疗决策。

2. 具有临床价值　科学、真实的研究证据必须同时具有临床价值，以患者为中心评价诊疗措施的疗效和安全性，进行同类诊疗技术的比较，关注终点指标和成本-效果。

3. 综合评价证据　据估计，每年有600万篇医学文献发表在2万多种生物医学期刊，平均每天发表75篇随机对照试验和11篇系统评价，而且这些数据仍在增长，尚未达到平稳阶段。由于单个研究存在地区、人群、样本量等方面的局限性，全面评估诊疗技术时，不能依靠单一研究。只有综合评估针对同一临床问题的所有相关研究，才可能得出正确的结论。

4. 分类与分级　并不是所有的医学研究均真实、可靠，全球每年用于资助研究的2 000亿美元中，85%都浪费在设计比较糟糕或重复的研究上了。因此，证据需要按主题或内容分类，然后同类按质量分级，以帮助医务人员快速、高效地获取有价值的信息。

5. 动态和更新　随着对疾病的深入研究和认识的升华、医疗条件的改善、人群的更迭、新评价体系和标准的出现，诊疗技术也在不断更新、取代和淘汰，研究证据也需要不断更新，才能为患者做出当前最好的决策。

6. 开放与共享　证据作为解决问题的知识产品，是消耗人类的各种资源生产出来的，应向所有需要者开放，为人类所共享，方便人们获取。为此，经过去粗取精、去伪存真，研究者已建立了具有不同智能化程度的循证医学数据库资源，最大限度地发挥证据的价值。

（二）临床专业知识是实践循证医学的基础

临床专业知识是指临床医生应用长期临床实践所获得的临床技能和经验，对患者疾病状态、诊断、干预措施的利弊及患者价值与期望迅速做出判断的能力。如果忽视临床技能与经验，生搬硬套地应用获得的最佳临床研究证据，临床医生就有可能被误导。

（三）患者价值观是实践循证医学的人文关怀体现

患者价值观是指在临床决策中，患者对自身疾病状况的关心程度、期望和对诊断及治疗措施的选择。循证医学提倡医生在重视疾病诊断、治疗的同时,应力求进入患者的内心世界,从患者的角度出发,去了解患病的过程和感受,尤其是对疾病的担心与恐惧感,疾病对身心功能的影响,对治疗方案、措施的态度和期望等。建立医患之间平等友好的合作关系,形成医患诊治联盟,这样才能取得患者的合作,保证诊治措施有效,使患者获得最佳的治疗和预后效果。鼓励患者参与临床治疗决策是为了尊重患者的权利,不同的患者因其对自身疾病的关心程度不同,对医生给予的诊治措施的期望值及对不良反应的耐受性等不同,最终的选择会有差别。例如,对于房室结折返导致的室上性心动过速,可采用传统的药物治疗,也可进行射频消融术,但后者可能出现不同的结局:手术成功;手术成功但破坏了房室结,患者需要植入起搏器;手术失败,甚至死亡。有的患者因发作频繁或药物疗效差,即使不出现严重的不良反应,因发作时非常痛苦,宁愿选择射频消融术治疗;有的患者因发作较少,不愿承受可能发生的严重不良反应,宁愿选择药物治疗。

(四)患者情况是实践循证医学的个体化医疗体现

患者情况是指患者独特的临床特征和所处的医疗环境。不同的患者,即使患相同疾病,因个体体质、年龄、性别,以及疾病临床特点、病情、病程、合并疾病等的差别,均会有不同的医疗决策。而患者就医的医疗环境不同,医生技能、可获得的医疗资源、医院的设备条件和管理等差别,也会影响疾病诊断的准确性和干预措施的选择和效果。

四、循证医学的地位与作用

循证医学由于使用了最现代化的科技信息手段,发挥与评价了当今医学研究产出的最佳人类知识,同时遵循科学的客观规律,做到将先进的理论有机地联系实践,解决具体的临床问题,从而使人们的认识提高到一个新的水平。任何不尊重知识、凭经验、不按事物发展客观规律办事,都将导致临床医疗决策和卫生管理失误。但把循证医学神化也是不恰当的。循证医学在医疗、医学教育、科研和卫生管理等方面的作用归纳如下。

(一)促进临床决策的科学化,提高专业水平

实践循证医学的目的是解决临床实践中遇到的难题,从而促进医学教育水平和培养高素质的临床医生,紧跟科学发展水平。

循证医学强调在个人经验、专业知识和患者参与医疗决策的基础上,结合现有最佳证据为患者做出最佳决策,规范临床实践行为模式。

(二)促进医学教育模式的转变

循证医学的目的是促进医学模式的转变。从传统的医学模式(以授课为基础的学习)向循证医学教育模式(以问题为基础的学习)转变,将有助于培养医学生以下3个方面的能力:①培养医学生积极思维的方法、探索精神、创新能力,为今后临床和科研工作打基础;②强化医学生自学能力、横向思维能力,不断运用知识和更新知识的能力;③培养医学生具备高水平医生的素质和能力,包括与患者交流的能力,了解医疗和社会的关系,加强与人相处的协作能力。从而提高医学生在面对一个具体患者时,进行临床思维、诊断与鉴别诊断、处理及治疗、回答患者与家属各种问题的能力。

（三）为临床医学研究和管理提供正确的导向

循证医学的实践要求我们一方面根据临床具体问题不断查寻资料，使我们能全面、系统了解当前某一领域的研究现状，从中发现未解决的临床问题，作为今后研究的立项依据，为临床研究导向，实现"有证-查证用证，无证-创证用证"的循证医学实践模式；另一方面，我们不断严格评价获得的研究证据，能发现前人在研究某一临床问题时在设计、实施、资料分析和论文撰写中存在的缺陷，避免今后研究中出现同样的问题，有助于促进临床科研方法学的规范化，提高研究质量。

在管理方面，循证医学的理念同样可促进卫生决策、新药开发、医疗保险的科学化、卫生资源的合理利用及卫生政策决策的科学化。

总之，循证医学始终坚持基于问题，因为需要而产生，因为使用而发展，因为真实而不完善，因为不完善才有继续发展的空间。我们有理由相信，循证医学能对临床医学和相关领域做出持久贡献。

五、临床流行病学和循证医学及二者与临床医学的关系

（一）临床流行病学是实践循证医学的方法学基础

循证医学的产生是以临床医学为基础，以研究证据为支撑，与相关学科间有密不可分的关系。

20 世纪 30 年代美国耶鲁大学 John R. Pual 教授首先提出临床流行病学的概念。20 世纪 70 年代后期，David Sackett、Robert Fletcher、Alvan Feinstein 等共同创建了临床流行病学。临床流行病学借鉴流行病学、生物统计学、卫生经济学、社会医学的理论和方法，对临床医学研究进行严格的设计、衡量和评价，提高临床医学科研水平，促进医学模式的转变，推动医学的发展。临床流行病学的发展促进了临床研究数量和质量的提高，为循证医学的发展提供了大量高质量的证据。临床流行病学建立了系列评价各类临床研究证据的原则和方法，使临床医生能鉴别各类研究证据的真伪，将最佳研究证据应用于医疗实践，为患者做出最佳的医疗决策。临床流行病学是循证医学的学术基础，循证医学是临床流行病学的进一步应用、发展和升华。

（二）临床流行病学和循证医学是以临床医学为主体的多学科交叉协作

临床流行病学和循证医学的学科主体都是临床医学，旨在解决临床科研与临床实践问题。临床医生面对的诊治对象是个体，过去由于缺乏群体观念，临床研究常变成了个体案例的累加与总结分析，这些经验性的临床研究往往蕴藏了大量的偏倚、混杂和机遇因素，所得出的研究结果或结论往往偏离客观实际。现在，临床医学的研究是以临床为基础，强调群体观和定量化观点，同时借鉴和采用了大量有关流行病学、医学统计学、卫生经济学及其他基础医学的原理和方法，创新和发展了新型、科学和实用的临床研究方法（临床流行病学）。这些原理和方法既有利于创新临床研究，又有助于临床实践，促进临床研究成果化，服务于临床诊治实践。所以，临床流行病学及其后续的循证医学是以临床医学研究为基础，交叉融入了流行病学、医学统计学、卫生经济学、社会医学等学科的临床医学基础学科。

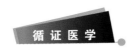

（三）临床流行病学和循证医学的对象是患者及其群体

临床流行病学的研究对象是以医院为基础的患者及其相应的患病群体,这种特定疾病的患者群体性乃为"流行病学"特征。这种群体性特征已不再局限于医院病患,即从医院的患病个体扩展至社会的特定患者群,将医院内特定疾病的患者诊治和社区人群的特定疾病的诊治研究相互结合,从而跨越了医院或社区人群的界限,无疑对疾病的早期发现与防治,以及对疾病发生、发展和转归规律的认识更系统全面和深入。因此,临床流行病学和循证医学对临床医学的发展有重要价值和意义。

第二节　实践循证医学的条件和要求

一、实践循证医学的条件

（一）临床医生

临床医生是实践循证医学的主体,不仅要掌握医学专业的理论知识和技能,还需要具备一定的临床研究方法学、统计学、文献检索和文献严格评价等知识,较强的协作、沟通和交流能力。同时,医学研究非常活跃,很少有永恒不变的"真理",临床医生应终身学习,随时更新知识,跟踪本领域最新研究进展,才能保证为患者提供高质量的医疗服务。而层出不穷的临床研究证据,只有为临床医务工作者所熟知和应用,才能对疾病诊治产生重大影响。

（二）患者

患者是循证医学实践服务的对象。实践循证医学,务必要取得患者合作,使患者对诊疗方案具有良好的依从性。为此,临床医生应关心体贴患者,构建良好的医患关系,否则,任何有效的方法和措施,若无患者的配合,都难以成功。在个体患者的临床决策过程中如何有效融合患者价值观与意愿,是循证个体化实践及医学未来发展所面临的重大挑战。

（三）最佳证据

最佳证据是实践循证医学的物质基础。值得注意的是,循证医学强调当前最佳证据即证据的时效性。因为,临床研究新证据不仅可以否定曾经已被接受的临床诊断试验和治疗方案,还将随时被更强、更准确、更有效和更安全的新证据取代。需要强调的是,证据在进行医疗决策时是必要的,但不是唯一的。临床决策是一个十分复杂的过程,受许多因素的影响和制约,除研究证据外,还有患者和医生的因素,如患者的价值观、文化程度、宗教信仰、经济状况,医生的经验和外部因素如医疗保险、国家的政策法规、卫生资源的可获得性等。因此,临床决策必须考虑多方面的因素。好的证据可以帮助临床医生做出好的决策,但不能代替临床医生的作用。

(四)医疗环境

循证医学的实践都要在具体的医疗环境下推行。不同地区、不同级别的医院,其设备、技术条件和医务人员的水平各异,即使某一最佳措施和方法对某疾病有确切的疗效,但当医疗环境或技术条件受限时,也是难以实现的。因此,实践循证医学不能脱离具体的医疗环境。

上述四大要素既是实践循证医学的基础,又是一个临床患者科学诊治复杂的系统工程(图1-3)。

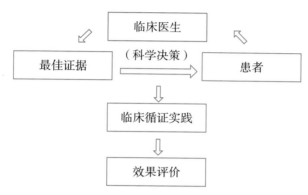

图1-3 循证医学临床实践示意

二、在中国实践循证医学的特殊性

如何结合我国的实际情况,借用西方科学研究的证据,提高我国的医疗卫生服务水平,是一个十分值得认真思考和讨论的问题。在中国推行循证医学会面临以下几个关键问题:①绝大多数疾病的循证医学数据库是根据欧美国家的研究证据建成,然后我国借鉴,缺乏或没有足够的我国本土化证据的加入,其推荐意见直接套用到人种不同的中国患者是否合适及对于国内相对落后的医疗条件是否适用;②中国多数临床医生检索、评价和利用证据的意识和能力尚处于较低水平;③重要的医学文献绝大部分以英文发表,即使中国所有医生都掌握了检索、评价与使用医学文献的技能,许多医生仍可能因语言障碍而不能直接快速阅读英文文献;④多数医疗机构缺乏高质量的循证医学数据库资源供医务人员方便、快速查寻;⑤中国的临床医生非常繁忙,实践循证医学的时间和精力有限;⑥中西医并重、中西药并用的特殊国情对高质量证据产生和使用的挑战。

三、实践循证医学的形式

实践循证医学有两种形式:一是作为循证医学最佳证据的提供者(doer),二是作为最佳证据的应用者(user)。角色不同,要求也不一样。如最佳证据的提供者,往往是一批颇具学术造诣的临床流行病学家、各专业的临床学家、临床统计学家、卫生经济学家、社会医学家及医学信息工作者,他们共同协作,根据临床医学实践中存在的某些问题,从全球300万余篇的生物医学文献中,去收集、分析、评价,进而综合最佳的研究成果(证据),为临床医生实践循证医学提供证据。因此,证据提供者成为循证医学实践的关键所在,没有证据提供者的辛勤工作和无私奉献,不可能做到循证医学实践。

当然这些专家提供了最佳证据并不就此结束,他们还将这些成果(证据)推广到循证临床实践中。这就涉及对医学生的循证医学教育,以及对临床医生进行循证医学实践的培训和宣传。只有将最好的研究成果最大限度地转化,才能为广大患者的医疗及防病治病服务;只有广大的临床医生真正掌握与应用循证临床实践的理论与方法,并能进入主动性与创造性相结合的自我教育和提高的良性循环,才能达到循证医学的真正目的。

最佳证据的应用者,既有从事临床医学的医务人员,又包括医疗管理者、卫生政策决策者、患者等。为了实现患者诊治决策及卫生管理和政策决策的科学化这一共同目标,应用者应联系各自的实际问题,去寻找、认识、理解和应用最佳最新的科学证据,做到理论联系实际,方能取得最好的结果。

无论是证据的提供者还是应用者,除了都具有临床的业务基础之外,也要具有相关学科的知识和学术基础,两者只是要求的程度有所不同而已。当然,证据的提供者本身也可以是应用者,而应用者本身也可以成为证据的提供者。

第三节 循证医学的实践方法

根据循证医学的培训与临床实践经验,循证医学的实践方法可以归纳为"五部曲"(图1-4),其中每个步骤都具有丰富的内涵和科学的方法,它们是相互联系的一个完整系统,任何环节存在缺陷或不足,都会影响循证医学实践的质量。

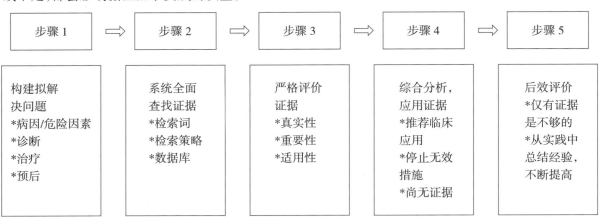

图1-4 循证医学实践的"五部曲"

一、构建拟解决的问题

拟解决的问题,就是所谓的"循证问题",是指在临床实践中个体患者存在且亟待解决的临床重要问题。在循证医学的临床实践中,首先应该找准患者存在什么样的重要临床问题,用现在的理论知识和临床技能是否可以有效解决,如果这些问题解决起来比较困难,这就是循证医学应该回答与解决的问题了。

循证问题包括病因及危险因素问题、诊断问题、防治问题、预后问题等,欲找准循证问题,可依次回答如下问题:①该患者的病因及危险因素是否明确? ②该患者能否明确诊断? ③该患者有无有效防治方法? ④这些防治方法能否降低病死率? ⑤这些防治方法能否改善患者的生存质量? ⑥这些防治方法能否改善成本-效果?

找准患者存在的、需要回答和解决的临床问题,是实践循证医学的首要关键环节,如果找不准或者根本不是什么重要的问题,那么会造成误导,或者问题本身能经医疗常规所解决。这就像一个临床科研选题的误差,必然会造成研究结果毫无价值。

为了找准重要的临床问题,临床医生必须准确地采集病史、体格检查及收集实验室、影像学检查结果,尽可能占有可靠的一手资料,充分应用自己的理论、临床技能和经验、逻辑思维和判断力,仔细分析论证后,优先解决那些在临床亟待解决的疑难问题。

二、系统全面查找证据

根据第一步提出的临床问题,确定有关"主题词""关键词",制定检索策略,应用电子文献检索数据库和期刊检索系统,检索相关证据,从这些文献中找出与拟弄清和回答的临床问题关系密切的资料,以备分析评价之用。

若初次使用电子文献检索数据库,最好寻求医学信息或图书管理专业人员的帮助,以便尽可能熟悉检索方法,提高检索效率。特别是在检索内容与顺序安排上,一般是寻找可靠的高级别证据,如临床实践指南、系统评述或评价等,由于这些证据综合了大量相关的原始研究结果,而且经过了加工和提炼,评阅这类证据可以在短时间内全面获取与临床问题相关的新发现、新知识和新进展。若无这样的证据,再寻找可靠的原始研究文献。具体检索方法与过程还可参考相关教材,这里不再赘述。

三、严格评价证据

将收集到的相关证据,应用临床流行病学及循证医学质量评价的标准,从证据的真实性、重要性及适用性做出具体评价,并得出确切的结论。可以有 3 种处理方式:①质量不高的证据,或质量可靠但属无益或有害的干预证据,当弃之勿用;②研究的证据尚能定论,当作参考或待进一步研究和探讨;③最佳证据,则可根据临床的具体情况,解决患者具体问题,用以指导临床决策。如果收集的合格文献有多篇,则可以做系统评价和 Meta 分析。这样的综合评价结论更可靠。

什么样的临床研究文献当属"最佳证据"? 其真实性和可靠性如何? 临床重要性及适用性又怎样? 这些是临床医生阅读和引用"最佳证据"时必须面临的问题。在国际医学领域里,从 20 世纪 70 年代后期开始,日益发展和完善的临床流行病学以其先进的临床科研方法学,强调临床科研设计、测量和评价的科学性,直接推动了临床科学研究生产出日益丰富的、高质量临床研究成果,同时又总结了一系列严格评价的方法和标准,这些又都被国际临床医学界所接受和应用,从而服务于临床医学实践。

(一)证据的评价要素

1. 证据的真实性　不论研究得到的是阳性结果还是阴性结果,我们都需要对研究的客观测量指标做出科学的解释,确保研究的真实、可信。

真实性的评价内容贯穿整个研究的各个环节,如设计方案的性质和论证强度及存在的缺陷。具体到研究过程,应重点了解对照组的有无及设置是否合理、研究对象的诊断标准是否科学可靠、纳入/排除标准恰当与否、样本量是否足够、有无相关偏倚因素存在,以及试验观察指标及资料所用的整理、统计分析方法是否正确等。

2. 证据的临床重要性　如果研究结果的真实性良好,对临床更重要的是研究结果的临床意义和实际价值。具有临床价值的研究结果不仅提高了人们对疾病及其治疗的认识,而且可以作为指导临床实践的循证医学证据。当然,这些重要性需要具体量化的指标来体现。量化指标形式多样,可以是事件发生率如病死率、生存率、治愈率等,也可以是事件发生率的组间差值,如绝对危险度降低率、相对危险度降低率,需要治疗多少例患者才能获得一例最佳效果等。根据这些量化指标的具体数值还可计算各自的可信区间。这些量化指标都能清楚地表明试验组与对照组相比所示的具体有效性及安全性大小,便于临床评价。传统的临床研究结果,特别是定量化的资料,常计算组间均值以互相比较,若 $P<0.05$,则认为组间差异有统计学意义,提示"某组的效果优于另一组的效果"。这里强调的是组间差值的大小有无临床意义,如果没有临床意义,即使具有统计学差异,也无多大的实际价值。因此,统计学差异的显著性并不能完全代表临床意义。当某种研究结果既有临床意义,又有统计学的显著性差异时,即能做出肯定性的结论;若仅有临床意义而统计学差异并不显著时,不能因此而否定临床的价值,此时应计算第 Ⅱ 类错误和检验效能的水平;如果一个研究的结果既无临床意义,又无统计学差异,则这种研究的结果应予否定。

证据重要性的评价,必要时还应结合卫生经济学研究结果,进一步计算成本-效果、成本-效益、成本-效用,分析它们可产出的社会效益及经济效益,以肯定并推广应用那些成本既低、效果又佳的研究成果。

3. 证据的适用性　临床研究往往是以解决某种重大疾病的早期正确诊断、有效防治或改善疾病预后等为目的,因此,要分析研究成果的适用性,即分析它们有无适用价值、有多大的适用价值、利弊比有多大、在什么样的医疗环境和条件下可以采用或推广。要做实事求是的估价,切不可脱离自己的环境技术和患者的实际情况盲目地接受或推行证据。

（二）证据的综合评价

在循证医学实践中，针对某一具体临床问题，获取的证据可能不是一个，证据级别各异，研究重点不尽相同，如既有安全性研究证据，又有有效性研究证据或卫生经济学研究证据等。即使针对同一个临床问题，所获证据的结果和结论可能不尽相同，甚至截然相反。这就涉及证据的综合评价问题。

如以干预性循证问题为例，证据种类繁多，包括临床实践指南、系统评价、随机对照试验、非随机临床试验等；同时这些证据级别和数量分布是有规律可循的，一般呈金字塔状。如数量最少、却与循证问题关联程度最高的临床实践指南，一般分布在塔尖位置，其后依次为系统评价和随机对照试验等。而观察性研究，如队列研究、病例系列研究、个案报告等数量庞大但级别低，一般分布在塔底。

在综合评价证据时，一般根据事先设定的证据纳入与排除标准，初步筛选证据，绘制候选证据一览表，进而按照临床流行病学的严格评价原则和方法，合理选用评价工具，逐一对上述候选证据的真实性、重要性与适用性展开评价。鉴于临床实践指南本身就是证据的综合结果，若上述候选证据包括现成的临床实践指南，并且经"三性"评价后，发现该临床实践指南的真实性、重要性和适用性俱佳，可以考虑将其用于指导临床实践，没有必要实施下一轮的证据综合评价。若无现成的临床实践指南或经评价质量差，需要进一步考核相关系统评价的现状及其质量。若无现成的系统评价或其质量差，则考虑在对原始研究严格评价的基础上，再次进行系统评价。作为循证医学的重要方法之一的系统评价，是通过对相关的临床研究成果进行严格的评价、分析和合成，达到解决多个研究结论不一致的问题，为临床决策提供正确和科学的证据。系统评价具有双刃剑的性质。如果方法不恰当，二次研究的结论可能提供的是不正确的信息，会误导临床的决策过程。在此环节，也可以利用推荐分级的评估、制定与评价（grading of recommendations assessment, development and evaluation, GRADE），完成证据的综合评价。参照 GRADE 的模式与基本程序，将系统评价中原有的顺序打乱，重新构建以结局指标为主线的证据概要表，进而围绕纳入研究的设计方案，纳入研究发生偏倚的风险大小，研究结果的一致性、间接性、精确性，以及报道偏倚的可能性等评价要素，逐一评价各证据单元的质量，制作结果汇总表和证据概要表，从而实现证据综合评价全程的透明化。

四、综合分析并应用证据

研究证据并不能取代临床判断，文献所获得的结果是所有研究对象的"平均效应"，但现实中的患者与临床研究中的病例在性别、年龄、合并症、疾病严重程度、病程、依从性、社会因素、文化背景、生物学及临床特征方面存在差别。即便是真实、可靠、具有临床价值的研究证据也并不一定能直接应用于某个患者，医务人员必须综合考虑最佳证据、临床专业知识、患者的具体情况、所处的医疗环境和患者的价值观，做出相应调整，再指导临床决策。

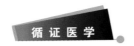

五、总结经验与后效评价

　　通过对患者的循证医学临床实践,会有成功临床案例,也会有不成功的经验教训,临床医生应进行具体分析和评价,认真总结,从中获益,达到提高认识、促进学术水平和提高医疗质量的目的。评价按照上述一至四步实践后的效果和效率,若与预期结果一致,可进一步指导类似患者的临床决策;反之,应详细分析原因,找出问题,再针对问题进行新的循证研究和实践。如此循环往复以不断去伪存真,止于至善。

第二章

构建循证医学实践中的临床问题

临床医生对患者的诊治过程实际上就是一个不断提出问题、寻找答案、最后解决问题的过程。而实践循证医学的第一步是针对一个具体患者,找出其存在的临床问题,从而构建需要回答的循证问题。如何找准患者急需解决的问题,对于循证医学的临床实践至关重要。而在遇到突发公共卫生事件时,为了找出该事件的原因及相关因素,积极应对和实施干预,对突发公共卫生事件做出应急管理,构建恰当的问题也同样重要。

第一节　临床问题概述

一、找出临床问题的重要性

(一)循证医学实践的第一步

临床医生在临床实践中,实际上就是观察各种各样的患者并从中发现问题和提出问题,特别是那些凭借临床经验和现有专业知识无法解决的临床问题。只有提出临床问题才能带着问题去寻找相关证据,严格评价证据后,从中筛选出最新最佳的证据并结合自己的临床经验和患者意愿,最后得到针对该临床问题的解决方案,同时结合当地的医疗技术条件,付诸实施后使患者获益。因此,发现问题是循证医学实践的起点,如果找不准问题,那么就不能提出适当的循证问题,必将影响循证医学临床实践的后续步骤实施。构建一个可以回答的循证问题可以帮助临床医生更好地制定收集证据的策略,便于回答和解决临床问题。当收集不到科学性强的证据时,临床医生可以据此问题

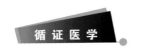

进行选题立项,提出进一步研究计划和设计方案,以研究者身份开展临床研究,获取证据。

(二)医学进步与发展的需要

医学的进步与发展离不开问题的发现和解决。没有问题,不经过思考、总结、实践,医学就不可能进步,患者也不可能得到最好的诊治。对于某一问题的答案随着医学发展也是会发生改变的,只有对临床问题认识的不断升华才能使之逐渐接近真实。

例如:心肌梗死是心肌缺血时间过长导致心肌细胞缺血、缺氧和坏死。从生物学角度看,心肌梗死患者吸氧似乎天经地义,所以长期以来临床指南都推荐心肌梗死患者立即吸氧,期望可以改善缺血心肌组织的氧供,减少缺血症状(如疼痛)、缩小梗死面积以降低死亡率。然而冠状动脉内多普勒超声却发现氧会增加冠状动脉阻力,减少冠状动脉血流,同时氧自由基增加会引起心肌再灌注损伤。这一现象警醒了医学界,于是从2010年起人们逐渐开展相关随机对照试验和系统评价,最终改变了临床指南:心肌梗死患者若无缺氧表现,并不需要常规吸氧,否则会导致心肌梗死面积扩大,增加死亡风险。医学技术的发展不断拓展人们对疾病的认识。由此可见,作为临床医生,终身学习是必不可少的,只有不断提出问题,寻找答案,才能使医学发展进步及自身临床水平不断提升。

(三)社会发展与时代进步的要求

由于医疗资源的有限性与医疗卫生服务需求的无限性这一矛盾长期存在,"看病贵"问题几乎是全球共同关注的问题。卫生总费用居高不下且还在逐年攀升,主要与大量的、无效甚至有害的过度医疗服务有关。在临床真实环境下,哪些是过度医疗?哪些医疗措施真正有效?这些措施对哪些患者安全有效?提出并回答这些问题,也是循证医学被赋予的任务,同时也是社会发展与时代进步的必然要求。

(四)提出公共卫生循证问题的重要性

突发的公共卫生事件如新型冠状病毒感染、严重急性呼吸综合征、甲型 H1N1 流行性感冒等,刚发生时,人们对其发生原因都不甚了解,要做出正确的决策有许多困难。此时,如果能够应用已掌握的公共卫生知识和临床经验,提出公共卫生事件的循证问题,找到证据,将为做好循证决策起到重要的指导作用。

二、找准临床问题应具备的条件

(一)有丰富的基础知识与临床医学知识

人类疾病发生和发展都有其内在的规律,如果不了解病因、发病机制和临床表现,不掌握各种实验室检查和影像学检查等特性和适应证,不熟悉各种药物的药理作用、作用机制及不良反应,在临床上遇到一个具体的患者,就不可能提出合理的问题。因此,具备系统扎实的医学知识是找准临床问题的必要基础。

(二)有扎实的临床基本技能

临床基本技能包括与患者的沟通技能,以及采集病史、全面体格检查和对诊断试验选择与鉴别的能力。如何从复杂的临床表现中找出临床问题,体现了一个临床医生的临床基本技能。只有认真询问患者的病史,对患者进行全面查体,详细了解患者入院时的情况,掌握患者重要的阳性体征、阴性体征及相关实验室和影像学等检查结果,临床医生才可能找出患者急需解决的临床问题。

(三)有临床综合分析的思维和判断能力

应用已掌握的医学理论知识和临床经验,结合患者临床资料进行综合分析、逻辑推理,从错综复杂的线索中去伪存真、去粗存精,找出主要矛盾,并加以解决的临床思维过程,也是发现问题、找准临床问题、做出决策的必备条件。

(四)有一定的人文科学素养和社会、心理知识

随着医学模式的转变,许多患者疾病的发生与心理、精神因素有关。也有一些疾病的发病虽然与此关系不大,如肿瘤、糖尿病和慢性肝病等,但患者在患病后对疾病的认识和心态会影响其病情及预后。因此,临床医生要在这方面去发现问题,了解患者对此疾病的想法、期望及忧虑,还要了解患者的社会经济状况及家庭负担等。临床医生只有具备一定的人文科学素养、社会和心理学知识,才能与不同性格的患者顺利沟通、交流思想,从而发现患者存在的心理问题,并帮助患者解决问题,这本身也是治病的一部分。

(五)对患者有责任心

循证医学实践应以解决患者所患疾病存在的重要临床问题为中心,临床医生必须抓住患者的临床关键难题,而这些难题关系患者的安危。因此,循证医学的第一关键是找准患者存在的且临床医生必须回答的临床难题。作为医生,要有仁者之心,对患者要有责任感,关心和同情患者的临床医生会以患者为中心去考虑问题,也会在与患者的交谈中发现更多的临床问题。

以上五点是寻找和提出临床问题的必备条件,任何一点不具备,均不利于找准患者的临床问题。

第二节　构建临床问题的方法

一、临床问题类型

由于循证医学实践者可以是医学生,也可以是高年资的临床医生,鉴于二者层次和阅历不一,在临床实践中即使面对同一患者,由于视角与水平不一,发现和提出的临床问题也会大不一样。这些问题大致可以概括为以下 3 个方面。

（一）一般性问题

1. 涉及患者的一般知识性问题　如患者性别、年龄、民族等。

2. 涉及所患疾病的基本问题　如某个具体患者,存在什么临床问题?在什么地方、何种环境下发病?何时发病?如何发病?发病的诱因是什么?此外,患者的主要症状和体征又是什么?

（二）特殊性临床问题

这是临床医生在充分掌握患者病史、临床表现、有关辅助检查之后,通过临床综合分析,从专业角度所提出的问题。主要包括以下几点。

1. 患者存在的特殊问题　这些问题不解决将会影响临床医生对患者的正确处理。例如一个慢性阻塞性肺疾病患者,接受扩张支气管等治疗后胸闷无缓解,甚至胸闷加重。对于这个患者,提出"是否合并气胸"就是一个十分重要的临床问题,不能确定其是否有气胸,就无法对其实施正确的治疗。

2. 与干预有关的问题　在临床实践中如何进行相应干预,是"牵一发而动全身"的问题。临床干预能否成功实施,往往涉及病因或危险因素的暴露干预、诊治、预后、患者的依从性等一系列相关问题。例如对一老年社区获得性肺炎患者进行治疗时,必须对病原学提出问题:有无糖尿病基础病史?有无冠心病、心功能不全等?这些都是在实施干预措施时所要考虑的问题。再如对原发性支气管肺癌的治疗,患者的依从性和认可度就显得很重要。

3. 干预措施的选择问题　干预措施有许多种,每一种措施都有其利和弊,这就存在如何抉择的问题。如对原发性支气管肺癌患者采取手术、化疗、放疗,还是靶向治疗或介入性治疗,不仅要分析病情、解决关键问题、将各种措施的利与弊罗列出来进行比较,还要考虑患者经济能力及与家属进行沟通,力求将安全、有效、经济的干预措施推荐给患者。

4. 干预的最后结局问题　追求最佳结局一直是循证医学实践者关注的问题。结局可以是死亡率下降、临床表现改善或致残率下降等,使用不同的观察指标,找出的问题也不一样。

（三）患者所关心的问题

临床医生应结合患者的价值观、意愿和具体情况提出问题。例如对于同一疾病,不同年龄的患者所关心的问题亦不同。一项1 012例乳腺癌患者的临床研究发现,不同年龄段的女性对治疗结局的关心侧重点是不一样的。70岁以上的女性最关心的是乳腺癌治愈的可能性;50岁以下的女性关心的是能否保留乳房,以保持自己胸部曲线美及对性生活的影响;有阳性家族史的女性最关心的是该病是否有遗传性。因此,临床医生应针对患者的不同情况提出需要解决的临床问题。

二、提出临床问题的形式和方法

（一）提出临床问题的形式

1. 背景问题　一般性临床问题是与患者或患者所患疾病有关,即一般知识性问题,又称为背景问题,由以下两部分组成。

（1）由问题的词根加上动词构成：这些问题常在患者入院时通过询问病史和体格检查时得到。每一项主诉都包括主要痛苦（症状）发生的时间、部位、严重程度及诱发或缓解因素。临床医生询问患者的发病情况，既往是否发生过与主诉类似的情况，既往做过哪些辅助检查，曾是否就诊及治疗经过如何等，都属于这类问题。例如胸闷作为一个动词，根据 6W（Who、What、Where、When、How、Why）原则，临床医生会问胸闷持续的时间、频率，何地发生胸闷及缓解方式，胸闷发作时伴随的症状，胸闷的诱因等。

（2）某种具体疾病或该疾病的某一方面：在上述词根和动词组合的基础上，加上具体的病种或疾病某一方面。例如什么原因引起咯血？慢性肺源性心脏病主要并发症是什么？

2. 前景问题　在临床实践中，患者与临床医生都会在病因、诊断、治疗、预后和预防等方面提出许多可能尚未解决的临床问题。例如患者常会问临床医生"我患的是什么病"（诊断问题）、"我为什么患这个病"（病因问题）、"这个疾病应该怎么治疗"（治疗问题）、"这个疾病能否根治"（预后问题）。临床医生在诊治不同疾病、同一疾病的不同患者甚至同一患者的不同阶段时，提出的问题也不完全相同。临床医生可以对患者发生的某一症状或体征提出问题。例如大咯血患者在就诊时出现呼吸困难，此时急需解决的主要问题是清除气道血凝块，保持呼吸道通畅，进一步做胸部 CT 等检查以弄清咯血原因。在咯血停止后，患者又出现了意识障碍、偏瘫、病理征阳性，此时患者急需解决的问题是弄清是否出现了脑卒中，并对此采取措施。在循证医学实践中，这些被称为特殊性的临床问题主要包括以下 4 个方面，提出问题的具体形式各有侧重。

（1）病因方面的问题：包括怎样识别疾病的原因及危险因素，其病理生理机制是什么。如对原发性支气管肺癌患者提出的病因问题：发病的原因是什么？有无家族遗传因素？发生肺癌的多危因素又是什么？是否与吸烟有关？对急性心肌梗死患者提出的病因问题：发病的原因和危险因素是什么？是否与吸烟或饮酒有关？是否与肥胖相关？

（2）诊断方面的问题：初学者在诊断方面常提出的问题是某个症状体征或某项实验室检查和影像学检查对于疾病的诊断效率，即提出有关诊断试验的敏感性、特异性和似然比等问题；而有一定临床工作经验的高年资医生常提的问题是某项检查对于鉴别诊断的意义。通过询问病史和查体，医生会有一个诊断假设。为了证实该假设，医生可能进行一些实验室和（或）影像学检查来进一步肯定或排除该诊断假设，此时针对诊断试验指标如敏感性、特异性、似然比等提出问题，也可对其正确性、可靠性、安全性及费用等方面提出问题。

如大咯血患者，以咯血为主要临床表现，为了寻找出血部位和原因，是否应做急诊支气管镜检查？仅凭这一点就可能找出许多临床问题，如"急诊支气管镜检查对大咯血患者敏感性和特异性如何""急性支气管检查对该患者带来的风险有多大""有无其他可供选择的诊断措施"等。

（3）治疗方面的问题：提出的问题主要围绕治疗措施的安全性、有效性、临床经济学评价等方面。例如，如何选择利大于弊的治疗手段？如何从效果和成本的经济学角度选择治疗方案？对目前的常规疗法质疑所提出的问题包括：根据患者目前病情可以采用什么治疗方法？该治疗方法的有效性如何？有什么不良反应？还有没有其他替代治疗手段？哪一种治疗方法更有效并且费用更少？该治疗方法对患者的生存质量有何影响？再例如，对于急性 ST 段抬高心肌梗死患者采取早期再灌注治疗，如采用急诊经皮冠状动脉介入治疗术，提出的问题包括：置入金属裸支架还是药物涂层支架？何种效果更佳？术后如何进行抗凝治疗？抗凝治疗的疗程是多久？

（4）预后方面的问题：如估计临床病程及预测可能发生的并发症和最后结局。针对不同的结局测定指标可以提出不同的预后问题。例如，服用阿司匹林后出现上消化道出血的干预措施有哪些？"再出血发生率"和"患者的生存率"两种预后效果是否不同？

作为临床医生，既需要背景知识又需要前景知识，而且两者的比例随时间推移而变化，这主要取决于医生对某种疾病的经验。当医生经验缺乏时，多在图 2-1 中 A 点（如低年级医学生），多数问题属于背景问题。当医生的责任和经验增加时，在图 2-1 中 B 点（如住院医生），怎样正确处理患者的前景问题所占比例增大。当医生的经验继续增长到图 2-1 中 C 点，则其多数问题将是前景问题。请注意图 2-1 中斜线的位置，提示临床上永远都既有背景问题又有前景问题，只是不同时期两者的比例不同而已。临床实践要求医生具备并熟练运用大量背景知识和前景知识。如果医生具备临床实践需要的知识，就能快速做出决定；若医生尚不具备处理临床病情需要的知识，有时会做出不当反应，以掩饰知识的欠缺，或出现过度焦虑、负罪感等。积极的反应是承认自己缺乏所需要的信息和知识，并以此激励自身学习，继而提出问题并找出相应答案。

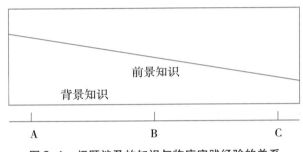

图 2-1　问题涉及的知识与临床实践经验的关系

（二）提出临床问题的方法

当临床医生在解决临床问题时发现知识和能力不足时，应找准问题并记录下来，然后通过自己的临床思维进行整理，将其排序，先抓住关键问题，并提出解决问题的方案，有的放矢地去查阅文献，然后进行文献评价，选择最佳证据，以解决患者的问题。在找到临床问题的方法上，要掌握：①涉及的问题一定是与患者的诊治处理及健康恢复最相关的；②涉及的问题一定是临床上最感兴趣、最有用的；③涉及的问题是与实践循证医学、提高医疗水平最相关的；④涉及的问题通常也是实践循证医学中最常见的；⑤涉及的问题范围不能太宽泛，应该是患者需要解决的最关键的问题，否则无法检索文献，最终无法归纳总结来回答此问题。如此可见，构建的临床问题必须包括对象（某种疾病或症状等）、需要比较的措施，这样查找出来的结果才能对临床医生决策有所帮助。

（三）为临床科研提出问题

临床实践也是临床科研选题的丰富源泉。在日常医疗实践中，医生经常面临许多诊断、治疗、病因和预后等问题，不少诊断方法和治疗手段有待于进一步的科学评估。从临床需要出发提出问题，用可靠的方法进行研究，以得到可靠证据来回答所提出的问题，从而解决临床问题，再用于指导他人的临床实践。如何为临床研究选题立项，可参考临床流行病学教材或专著。

三、构建临床问题的模式

在构建一个具体的临床问题时,可采用国际上常用的 PICO 原则。

P:patient/population,是指特定的患者或人群,即研究对象。

I:intervention/exposure,是指干预措施。

C:comparison/control,是指对照组或另一种可以用于比较的干预措施。

O:outcome,是指结局指标。

每个临床问题均由 PICO 4 个要素组成。以治疗效果为例,急性心肌梗死的住院患者在常规治疗基础上预防性使用利多卡因是否可以降低高危患者死亡概率(治疗的益处)?

该问题的 PICO 分别是:P——急性心肌梗死患者;I——利多卡因治疗;C——无利多卡因治疗;O——死亡。这个特殊的 PICO 组成就是文献检索时用来"瞄准"相关文献的工具。

另外,关于副作用问题,需要副作用结局替代有益结局指标。关于病因问题,需用暴露替代治疗,用参照的暴露替代参照的治疗,用病因所致的疾病替代治疗的结局。关于诊断和预后问题,比较简单,举例分析见表 2-1。

表 2-1 诊断、预后问题 PICO 原则分析

问题类型	临床问题举例	患者(P)	干预措施(I)	对照措施(C)	结局(O)
诊断问题	一名 67 岁女性社区获得性肺炎患者,对青霉素过敏,血红蛋白 98 g/L,平均红细胞容积 80 fL。外周血涂片显示血红蛋白减少,其余正常。未使用其他影响造血系统的药物。既往检查显示 6 个月前血红蛋白 105 g/L,未发现贫血。铁蛋白 40 mmol/L。患者希望了解铁蛋白检测结果能否支持"贫血"诊断,诊断价值多大	老年女性贫血患者	铁蛋白	—	缺铁性贫血
预后问题	一名 72 岁男性缺血性脑卒中患者,目前窦性心律,律齐,除左侧遗留轻微肌力降低外,其余正常。患者只服用阿司匹林且无过敏症状。上网了解有关信息后,患者担心脑卒中后有患癫痫的风险	老年男性缺血性脑卒中患者	—	—	癫痫

总之,要提出一个好的临床问题,临床医生需要深入临床实践,具有扎实的临床专业知识和技能;勤于思考问题,跟踪本专业研究进度,并经常与同事及上、下级医生讨论;学会从患者角度考虑问题,逐步掌握构建良好问题的方法。然后查询证据,寻找解决临床问题的答案。如果找到的证据能够回答自己的问题,则在临床直接应用证据解决问题;如果找到的证据尚不能回答自己的问题,

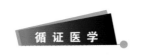

则应考虑针对问题进行临床研究来提供答案。如果不具备独立研究的条件,则可参与他人组织的临床研究去主动、积极地寻找问题的答案。

第三节　构建公共卫生问题

随着社会经济的发展及人们对健康和疾病认知的逐步深入,公共卫生的内涵不断发展。公共卫生是通过有组织的社区活动来预防疾病、延长寿命和促进心理及躯体健康,并能发挥更大潜能的一门科学和艺术,其工作范围包括研究环境卫生、控制传染病、进行个体健康教育、组织医护人员对疾病进行早期诊断和治疗,发展社会体制,保证每个人都享有足以维持健康的生活水平和实现健康地出生和长寿。由其内涵可以看出,公共卫生领域的实践对象是人群,而临床实践以患者个体为对象。在该领域,主要围绕 3 个方面提出问题:①"what"类问题,即在实践之前需要知道卫生需求及卫生资源的大小和分布,以制定相应的措施来干预;②"how"类问题,即对正在进行的实践项目进行评价,围绕其卫生需求范围、目标人群、质量、成本及效果等,评估项目进展及判定是否需要进行必要的调整;③"why"类问题,即确定在实践过程中发生的问题,分析其可能的原因,并找到解决的办法。

一、公共卫生问题的提出和排序

(一)公共卫生问题的提出

在公共卫生领域中,若遇到一般性问题,无须研究就可以解决。例如,2019 年底的新型冠状病毒感染,其在全球范围内快速传播蔓延。该病存在传播速度快、传播范围广、病毒易变异等特点。因此,面对新型冠状病毒感染时,根据传染病的传染规律,我们可以提出以下问题:①新型冠状病毒感染的感染源是什么? ②新型冠状病毒感染的传播途径是什么? ③哪些人群是新型冠状病毒感染的易感人群? ④有无疫苗可以预防该传染病?

(二)公共卫生问题的排序

对于突发公共卫生事件中的许多问题,需要根据一定的原则或标准,将问题进行排序并从中遴选出最迫切、最可行的问题。下面的 7 条原则将有助于公共卫生问题的排序。

1. 相关性　考虑到卫生资源、人力和物力等方面的条件限制,所提出的问题应该是一个需优先考虑和解决的问题。那些涉及范围广、影响面宽和影响程度大的问题,应优先考虑。

2. 避免重复　所提出问题一定是新问题,要求在本领域或相关领域未被研究过。若已被研究,进一步了解问题是否解决,若能从已有信息中或从常识中找到答案,应该选择其他问题。

3. 可行性　即所提出的问题应是具体的、可回答的。同时可行性还要论证解决问题所需的人员、技术条件、经费等是否充分。

4.政治上的可接受性　一般来说,所提出的问题最好能得到官方的关注和支持。这将增大解决问题的机会,避免和减少后期冲突的发生。

5.结果和建议的适用性　问题的解决不仅取决于官方的支持,还受资源是否可及和具体实施者是否配合等因素的影响。

6.需求信息的迫切性　在进行决策时,应了解这些问题解决的迫切性。对那些急需解决的问题应优先考虑。

7.伦理学上的可接受性　提出问题、制订计划时应时刻遵循伦理学原则,避免对实践对象造成损害。

表2-2按7条原则给每个问题打分,计算总分,将所有问题按总分排序,然后选择需优先解决的问题。

表2-2　公共卫生问题排序原则及其评分

排序原则	评分	排序原则	评分
1.相关性	1分=不相关 2分=相关 3分=高度相关	5.结果和建议的适用性	1分=不可能被接受 2分=有可能被接受 3分=完全可能被接受
2.避免重复	1分=问题已有答案 2分=已有部分信息,但主要问题未解决 3分=未解决	6.需求信息的迫切性	1分=不迫切 2分=一般 3分=非常迫切
3.可行性	1分=不可行 2分=可行 3分=非常可行	7.伦理学上的可接受性	1分=有较严重伦理学问题 2分=有较小伦理学问题 3分=无伦理学问题
4.政治上的可接受性	1分=官方不接受 2分=有可能被采纳 3分=完全可能被采纳		

二、构建公共卫生问题的模式

根据公共卫生问题的特点,参照构建临床问题的PICO原则,构建一个优先解决的具体公共卫生问题,需要明确该问题所面对的对象、解决该问题有哪些具体策略可以选择、这些策略实施的结果及其适用的环境与条件、可以衡量问题是否得到解决的研究方法。

(一)确定公共卫生问题的对象

经过优先排序的公共卫生问题往往比较宽泛,其针对的不是个体,而往往是有特殊疾病或者处于特殊状态的人群如艾滋病人群,也可以是相关政府部门、机构或者是卫生服务种类(如初级卫生保健、公共卫生服务)等。但无论是何种研究对象,研究者都需要严格界定其范围,清晰定义及概念,使其在纳入和排除过程中具有可操作性。

(二)确定解决公共卫生问题的实施措施

公共卫生问题的干预措施往往不具备 Cochrane 系统评价中对干预措施和对照组等提出的需要严格制定界限和标准的特点。因此,必须结合专业知识,对当前公共卫生问题有一定了解,对潜在的解决方案或者策略进行归类和具体化。同时可以对策略实施的背景或者卫生体系进行限定。

(三)确定公共卫生政策、措施实施的效果

在公共卫生政策领域中,干预效果很难在短时间内体现,但可以根据公共卫生政策研究的结果进行描述。与 Cochrane 系统评价不同的是,这些政策、措施实施的结果不以统计学意义作为衡量政策、措施干预是否有效或者效果大小的标准,而是将具体政策、措施实施的结果与特定背景相结合进行描述。

(四)公共卫生问题的研究方法

在公共卫生政策领域中,对整个人群进行干预性研究存在很大困难,随机对照试验更难以操作与实施。因此,公共卫生政策研究经常利用的研究方法主要是观察研究,如队列研究、有对照的前后比较研究、间断性时间序列研究等。

总之,要提出一个好的公共卫生问题,我们同样要有扎实的基础医学、临床医学及预防医学等方面的专业知识和技能,深入现场,善于观察和综合分析,学会从社会、宏观和群众观的角度去发现、提出、构建良好的循证公共卫生问题。

第三章

循证医学证据

第一节 循证医学证据概述

一、循证医学证据的定义

春秋时期人们便开始使用"证据"二字。"证"在古汉语中的意思之一就是证据,《墨子·天志下》曰:"以此知其罚暴之证"。"据"在古汉语中也有证据之意,《后汉书·鲁恭传》曰:"难者必明其据说,说者务立其义"。《现代汉语词典》中对证据的定义是:能够证明某事物真实性的有关事实或材料。英语中"evidence"一词出现于 14 世纪,《简明牛津英语词典》对证据的解释为:①证明意见或主张真实有效的信息或符号(information or signs indicating whether a belief or proposition is true or valid);②法律调查中或法庭上接纳证词时用来确证事实的信息(information used to establish facts in a legal investigation or admissible as testimony in a low court)。法律中的证据有其特定含义,《中华人民共和国刑事诉讼法》第五章第四十二条规定:证据是据以证明案件真实情况的事实,包含以下7 种。①物证、书证;②证人证言。③被害人陈述。④犯罪嫌疑人、被告人供述和辩解。⑤鉴定结论。⑥勘验、检查笔录。⑦视听资料。但法律中证据概念在统一性和精确性方面仍存在问题,已引起相关学者的关注。

卫生研究中的证据既有别于生活中的证据,也有异于法律中的证据。循证医学创始人 Gordon Guyatt 等将证据定义为"任何经验性的观察都可以构成潜在的证据,无论其是否被系统或不系统地收集"。2000 年,循证医学的奠基人 David Sackett 等将临床证据定义为"以患者为研究对象的各种临床研究(包括防治措施、诊断、病因、预后、经济学研究与评价等)所得到的结果和结论",即证据是

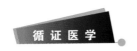

由研究得出的结论。

二、循证医学证据的分类

不同人群对证据的需求不同,对同一证据的理解也不同。证据分类的主要目的是更好地推广和使用证据,证据分类的主要依据是各类证据应该互不交叠。由于当前尚无国内外公认、统一的分类方法,本节主要按综合证据的方法、证据来源和使用证据的对象方面介绍3种分类方法。

(一)按综合证据的方法分类

针对某一个或某一类具体问题,尽可能全面收集有关该问题的全部原始研究,进行严格评价、综合分析、总结后所得出的结论,是对多个原始研究再加工后得到的证据。这种综合证据的方法可分为三大类,即系统评价/Meta 分析、卫生技术评估、实践指南。三者的共同点如下:①基于原始研究,对其进行系统检索、严格评价和综合分析;②均可以使用 GRADE 进行分级;③均可作为决策的最佳依据。三者的主要不同点为:卫生技术评估相对于系统评价/Meta 分析,除有效性外,更注重对卫生相关技术安全性、经济学性和社会适用性的评价,纳入范围更宽,会基于评价结果做出推荐意见,多数可被卫生政策直接采纳。系统评价/Meta 分析则更注重对文献的质量评价,有严格的纳入、排除标准,只进行证据质量分级,不做出推荐。指南则是基于系统评价和卫生技术评估的结果,以推荐意见为主,并对临床实践具有指导和规范意义。

(二)按证据来源分类

证据根据其来源分为研究证据与非研究证据。研究证据又可分为原始研究证据与二次研究证据两类。

1.*原始研究证据* 原始研究证据是试验研究所获得的第一手数据进行统计学处理分析、总结后得出的结论,是直接在受试者中进行单个有关病因、诊断、预防、治疗、预后等研究后所获得的第一手数据。这些研究主要包括单个的随机对照试验、交叉试验、队列研究、前后对照研究、病例对照研究、非传统病例对照研究、横断面调查、非随机同期对照试验、叙述性研究等。

原始研究证据的检索主要来源于各种医学文献数据库,如 PubMed 医学索引在线(index medicus online,Medline)、Embase 数据库(Embase database)、中国生物医学文献数据库(Chinese biomedical literature database,CBM)、中国生物医学文献服务系统(SinoMed,图 3-1)、中国循证医学/Cochrane 中心临床研究数据库(Chinese evidence-based medicine/Cochrane database of clinical trial)等。

PubMed 医学索引在线是生物医学证据和信息的基本来源,制作者是美国国立医学图书馆。它收录了自 1966 年以来出版的 3 900 多种期刊中全部文章的引文,这些引文包括 47 种中国的医学期刊。可以在国际互联网上检索到不同版本的 Medline,其中以 PubMed 最常用,其网站首页见图 3-2。

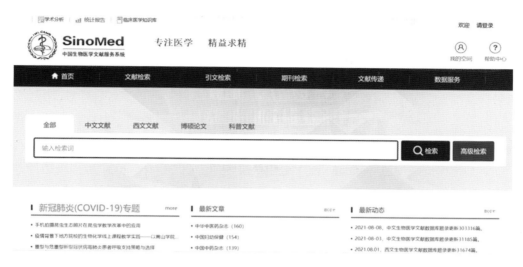

图 3-1 中国生物医学文献服务系统(SinoMed)网站首页

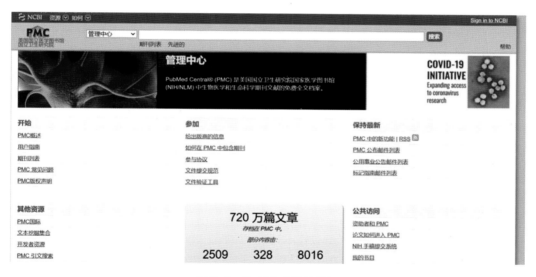

图 3-2 PubMed 网站首页

2. 二次研究证据 二次研究证据是对多个原始研究证据再加工后得到的更高层次的证据。这些数据是尽可能全面地收集某一问题的全部原始研究证据,进行严格评价、整合处理、分析总结后所得出的综合结论。二次研究证据主要包括系统评价、临床决策分析、临床证据手册、卫生技术评估、临床实践指南。

(1)系统评价:系统评价是针对具体问题系统全面地收集所有临床研究结果,然后采用严格的评价文献的原则和方法,筛选出符合质量标准的文献,进行定性或定量合成,最后得出综合可靠的结论。系统评价和原始研究证据的单个的随机对照试验谁更好呢?两者各有优势和适合区域。如果单个随机对照试验样本量足够大则不需要系统评价,但是在实际操作过程中,大样本的单个随机对照试验实施起来很困难，许多时候没有条件做大样本试验。这时就需要系统评价增大样本量。因此，只要样本量大、质量高，其实两者都最可靠。但是单个随机对照试验的结论多数没有系统评价更全面。系统评价分为一般系统评价和 Cochrane 系统评价。

Cochrane 图书馆（Cochrane Library，CL）发表的均为 Cochrane 系统评价。Cochrane 图书馆是临床疗效研究证据的基本来源，也是目前临床疗效研究证据的最好来源。它的制作者是国际 Cochrane 协作网。这是一个旨在制作、保存、传播和更新系统评价的非营利的民间学术团体。其制作的系统评价主要以光盘形式每年 4 期向全世界公开发行，系统评价的摘要还可以在互联网上在线免费查阅。Cochrane 系统评价是按照 Cochrane 统一工作手册，在相应的 Cochrane 评价小组指导和帮助下完成的系统评价。Cochrane 系统评价与一般系统评价相比，有着固定化格式这一鲜明的特点，而且 Cochrane 系统评价资料收集更全面、质量控制措施更完善、方法学更规范，还会不断更新并及时反馈意见和修正。

从广义上看，Meta 分析也属于系统评价的一种。Meta 是对具备特定条件的、同课题的诸多研究结果进行综合的一类统计方法，是用定量的方法分析、综合、概括各研究结果的一种系统评价。它通过综合多个目的相同的研究结果，以提供量化的结果来回答相应的临床问题。

（2）临床决策分析：临床决策分析是研究临床决策过程各环节一般规律、分析影响因素（具体患者、最先进的证据、经济学观点和患者意愿）、权衡各种方案利弊、探讨做出正确决策时的方法和按照正确决策的一般规律对已有的临床决策进行分析评估后所获得的结论。临床决策分析应在充分评价不同方案的风险、利益后决定一个最佳方案，此证据旨在减少临床的不确定性。临床决策分析必须遵循的原则有真实性、先进性、效益性。真实性是指做出该决策所得的证据是否正确、可靠；先进性是指该决策是否在充分收集并严格评价国内外证据的基础上进行；效益性是指做出决策时应对证据实行优胜劣汰。

（3）临床证据手册：临床证据手册是对各种原始研究和二次研究进行严格评价后汇总撰写，对临床医生应用证据具有指导意义。临床证据手册是对常见病、多发病有无证据及证据强度评价的一部手册。

（4）卫生技术评估：卫生技术评估是对技术特性、安全性、有效性（包括效能、效果和生存质量）、经济学特性（包括成本、效果、效益、效用）、社会适应性（包括社会、法律、伦理等）进行系统全面的评价，为各层次决策者提供合理选择卫生技术的证据。

（5）临床实践指南：临床实践指南是针对特定的临床情况收集、综合和概括各级研究证据，系统制定出帮助医生做出恰当处理的指导意见。它一般由学术团体制定，卫生行政主管部门可以组织和监督执行。

二次研究证据的主要来源：①数据库，如 Cochrane 图书馆（图 3-3）、循证医学评价（Evidence-based Medicine Reviews，EBMR，图 3-4）；②网站，如美国国立指南文库（National Guideline Clearinghouse，NGC，图 3-5）；③期刊，如《最佳证据》（*Best Evidence*）、《循证医学》（*Evidence Based Medicine*）、美国医师协会期刊俱乐部（ACPJC）期刊（图 3-6）。

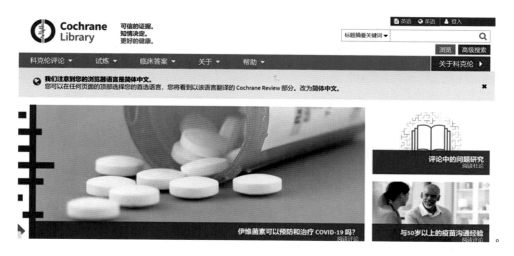

图 3-3　Cochrane 图书馆网站首页

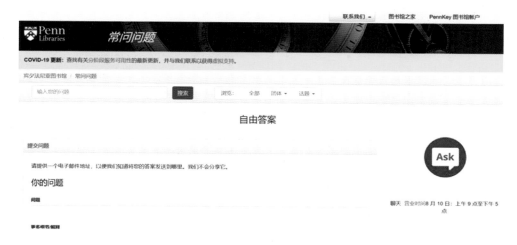

图 3-4　EMBR 网站首页

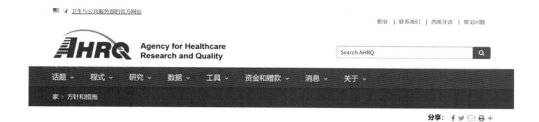

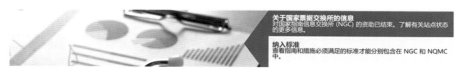

图 3-5　NGC 网站首页

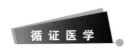
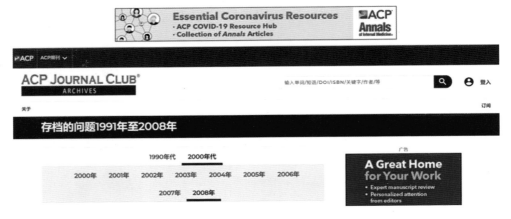

图 3-6　ACPJC 网站首页

（三）按使用证据的对象分类

立足于使用者角度,可将循证医学证据分为政策制定者、研究人员、卫生保健提供者和普通用户 4 种类型(表 3-1)。

表 3-1　按证据使用者分类的循证医学证据的特点

证据使用者	代表人群	证据呈现形式	证据特点	证据要素	资源举例
政策制定者	政府官员、机构负责人、团体领袖等	法律、法规、报告或数据库	简明概括、条理清晰	关注宏观层面,侧重国计民生,解决复杂、重大问题	Health Systems Evidence 数据库
研究人员	基础医学、临床、教学研究者	文献或数据库	详尽细致、全面系统	关注中观层面,侧重科学探索,解决研究问题	Cochrane 图书馆
卫生保健提供者	临床医生、护士、医学技术人员等	指南、摘要、手册或数据库	方便快捷、针对性强	关注中观层面,侧重实际应用,解决专业问题	DynaMed 数据库
普通用户	普通民众,包括患病人群和健康人群	电视、广播、网络、报纸等大众媒体或数据库	形象生动、通俗易懂	关注微观层面,侧重个人保健,解决自身问题	PubMed Health 数据库

三、循证医学证据的质量

　　循证医学最大的特点是证据质量评价,其结果决定了循证医学决策的正确性和科学性,但目前医学文献信息量大,质量参差不齐,结果真假难辨,在进行临床实践前开展文献质量评价可帮助临床工作者找出真正有使用价值及科学、可靠的临床证据。

(一)证据质量的定义

　　1946 年,牛津大学 Jadad 教授认为质量是指试验设计产生无偏倚结果的可能性。1998 年,荷兰马斯特里赫特大学 Verhagen 教授提出质量应是设计与研究过程中反映结论真实性的一系列因素,这些因素与临床试验的内部真实性、外部真实性及统计分析有关。

(二)证据质量与偏倚

　　临床试验设计、实施、分析的整个过程都会产生影响质量的因素。证据质量评价主要包括内部真实性和外部真实性评价,除评估研究在设计、实施、结果分析过程中可能出现各种偏倚的程度外,还包括评价研究报告内容和撰写要求的充分程度,即报告质量。

　　二十世纪五六十年代,社会学家首先提出对研究的真实性分类,被医学研究者借鉴后提出控制系统误差以提高研究的真实性,减小随机误差以提高研究的精确性。随机误差由个体差异和事件发生的概率造成,任何研究皆有,无法完全消除,可用统计学方法判别;系统误差理论上不应该出现,但因对研究控制不严而发生,可减小和消除。故研究者把主要精力放在控制系统误差,即偏倚。

　　偏倚是研究结果或统计推断中的一种系统误差,具有一定的方向性,不同偏倚可能导致低估或高估干预措施的真实效应。目前对偏倚的分类五花八门,最常见的分类方法是按照偏倚出现的阶段,分为选择偏倚、测量偏倚和混杂偏倚。

　　1. 选择偏倚　　选择偏倚出现在研究初始阶段研究对象的选择和分组过程,因研究者的偏好或兴趣,有意识地选择符合自己要求的研究对象,而且不正确地组成观察组和试验组,使两组观察对象在研究开始时已存在除诊疗措施以外的差异,从而导致研究结果不同。常见的控制选择偏倚的方法包括:严格控制研究对象的纳入、排除标准;干预性研究采用随机分组的方式;病例对照研究尽量选择新诊断患者等。

　　2. 测量偏倚　　测量偏倚出现在采集研究对象信息的阶段,因对两组的观察对象采集信息的强度和频度存在差异,或对实验非规范化操作或影像学资料判断差异,导致研究结果偏离真实情况。常见的控制测量偏倚的方法包括:严格执行质量控制措施;尽量采用盲法;尽量收集客观指标的资料;注意调查技巧,避免无应答、回忆和说谎偏倚。

　　3. 混杂偏倚　　混杂偏倚虽然可以出现在整个临床研究中,但在临床研究结束后的资料分析阶段才被发现和分析出来。因同时存在两种以上影响最后结果的因素,研究者可能错误地判定最终结果是由某一单一因素引起,从而夸大其效果,导致结果与真实值偏离。混杂偏倚的控制贯穿试验全过程:设计阶段可采用限制、随机分组、配对等方式;测量和结果判断阶段可采用盲法;资料分析阶段可采用分层分析、标准化分析或多因素分析。

循证医学中的证据评价通常包括评价临床证据内部真实性、临床重要性(结果是否具有临床实际应用价值)和外部真实性。

四、循证医学证据的分级和推荐

前牛津大学循证医学中心主任 Paul Clasziou 教授和 Cochrane 协作网创建人 Iain Chalmers 在2010 年的一项研究中发现,全世界每年仅随机对照试验就发表 27 000 多个,系统评价 4 000 多个,其他观察性研究、动物研究和体外研究的数量更庞大。对于医务人员和决策者而言,想要尽快有效判断这些研究的好坏,遴选出高质量证据,将其转化为推荐意见进而促进循证医学实践,那么一套科学、系统和实用的分级工具必不可少。此外,美国国立指南文库(National Guideline Clearinghouse,NGC)已收录了超过 2 000 个全世界最新的高质量循证指南,然而各个指南所采用的证据质量和推荐强度的分级标准和依据却各不相同。临床医生想要快速理解和应用这些推荐意见,全面了解当前各种分级标准的现状十分必要。过去 40 年间有 50 多个机构和组织就如何对证据质量和推荐强度进行分级展开了积极的探索与尝试。

证据质量与推荐强度分级方法的发展主要经历了 3 个阶段:第一阶段单纯考虑试验设计,以随机对照试验作为最高质量证据,主要代表有加拿大定期体检特别工作组(Canadian Task Force on the Periodic Health Examination,CTFPHE)的标准和美国纽约州立大学下州医学中心推出的"证据金字塔",其优点在于简洁明了、操作性强。但存在的主要问题在于分级依据过于简易,仅用于防治领域,而且结果可能并不客观准确。第二阶段在研究设计的基础上考虑了精确性和一致性,以系统评价/Meta 分析作为最高级别的证据,主要代表有英国牛津大学循证医学中心(Oxford Center for Evidence-based Medicine,OCEBM)推出的 OCEBM 标准。此外,该标准在证据分级的基础上引入了分类概念,涉及治疗、预防、病因、危害、预后、诊断、经济学分析 7 个方面,更具针对性和适应性,曾一度成为循证医学教学和循证临床实践中公认的经典标准,也是循证教科书和循证指南使用最广泛的标准。但由于其级数较多(共 10 级),简单将证据质量和推荐强度直接对应(高质量证据对应强推荐,低质量证据对应弱推荐),而且未充分考虑研究的间接性和发表性偏倚,以及观察性研究的升级等因素,所以在实际应用中仍然存在问题。第三阶段,2000 年,针对当前证据分级与推荐意见存在的不足,包括世界卫生组织在内的 19 个国家和国际组织 60 多名循证医学专家、指南制定专家、医务工作者和期刊编辑等,共同创建了 GRADE 工作组,旨在通力协作,循证制定出国际统一的证据质量分级和推荐强度系统。该系统于 2004 年正式推出。由于其更加科学合理、过程透明、适用性强,目前包括世界卫生组织和 Cochrane 协作网在内的 100 多个国际组织、协会和学会已经采纳 GRADE 标准。

五、循证医学证据分类、质量、分级和推荐的重要性及意义

(一)重要性

多项研究表明,无知和错误要付出惨痛的代价,而正确的证据是循证医学实践成功的关键。《美国医学会杂志》2000 年调查发现,美国每年有 21.5 万人死于无意识的医疗错误。英国 2009 年公布的一项调查结果显示,其患者中有 15% 曾被误诊、误治。*Journal of Health Affairs* 在 2011 年公布的一项调查结果显示,有 1/3 的住院患者被给予了错误的治疗。相关研究公布的我国不同疾病的误诊率在 48% ~97% 。

(二)意义

1. **历史发展的必然结果** 证据分级和推荐强度的发展和统一是历史发展的必然结果。正如医学各分支学科乃至医学本身的发展一样,证据分级和推荐强度的演进也经历从定性到定量(最高证据从单个随机对照试验到多个随机对照试验的 Meta 分析)、从局部到整体(从只考虑实验设计到研究质量、结果的一致性、间接性等)、从片面到全面(从单纯针对治疗扩展到预防、诊断、经济学等)、从个别到一般(涉及领域从临床、预防延伸到基础、管理、教育等)、从分散到统一(从指导各自国家和组织到指导全球)的过程。这是一个不断探索和实践,不断批判和超越的过程。这种发展不以任何人和组织的意志为转移,随着医学科学和人类文明的进步,其必将紧跟时代,止于至善。

2. **为处理海量信息提供有效方法** 证据分类、分级的原理和方法是信息时代科学、快速处理海量信息的有效方法。世界著名的未来学家 John Naisbit 在他的著作《大趋势》中提到:"在信息社会,失去控制和没有组织的信息不再是一种资源,而是信息工作者的敌人。"根据循证理念,将信息按照研究者和使用者关注的问题先分类,再在同类信息中按事先确定的标准经科学评价后严格分级,是筛选海量信息的重要手段和方法。

3. **有助于科学决策** 推荐意见是决策者科学决策的直接依据,比证据分级对决策者的影响更加直接,因其可明确告知决策者是否该采取某种决策方案及其实施结果的利弊。因此,推荐意见的内容和表述必须科学、简洁,使决策者有时间考虑自身可利用的资源和目标人群的意愿,科学、高效地做出决策。

4. **推动未来证据发展** 在非医非药领域引入循证医学理念,研究制定符合该领域的证据分类、分级标准和推荐意见,是未来证据发展的方向和挑战。随着循证医学的日臻成熟,证据本身将进一步拓展和延伸。目前已有学者和研究机构探索将循证医学的理念引入更多需要科学、快速处理海量信息的行业和领域,并在不同领域探索怎样科学、合理地对证据分类、分级。需要注意的是,不同领域的证据应有不同的质量分级和推荐意见。证据分级依赖于各领域证据生产的全过程,关键在于方法学、证据质量和数量的发展。而推荐强度则依赖证据强度,关键在于立足于用、综合权衡,尤其当决策者面临重要、复杂而又不确定的问题时。

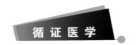

第二节　循证医学证据的检索

一、证据检索的意义

循证医学强调基于问题的研究,依靠当前可获得的最佳临床研究证据,结合临床医生经验和患者期望进行决策和实践,因此,及时、系统、全面地获得当前最佳证据是循证医学研究和实践的基础。通过证据检索,可以:①获得更多有关疾病特征、临床干预措施及其预后新知识,有利于决定对患者采取何种干预措施、何种建议以消除其疑虑及病痛;②了解疾病病因、药物或其他干预措施不良反应的因果关系,有利于对患者进行诊断、治疗和预防;③学习更多有关疾病机制的新理论、新知识,有利于对疾病进行有效的诊断和防治;④了解新的诊断技术、方法的进展,有利于提高疾病诊断的准确性;⑤了解处理某种疾病的经验和教训,借鉴他人成功的经验,吸取失败的教训;⑥比较各种防治疾病方法的优缺点,有利于及时终止对患者弊多利少的防治措施,而采用利多弊少的新方法、新措施;⑦了解各种临床医疗保健服务工作的需求、质量评估及经济分析,有利于提高自身服务水平和服务质量,减轻患者的疾病负担;⑧了解本专业及相关学科的新进展、新动向,有利于开阔科研思路,开展新的临床科学研究。

二、证据检索的思路

20世纪80年代以前,医生查证广泛采用翻阅专业书籍、订阅期刊、使用检索工具书、咨询专家等方法,这种查证的最大缺点是费时且易漏掉很多有价值的文献。80年代后出现了通过计算机检索的医学数据库,这些数据库将发表在各种期刊上的散乱文献进行索引,使医生可一次性检索到各种类型的证据,如专家意见、个案报告、临床对照试验、随机对照试验等。但这些证据的质量和可信度却大相径庭。

20世纪90年代,随着循证医学的诞生和发展,基于临床证据分级的理念,强调应优先参考更高级别的证据。但很快发现,即使高级别证据间也存在结果相矛盾的地方,因此,将系统评价的方法引入循证医学,强调证据需要进行质量评价。1993年Cochrane协作网成立,致力于生产高质量系统评价并保证不断更新。1996年Cochrane图书馆上线,收集已有系统评价和临床试验建立索引,方便用户查找。此后循证医学进入高速发展期。但随着临床证据数量的急速增加,医疗工作者时间和精力有限、检索知识和技能不足、所在机构资源订购不足等问题,严重阻碍了医疗工作者的循证热情。

20 世纪末,为应对临床医生不能和不想查的问题,陆续出现了 ACP PIER(已下市,内容整合到 DynaMed Plus)、BestPractice、DynaMed、UpToDate 等以临床主题形式整合证据的知识库。这类资源既有像教科书一样的背景知识介绍,又有相关的最新证据总结,还结合专家经验,针对不同临床主题和患者人群给出相应的推荐意见、推荐强度和证据级别。这类知识库通常具有以下特点。

(1)一站式服务平台,囊括与临床问题相关的所有研究证据及其他信息。

(2)结构化的临床问题、结构化的电子病历库。

(3)多层次结构,针对临床问题,既有直接答案或推荐方案,也有推荐强度及相应的临床研究证据总结,还有单个临床研究。

(4)根据特定患者的患病特征,自动链接到相关临床证据及推荐意见。

(5)以电子版形式推出(网络版及适用于各种移动设备的版本),检索简单,操作方便,更新及时。

研究显示,这类整合型的证据知识库比 PubMed、Google 等能更快、更可靠地解决临床医生日常医疗中遇到的问题。这类资源的出现和完善,将传统的"问题、检索、整合和评价"的零散循证模式转化为"问题–搜索–答案/推荐方案"的整合循证模式,使临床医生不需要花大量时间从 PubMed 等原始文献数据库中检索、获取全文、评价和总结临床研究证据,越来越多的临床医生实践循证医学成为可能。这些具有高质量的证据和相对权威的推荐意见的知识库已在欧美国家成为重要的床旁循证临床实践工具,是现在最主流的临床证据来源之一。但其最大的问题是独立于医院信息系统[如电子病历(electronic medical record,EMR)、电子健康档案(electronic health record,EHR)、电子医嘱(computerized physician order entry,CPODE)等]以外,医生必须主动去查询才能使用,仍然面临时间、技能和意愿的障碍。

近年趋势提示,理想的证据资源应是基于高质量证据知识库,与医院信息系统高度整合,能提供循证决策支持和个性化患者服务的计算机辅助决策系统(computerized decision support system,CDSS)。这套系统应能:①从患者入院起,就能根据患者的主诉,给予医生相应的重点问诊、查体、实验室检查等方面基于当前最佳证据的提示(具有类似功能的系统有 AgileMD、VisualDx),并随着信息的进一步收集不断变化。对医生录入的检查清单,能自动识别是否有重复和无须检查的项目。②信息收集完整后,能按概率给出患者可能的鉴别诊断及鉴别要点供医生参考(具有类似功能的系统如 CIDEON)。③诊断确立后,能根据当前最佳证据,给出最佳的推荐处理方案、推荐强度和证据级别(如 UpToDate)。④医生录入医嘱时,能提示药物用法,能自动识别是否存在药物交互作用,给出药物过敏或其他禁忌证等重要提示及相应证据。⑤能自动提示最好的护理方案及相应证据,这类系统能规范医护流程,督促医生使用基于当前最佳证据的最安全有效的处理方案,减少重复检索的可能,减少人为因素的医疗差错,提高医疗质量。

这类理想的计算机辅助决策系统目前还很少见。ZynxCare(整合了 ZynxEvidence 的证据)和 ProVation(整合了 UpToDate 的证据)在这方面做了很好的尝试,它们能与一些主流的 EHR 系统(如 Allscripts、Cerner、eClinicalworks、Epic GE. McKesson、MEDITECH、NextGen 等)整合。但研究显示,现有系统还有很大的改进空间,CPOE/CDSS 能帮助临床医生和药师发现一些处方里面的用药问题,但对规避临床用药不良反应效果有差异,有时反而可能带来新的安全隐患,如提醒疲劳等。

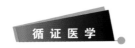

三、证据检索的方法

（一）主题词检索

主题词是经过优选和规范化处理的词汇,由主题词表控制。主题词检索是根据文献的主题内容,通过规范化的名词、词组或术语(主题词)查找文献信息,其检索标识是主题词。如乳腺癌的主题词是"乳腺肿瘤",冠状动脉心脏病的主题词是"冠心病"。目前,支持主题词检索的数据库有SinoMed、Embase、Cochrane 图书馆、PubMed 等(图3-7)。

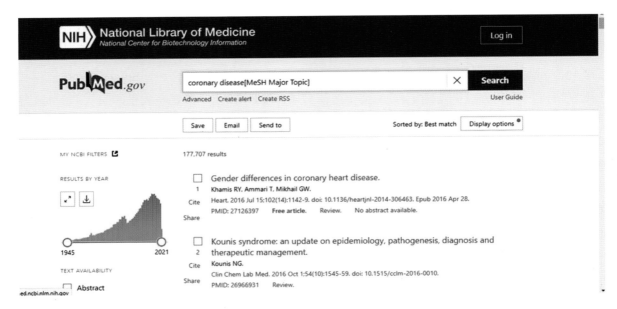

图3-7　PubMed 数据库的主题词检索

PubMed 医学主题词表(MeSH)中的主题词字顺表为树状结构表(仅含主题词,有 18 000 多个,分 15 个大类)。举例如下。

A Anatomy　解剖学

A1 Body Regions　身体各部位

A2 Musculoskeletal System　骨骼肌肉系统

A3 Digestive System　消化系统

A4 Respiratory System　呼吸系统

A7 Cardiovascular System　心血管系统

A8 Nervous System　神经系统

C Diseases　疾病

C1 Bacterial Infections　细菌感染

C2 Virus Diseases　病毒性疾病

C4 Neoplasms　肿瘤

C6 Digestive System Diseases　消化系统疾病

C8 Respiratory System Diseases　呼吸系统疾病

下列主题词隶属于解剖,故排列于"A Anatomy"之下。

Hemic and Immune　A15

Blood　A15.145

Blood Cells　A15.145.229

Blood Platelets　A15.145.229.188

Erythrocytes　A15.145.229.413

Erythrocytes Membrane　A15.145.229.413.270

副主题词是与主题词组配使用的,具有限制主题词的作用,使检索更具专指性。如副主题词"诊断""治疗",与某一疾病主题词"胃溃疡"组配后,即专指胃溃疡的诊断与治疗。MeSH 共有83 个副主题词。

(二)关键词检索

关键词检索是指利用从文献篇名、正文或文摘中抽出来的能表达文献主要内容的单词或词组查找文献的检索途径。关键词与主题词不同,因未经规范化处理,检索时必须同时考虑与检索词相关的同义词、近义词等,否则容易造成漏检。如检索"乳腺癌"时,需要考虑"乳腺肿瘤""乳瘤"等。关键词检索示例见图3-8。

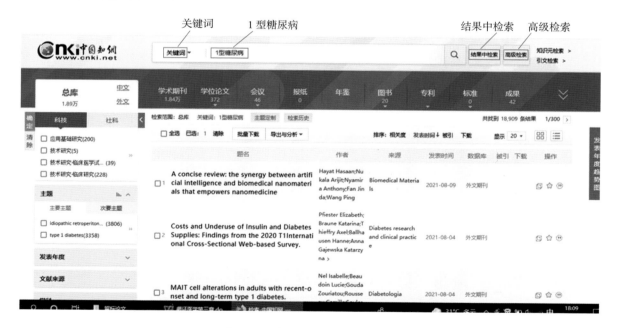

图3-8　中国知网的关键词检索

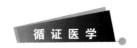
（三）题名检索

题名检索是指利用题名（篇名、标题）等作为检索入口检索文献的途径，是信息检索最常用的途径（图3-9）。

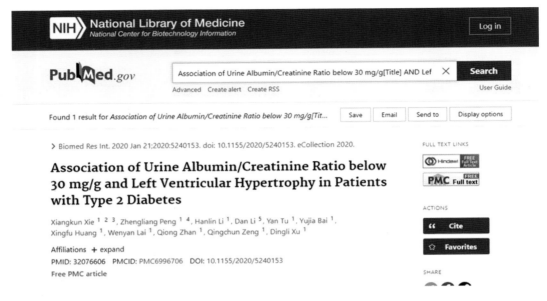

图3-9　PubMed 的题名检索

（四）著者检索

根据文献上署名的作者的姓名查找文献的检索途径称为著者检索，也是目前常用的一种检索途径。当要查找某人发表的论文，而且又知道其姓名的准确书写形式（包括中文的同音字、英文的拼法等）时，用著者索引是最快捷、准确的方式（图3-10）。

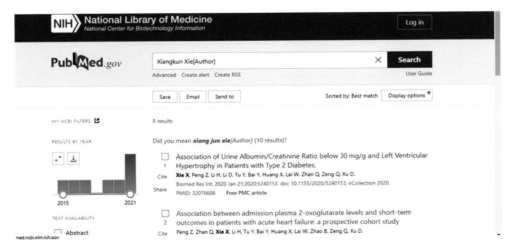

图3-10　PubMed 的著者检索

（五）引文检索

利用引文（论文末所附参考文献）这一特征作为检索入口查找文献的途径有 SinoMerd、Web of Science 等。

（六）智能检索

智能检索能自动实现检索词、检索词对应主题词及该主题词所含下位词的同步检索，如 SinoMerd 的智能检索。PubMed 的"自动词语匹配检索"也属于智能检索。

（七）相关信息反馈检索

相关信息反馈检索是将与已检结果存在某种程度相关的信息检索出来的检索技术，多由检索系统自动进行检索。如 PubMed 的"Similararticles"，SinoMed 的"主题相关"，维普网、中国知网（CNKI）、万方数据知识服务平台（简称万方数据库）学术期刊的"相似文献"等。

四、证据检索的步骤

（一）分析整理信息需求，将问题转化为 PICO 模式

要分析、确定欲检课题涉及的主要概念及其概念的内涵和外延，这些概念之间的联系或关系是什么。在此基础上，明确检索的内容、目的、要求，从而确定检索的学科范围、文献类型、回溯的年限等。

当检索人员面对一个具有临床意义的临床问题，但不知道怎样去检索相关研究时，为了解决这一难题，首先应将临床问题的信息需求进行分析和整理，将初始的临床问题转变为可以回答的临床问题。通常这类临床问题可分解为 PICO 4 个要素。

P：患者患的是什么病？存在什么临床或防治需要解决的问题？

I：患者存在的临床问题是什么？我们拟探求使用的干预措施是什么？

C：拟探求使用的干预措施的对照比较措施是什么？如随机、双盲、安慰剂或其他传统有效药物的对照比较等。

O：拟探求使用的干预措施最终结局是什么？如事件发生率、相对/绝对危险率降低等。

举例：对"阿司匹林与安慰剂相比，能否降低心肌梗死患者的病死率"问题，根据 PICO 原则，可初步分解为：P——心肌梗死患者，I——使用阿司匹林，C——使用安慰剂，O——病死率。

（二）选择合适的数据库

根据所提临床问题的类型和现有条件，先检索密切相关的数据库，若检索的结果不能满足需要，再检索其他相关数据库。或先检索可能直接相关的数据库，当检出文献的结果不理想时，再检索第二个或多个数据库。同时，可以根据"6S"模型，检索时从上一级数据库检索获得的文献解决了提出的临床问题，则无须继续检索下一级数据库，以避免不必要的时间浪费。同时，在同一层级的数据库，要弄清楚数据库的彼此包括关系。下面以随机对照试验为例显示主要数据库的关系，其中 Cochrane 图书馆中的随机对照试验除了来自 Embase 和 Medline 之外，还有手工检索获得的随机对

照试验，https://www.embase.com 可以同时检索 Embase 和 Medline，而 PubMed 可以同时检索 Medline、In Process Citations 和 Publisher Supplied Citations，BIOSIS Previews 和 Web of Science 也提供上述数据库未收录的随机对照试验。

（三）确定检索词

选择好数据库后，还应针对已分解的临床问题选择恰当的检索词。列出一组与临床问题有关的词，这些词应包括关键词和主题词。由于研究内容的主题概念在数据库中的检索用词又常标引得不够完善，没有列入主题词表，在这种情况下用主题词检索就很难令人满意。关键词检索与主题词检索的结果差别较大，检索结果不仅受检索式、检索策略的影响，也与各数据库主题标引的质量和收录范围有直接关系。为提高检索质量和检索效率，应熟悉数据库的主题词表，了解相关主题词在词表中的收录情况。在选择检索词时，既要重视对主题词的选择，充分利用主题词检索系统的优点（如主题词的树状结构，主题词和副主题词的组配，对主题词扩展或不扩展检索等），但也不能忽视关键词检索方式的应用。

确定检索词要考虑满足两个要求：一是课题检索要求；二是数据库输入词的要求。

1.选词原则

（1）选择规范词：选择检索词时，一般应优先选择主题词作为基本检索词，但为了检索的专指性，也选用关键词配合检索。

（2）注意选用国外惯用的技术术语：查阅外文文献时，一些技术概念的英文词若在词表查不到，可先阅读国外的有关文献，再选择正确的检索词。

（3）一般不选用动词和形容词，不使用禁用词；尽量少用或不用不能表达课题实质的高频词。

（4）为保证查全率，同义词尽量选全：需考虑同一概念的几种表达方式，如肾衰竭有 kidney insufficency、real insufficency、kidney failure、renal failure；还要考虑同一名词的单复数、动词、动名词、过去分词等形式，如护理有 nurse、nurses、nursing、nursery 等，词根相同时，可用截词符解决。

2.选词方法

（1）检索已经发表、未发表和正在进行的系统评价/Meta 分析。

（2）利用 PubMed 主题检索界面 Entry Terms 下面的检索词。

（3）利用 https://www.embase.com 主题检索界面 Synonyms 下面的同义词。

（4）利用中文科技期刊全文数据库的查看同义词功能。

（5）利用药典和药物数据库查找药物商品名及其他近义词。

（6）选择一个较为核心的组面的主要检索词进行预检索，并仔细浏览初步检索结果，尤其是特别符合需要的记录，从中选择更多、更合适的检索词补充到检索式中。然后再浏览命中的文献记录，从中选择检索词补充到检索式中。如此反复操作。该方法具有直接、生动、灵活的特点，检索词选择的有效性和针对性大大提高，但检索过程较长，相对费时。

3.选词应注意的问题

（1）要考虑上位概念词与下位概念词，如癌症，不仅要选 neoplasms，也应选各种癌症，如 abdominal neoplasms、anal gland neoplasms、boneneoplasms、breastneoplasms、digestive system neoplasms、 endocrine gland neoplasms、eyeneoplasms、head and neck neoplasms 等。反之,如某一种具体癌症干预,则应检索具体癌症名称。

（2）化学物质既用其名称也用其元素符号,如氮、Nitrogen IN。

（3）植物和动物名,其英文名和拉丁名均要选用。

4. 利用关键词进行检索应注意的问题

（1）必须选择足够的同义词:因为关键词检索最容易产生漏检。同义词指检索意义上的同义词,包括语言学意义上的同义词、近义词甚至反义词,不同拼写形式,全称与简称、缩写、略语,以及学名与商品名、俗名等。

（2）若选用简称、缩写、略语等作为关键词,在检索时需要考虑加入其他主题词或分类代码,以避免产生不必要的误检。

（3）如果需要选用多个关键词,还必须考虑各检索词之间的位置关系。

（4）尽量避免选用可能导致误检的多义词,若非得如此,最好与其他相关词组配使用。

（四）制定检索策略并实施检索

根据检索课题的已知条件和检索要求,以及选定的信息检索系统所提供的检索功能,确定适宜的检索途径。检索途径确定后,编写检索策略表达式,即将选定的作为检索标识的主题词、关键词及各种符号等,用各种检索算符(如布尔逻辑运算符、截词符等)组合,形成既可为计算机识别又能体现检索要求的提问表达式。

1. 布尔逻辑运算符　证据检索可能涉及简单的一个主题概念或一个主题概念的某一侧面,也可能涉及若干个概念组成的复合主题或一个主题概念的若干个侧面。这些概念或其侧面,无疑都需要以一定的词汇或符号来表达,证据检索系统借助布尔逻辑运算符来处理这些较复杂的词间(或符号间)语义关系。

（1）逻辑"与":符号为"AND"或"＊",表示概念之间交叉或限定关系的一种组配。表达式为 A and B 或 A＊B。只有同时包含检索词 A 和检索词 B 的文献记录才是命中文献。该运算符可缩小检索范围,提高查准率(图 3-11)。

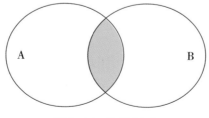

图 3-11　逻辑"与"

（2）逻辑"或":符号为"OR"或"＋",表示概念之间并列关系的一种组配。表达式为 A or B 或 A+B,表示数据库中凡含有检索词 A 或检索词 B 或同时含有检索词 A 和 B 的记录均为命中文献。该运算符可扩大检索范围,提高查全率(图 3-12)。

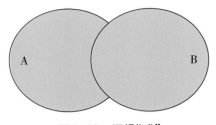

图 3-12 逻辑"或"

（3）逻辑"非"：符号为"NOT"或"AND NOT"或"—"，表示概念之间不包含关系的一种组配，表达式为 A not B，表示数据库中包含有检索词 A，但同时不包含检索词 B 的文献记录才算命中文献。该运算符可通过从某一检索范围中去除另一部分文献的方式达到缩小检索范围，提高查准率（图 3-13）。

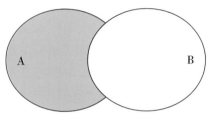

图 3-13 逻辑"非"

2. 位置算符/邻近符　运用布尔逻辑运算符进行检索，由于对各个检索词之间的位置关系不能予以限制和确定，有时会产生误检，这就需要采用位置算符以弥补这一缺陷。不同数据库使用的位置算符/邻近符可能不同，常见的位置算符/邻近符如下。

（1）"With"表示连接的两词相邻，而且两词的前后顺序不固定。

（2）"Near/n"表示连接的两词之间可以有 n 个以内的单词出现，而且两词的前后顺序不固定。

（3）"Next/n"表示连接的两词之间可以有 n 个以内的单词出现，而且两词的前后顺序固定。

（4）"ADJ"表示连接的两词相邻，而且两词的前后顺序不固定，在 ADJ 符号后加数字限制两词之间的最大距离，数字范围在 0～255。

3. 截词符　截词检索可检索词根相同词尾不同的检索词，常用于检索词的单复数、词尾变化但词根相同的词、同一词的拼法变异等。不同数据库使用的截词符可能不同，常见的截词符有星号（＊）、问号（？）、美元符号（＄）、百分号（％）和井字号（#），"＊"和"％"表示任意数量的字符，"？"和"#"表示任意一个字符，"＄"表示零或一个字符。

构建检索策略的质量，直接影响检索效果或结果，是决定检索成败最关键环节。从系统论的角度来看，检索策略的编制是对多领域知识和多种技能全面、系统的综合运用。如涉及专业背景知识的主题分析、涉及检索语言知识的概念与语言转换、涉及信息检索原理与系统性能的多种检索技术，以及涉及逻辑思维规则的各种组配形式等。其中任何一个环节的微小失误或不当，都会产生东边微风西边雨的蝴蝶效应，从而影响检索质量。所以，这一环节是检索者信息素养、检索能力、知识水平的最集中体现。

(五)评估检索结果

对检索结果进行评价主要是看检索的结果是否在预期的范围之内。如果是为使用证据而进行检索,主要是从证据的级别和临床适用性来判断检索结果的质量。如果是为制作证据而进行检索,对检索结果的评价步骤有:浏览检出记录的标题和摘要,评价该记录是否符合事先制定好的纳入和排除标准,纳入符合要求的文献。对潜在的有可能符合纳入标准的记录及不能确定是否需要纳入和排除的记录,应阅读全文,以进一步判断或评估。若检索结果不能满足需要,有必要对已检索过的数据库进行再次检索或另检索其他数据库。由于不同的数据库收录范围不同,检索术语、主题词表及检索功能存在差异,因此,需要在检索过程中仔细选择检索用词,并且不断修改和完善检索策略,调整检索策略的敏感性或特异性,以便制定出能满足检索需求的高质量的检索策略。

第四章

循证医学证据评价

第一节　证据评价的重要性

20 世纪以来，人类医学取得了巨大的成就：胰岛素、青霉素的提取；他汀类降脂药的研发；介入治疗；人工心肺技术；脏器移植及透析……但是同时，医学也面临着前所未有的困境：新知识、新技术爆发式涌现；新技术面临更多伦理问题；传统药物评价技术失去优势；疾病谱发生巨大改变；医疗花费急剧增长；患者要求脱离现实……所以，医学需要发展。英国著名物理学家 Stephen Hawking 曾说过："知识的最大敌人不是无知，而是知识的错觉！"所以，发展需要证据。如果证据不足就盲目应用，将会带来无法估量的伤害。

循证医学是一门遵循证据的科学，证据，英文是 evidence，意为能够证明某事物的真实性的有关事实或材料。它强调临床医生对患者诊治时，应充分掌握当前最佳的科学证据，任何决策均应建立在科学证据的基础上。

一、错误的证据带来的损失

证据及其质量是循证医学实践的决策依据，证据应该科学和真实，这就需要我们对证据进行评价。正确的证据是成功的关键，如果缺乏证据或者应用了不正确的证据，那将带来不可估量的损失！

2009 年，山东省医学会医疗事故技术鉴定工作办公室对山东省 2009 年重大医疗过失行为与医疗事故上报数据的统计分析结果显示，在鉴定了医疗机构应负责任程度的案例中，有 50% 为完全责任。

2011 年美国政府就曾因为国内严重的医疗错误而宣布:未来 3 年拿出 5 亿美元的弊端改革试点基金,力图将每年夺走数十万美国患者生命、浪费数十亿美元的医疗错误降低 40%。

历史上著名的医疗错误事件之一发生于 20 世纪 60 年代前后,当时欧美至少 15 个国家的医生都在使用"反应停"这种药治疗女性妊娠反应,孕妇服用药物后,呕吐、恶心等症状得到了明显的改善。于是,"反应停"一时风靡全欧美,仅在西德就有近 100 万孕妇服用过此药。但是,从 1959 年开始,欧洲许多国家尤其是西德手脚异常畸形儿的出生率明显上升,许多婴儿出生都是短肢畸形,形同海豹。伦兹博士对此现象进行了调查并于 1961 年发表调查结果——畸形的原因是"反应停"!

1.2 万名婴儿的"海豹肢畸形"竟是因为"反应停"。该药出售前,有关部门未仔细检查其可能出现的副作用,最终导致 1.2 万个家庭的悲剧。

而近些年,不少诸如此类的事件也仍发生。仅在 2001 年 1 月—2020 年 2 月"北大法宝"法律数据库的司法案件中,以"医疗损害"为案件标题关键词,以"用药错误""错误用药""用药过错""用药疏忽""用药差错"为全文关键词,检索可得到的案件就有 240 例。其中,处方错误所占比例最高。处方错误是指不正确的药物选择(包括适应证、禁忌证、已知过敏反应、现存药物治疗或其他方面的不正确选择)、剂量、剂型、数量、给药途径、浓度、给药速度,或医生不正确的用药指导;开立非法处方并伤害患者;难以辨认的处方或用药顺序导致患者错误用药。而大多数药物选择错误的原因是主管医生未按照循证医学思维来进行诊疗,尤其是在全身用抗菌药物、糖皮质激素类药物和精神安定类药物时,更需要医生的循证思维。面对抗菌药物,医生要有足够的证据证明患者是细菌感染,是何种细菌感染,以及充足的证据证明该药物对该细菌有效,最重要的是,该药物要适用于该患者。许多医生认为皮试阴性就证明该药物在患者身上是安全的,然而国内外相关研究发现,头孢菌素皮试阳性预测过敏反应发生的能力为 0,因此,皮试到底有多大的临床价值仍需要更多的证据。同时,大多数证据表明用药前仔细询问过敏史、用药过程中做好用药监护并确保抢救措施的规范完备,或许是避免头孢菌素类抗菌药物导致过敏性休克而造成严重后果的关键措施。面对糖皮质激素,医生更要谨慎:患者是否有充足的指征需要使用糖皮质激素? 是否有准确的证据说明使用的剂量是正确的? 例如地塞米松,它的用药错误引发医疗损害责任纠纷案件的典型事由为无适应证用药或用药依据不足,医生如果在诊疗时按照循证医学的流程得到足够的证据,就可以避免大多数医疗损害。

二、正确的证据对医学的重要性

与上述"反应停"事件恰恰相反的是,它的主要成分——沙利度胺,在 1998 年和 2006 年分别被美国食品药品监督管理局批准用于麻风结节性红斑和多发性骨髓瘤的治疗。而且近些年,随着研究的深入,人们发现沙利度胺具有免疫调节作用,可以调节多种细胞因子的产生,还能抑制血管生成,所以在临床上被用于治疗慢性淋巴细胞白血病、骨髓异常增生综合征、血管发育不良引起的消化道出血等。但是这些应用并未被写进药品说明书,用药者是否会发生类似"反应停"的不良事件呢? 于是,2020 年曹迪等发表《用循证医学方法评估沙利度胺超说明书用药情况》一文,用足够的证据证明沙利度胺可以用于上述疾病的治疗,以及证明了使用循证医学方法可以准确判断超说明书用药合理性,更加规范了临床合理用药。在此篇论文中,他们运用循证医学思维,根据沙利度胺超说明书用药这一情况,首先进行了证据检索,包括收集国内外药品说明书、查询国内外权威医药学专著(《威廉姆斯血液病学》第 9 版和《内科学》第 9 版)、阅读国内外指南(《强直性脊柱炎诊疗指南》《2019 年欧洲抗风湿病联盟系统性红斑狼疮管理指南》《系统性红斑狼疮诊断及治疗指南》《胰腺癌综合诊治指南》《NNCN 临床实践指南:系统性轻链淀粉样变性》),并对这些证据进行了评价。经过评价,他们判定这些证据为真实有效的可用证据。然后他们又进行了黄金数据库的检索。最后,他们再次对原始数据及数据库数据进行等级评价。

此次事例是循证医学证据完美应用于临床的典范。首先,对国内外说明书、国内外权威医药学专著、临床指南中提及的使用方法进行评价,评价后判定为有循证医学证据。其次,检索现在循证医学公认的黄金数据库——Chochrane 图书馆的 CDSR 和 DARE 数据库。众所周知,这两个数据库中记录的评价结果被认为是有高度可靠性的循证医学证据。最后,再次对 CCTR 及原始数据库中检索到的系统性评价/Meta 分析和随机对照试验进行方法学质量评价,对其中高质量系统性评价/Meta 分析及低度偏倚的随机对照试验文献使用 GRADE 工具评价证据质量等级。经过一系列循证医学的证明,沙利度胺超说明书用药管理等级 A 级的为多发性骨髓瘤;管理等级 B 级的有系统性红斑狼疮、皮肤淀粉样变;管理等级 C 级的有强直性脊柱炎、胰腺恶性肿瘤恶病质、结节性痒疹,这些被评价为用药合理,可以用药。而其他疾病诸如成人克罗恩病、弥漫大 B 细胞淋巴瘤等被判定为无循证医学证据,管理等级为 D 级,使用时证据级别低或无证据,治疗风险高,不在临床使用。循证医学的指导使得临床医生对沙利度胺的使用更加科学、规范。

同样完美应用证据的事例还有 20 世纪 80 年代前,人们以为胃炎、胃溃疡等是压力和生活方式引起的,没有人思考过细菌存在的可能性,直到澳大利亚的医生 B. Marshall 拿自己做实验。他自己吃了含幽门螺杆菌的培养基后得了急性胃炎,用替硝唑这类抗厌氧菌药物治疗后根治了,由此幽门螺杆菌才逐渐进入人们的视线。B. Marshall 的这个发现,颠覆了胃病治疗领域的传统观念。之后,依据这个发现,各种胃炎、胃溃疡不再是无法根治的疾病,人们对清除幽门螺杆菌的探究也逐渐深入。B. Marshall 也因此获得了 2005 年的诺贝尔生理学或医学奖。

又如高血压,现代人类最熟悉的疾病之一,是一个有着多种并发症的慢性病。而在最初人们发现动脉粥样硬化常伴随高血压时,并没有意识到这是高血压的并发症。相反,有一部分人持有的观点是高血压为身体的代偿机制,认为一旦动脉硬化后需要更高的血压让血液通过狭窄的血管,不应该进行干预。后来,随着人们逐渐深入研究及不断搜集证据,才弄清楚动脉粥样硬化与高血压之间的关系。

同样的例子还有癌症这一疾病,现在人们已经了解癌症为典型的多基因疾病。而在最初不清楚其发病机制时,人们只知道要把肿瘤切除或消灭——使用手术切除、放疗和化疗手段。但是手术切除后复发率很高,因为很难切除干净并防止转移;放疗、化疗毒副作用大,癌症患者经常出现掉头发的现象。后来,随着研究的深入,科学家发现癌细胞与正常细胞在一些重要的细胞通路上很不一样,比如细胞凋亡通路。癌细胞由于某些基因突变关闭了这个通路,所以可以无限制分裂达到永生。那么理论上来说只要抑制促使细胞凋亡通路关闭的某个重要蛋白的功能就行了。于是,靶向治疗应运而生。但是很多靶向治疗药物应用到临床后问题仍然很多(如出现很多意想不到的毒副作用),失败率很高。例如临床前研究的动物实验靶向效果好、毒副作用小,然而进入人体后作用失效了。不过,上市的一些靶向药物确实是有效的,相比放疗、化疗,它确实减轻了患者很多痛苦,稍微延长了患者的生存期。然而要达到治愈的效果,科学家仍有"千里之行"。

再到后来,科学家思考,能不能利用人体本来就有的免疫系统去清除癌症,这样既能达到真正的靶向治疗目的、减少毒副作用,又可能获得持续性的对某种癌症的免疫力。其实这个想法在100多年前就被 Paul Ehrlich 提出来,然而直到今天,这个想法才几经坎坷地走到现在并在临床上显示出较好的疗效。这就是声名鹊起的肿瘤免疫治疗。肿瘤免疫治疗在2013年被 Science 评为十大科学进展之首。从目前上市的一些药物及正在临床上应用的一些药物的临床结果来看,相比靶向治疗,肿瘤免疫治疗确实进步很大。

由此可见,正确的循证医学证据为临床诊疗的进步做出了巨大的贡献。

第二节　循证证据遵循的基本原则

证据主要是指经过试验所得出的结论,所以,循证证据就要遵循四大原则:大样本、对照、随机、盲法。

一、大样本原则

临床研究中样本量的大小决定了抽样偏倚,样本量越大,抽样偏倚越小,结果越可信,因此,临床研究中应该尽量选择大样本。但是由于条件限制,大多数临床试验样本数不够,存在较大的抽样误差,不同研究所得结论不一致,甚至矛盾。因此,需要对样本较小的多个试验进行定量综合分析——Meta 分析(系统评价),这样可以得到更好的证据。

二、对照原则

由于临床研究具有特殊性,有很多因素会影响人们对药物疗效的认定。许多疾病都能够自愈,如感冒、失眠症。还有许多疾病的状况受患者心理因素的影响很大,给患者服用并无药效的"安慰剂"这种"假药",也会出现一定的疗效——特别是发病机制与精神情绪有关的疾病,如高血压、失眠症、焦虑症、胃十二指肠溃疡等,安慰剂疗效能达到30%甚至更高。有些慢性病,如哮喘、关节炎,病情时好时坏。而像心肌梗死、脑卒中这类能致命的疾病,其死亡率与年龄、性别、生活习惯等多种因素有关,波动很大,难以对个体做出预测。还有一些疾病的病情好坏,取决于患者的自述或医生主观判断,其结果很容易受到患者或医生的主观愿望的影响而出现偏差。

为了避免上述因素,在临床测试一种新药的疗效时,就必须进行对照试验,遵循对照原则。一组患者接受新药治疗,对照组可以有不同的形式,分成接受安慰剂治疗、接受已有药物的治疗或不同剂量的新药治疗组,然后比较不同组的结果。安慰剂是指不含任何药理活性物质的制剂,外观应与试验的新药相同或相似。在新药临床试验中使用安慰剂作为对照,可以最大限度地消除心理因素对药物疗效的影响,是新药临床试验必须遵循的一个基本原则。

三、随机原则

在做对照试验时,为了尽量避免主观偏差,还需要遵循其他一些原则。在有可能影响药物效果的各个方面,新药组和对照组的患者都应该相同或相似,如所有的患者都必须患有相同的疾病,或处于同一疾病的相同发病阶段。而且,新药组和对照组的患者的年龄、体重、健康状况、接受其他治疗的情况等各个方面也应该尽量相似。为了做到这一点,必须遵循"随机"原则,即参加临床试验的所有患者被随机地分配到不同的组,患者将进入哪一组完全由随机产生的编号来决定,而不是人为地挑选哪些患者进入新药组,哪些患者进入对照组。如果参加试验的患者群体足够大,随机化分配的结果将会使新药组和对照组的患者有相似的特点。否则,如果由研究人员来挑选的话,就可能有意无意地把病情较轻的患者挑选入新药组,使得新药组的疗效过于显著。

四、盲法原则

然而在临床试验中,一方面,如果新药组患者知道自己吃的是新药而对照组患者知道自己吃的是无效的安慰剂,那么心理因素就可能对两组患者的疗效分别产生正面和负面的影响。另一方面,研究人员为了能得到好结果,有意无意地对新药组患者更精心护理或施加暗示影响患者,在判定疗效时,会倾向于更正面评价新药组患者,更负面评价对照组患者,只收集对新药有利的数据而忽视不利的数据等。为了避免出现这种偏差,在临床试验中还必须遵循"盲法"原则。单盲是指患者不知道但是研究人员(医生、护士和数据分析人员)知道谁服用的是新药、谁服用的是安慰剂;双盲是指研究人员和患者都不知道分组情况。双盲是避免主观偏差的最好办法。在双盲的情况下,分组情况由第三方人员掌握,医生、护士在"盲态"下给患者使用药物或安慰剂,观察疗效和收集患者的数据,然后把资料交给同样处于"盲态"的数据分析人员去分析。只有在最后需要比较新药组与对照组的疗效时,才会解除"盲态",让研究人员和患者知道分组情况。

第三节　证据评价的基本内容和方法

一、证据评价的基本内容

所有的证据评价都是围绕 3 个核心要素展开的：真实性、重要性、适用性。拿原始研究数据的各种研究试验作例子，要评价的内容包括研究目的、研究设计、研究对象、观察或测量、结果、质量控制、结果表达、卫生经济学、研究结论。

有了基本内容，在实际临床中，我们做出评价的方法还需要包括：提出临床问题、寻找最佳循证医学证据；评价研究证据的真实性；评价研究证据的临床重要性；结合具体患者应用研究证据。

二、证据评价在临床中的应用

（一）评价研究目的

首先，对研究目的进行评价，这一评价主要包括：是否以问题为基础来确定研究目的？研究目的或假说是否明确具体并且陈述清晰？所研究的问题是否具有临床重要性？所研究的假说是否具有科学性、先进性、可行性？但是在提出研究问题时，我们要注意以下几点：避免研究问题太窄，以致文献纳入量少，最后推广度差；避免研究问题太广，以致浪费资源及影响结果真实性；避免问题重复，同时也要避免频繁改动研究问题，尤其是在进行系统评价的过程中对问题进行大的改动。如果改变了研究问题，要注意应对文献检索、选择、评价做相应调整。下面以具体例子来详细阐述如何对研究目的做出评价。

【例4-1】患者，男，43 岁，4 个月前无诱因出现口渴、多饮、多尿，伴体重减轻，未在意，2 d 前体检发现空腹血糖 11.5 mmol/L，故来就诊。复测空腹血糖 12.2 mmol/L。体格检查：生命体征平稳，身高 172 cm，体重 80 kg，体重指数 27 kg/m^2。既往史：平素体健。个人史：饮酒 20 多年，无吸烟史。家族史：母亲患 2 型糖尿病。诊断：2 型糖尿病。治疗：①糖尿病饮食，有氧运动，减重；②皮下注射甘精胰岛素（来得时），口服二甲双胍片、阿卡波糖片；③监测血糖。随访：空腹血糖波动于 5 ~ 7 mmol/L，餐后血糖波动于 7 ~ 10 mmol/L。此时患者提出疑问：使用甘精胰岛素会不会容易得肿瘤？因此，对甘精胰岛素是否有增加肿瘤发病风险的副作用这一问题，我们进行循证医学证据检索，并对搜集到的证据进行评价。

在上述病例中，我们提出的问题是：甘精胰岛素是否有增加肿瘤发病风险的副作用？针对此问题所得到的研究目的符合循证医学标准。

（二）评价研究设计

有了研究目的后，下一步进行研究设计评价。不同的研究设计都有其优点、缺点及适用范围。对其进行评价时要注意：是否遵循研究问题的具体特点及研究方案的科学性和可行性来合理设计选择方案？所选择的研究设计方案相较之前相似或相同问题的研究设计是否更优？正如之前提到的，研究设计包括随机对照试验、队列研究、病例对照研究、横断面调查和个案报告等。

1. 随机对照试验　随机对照试验是前瞻性研究，因果关系论证强度最佳。当探讨某种治疗方案的疗效时，可以选择某一特定的患病群，用随机法分成两组，一组接受新的治疗方案，另一组接受传统治疗方案，以观察其治疗效果。随机对照试验属于前瞻性设计，遵循随机原则（随机分为治疗组和对照组）、对照原则（安慰剂或其他治疗方法作对照）和盲法原则。该研究设计多用于评估新药和新的治疗方法。

2. 队列研究　队列研究包括前瞻性队列研究和回顾性队列研究。

（1）前瞻性队列研究：将明确的无病自然人群，以有或未接触被研究的可能致病因素自然地形成两组（暴露组与非暴露组），观察一段时间后，将两组某种疾病的发病率或死亡率进行比较，确定其因果关系及其危险程度。这种前瞻性队列研究是从因到果的研究设计，对因果联系的论证强度较佳且可行性好。中国台湾曾进行过一次著名前瞻性队列研究——乙型肝炎病毒感染与肝细胞癌关系的研究。台湾 22 707 名男性成人根据 HBsAg 阳性和阴性分为两个队列，研究终点是肝癌发生率及死亡率。结果发现，HbsAg 阳性者发生肝细胞癌的危险性为 HbsAg 阴性者的 223 倍，提示乙型肝炎病毒与肝细胞癌有相关性，从而确立乙型肝炎病毒感染是肝细胞癌的重要危险因素。

（2）回顾性队列研究：回顾性追溯若干年前群体中患病个体是否暴露于某个可能的致病因素，研究其与现存的某种疾病之间的关系。由于回顾性队列研究一切资料都是过去式，非随机分组，所以患者信息数据有可能有缺失，混杂因素不好校正。该研究设计常用于发现问题。

3. 病例对照研究　病例对照研究是选患有某病的患者为病例组，和其配对的无该病者为对照组，同时回顾调查某种致病因素的致病效应和程度，从中找出该因素是否与某病存在关联。这种研究设计的方法多用于发病率很低、致病的自然病程长、很难做前瞻性病因学研究的疾病。

4. 横断面调查　横断面调查是流行病学中病因和危险因素调查最常用的方法。通过抽样调查来描述疾病发生的时间、地点、人群的特征，以及对同时存在的可疑危险因素进行定量研究，探求原因不明性疾病的病因线索。

5. 个案报告　个案报告可以作为疾病病因学研究的线索，用来发现可能的病因，为下一步的研究指明方向。

有时候，在对某病例进行研究设计时，常需要联合使用多种研究方法。

【例4-2】1988 年 1 月 19 日起，上海市发生了急性病毒性肝炎的严重暴发疫情，至 3 月 18 日止，共报告病例 292 301 例，罹患率达 4 082.6/10 万人，为常年发病的 12 倍。

首先，研究者对该暴发病例进行了横断面调查：根据流行病学调查分析，排除水源污染经饮水传播。根据 1 208 例病例调查结果，大多数（88.2%）患者发病前 2～4 周内有生食毛蚶的暴露史。考虑此次疫情暴发的直接原因可能与生食毛蚶有关。为了进一步确定病因，应用病例对照研究与回顾性队列研究来证明。

（1）病例对照研究：根据 1 208 对配对资料，大多数（88.2%）患者发病前 2～4 周内有生食毛蚶的暴露史，远比对照组（41.8%）高，比值比（OR）＝11.56，表明暴露与发病有很强的关联。

（2）回顾性队列研究：食用毛蚶的人群罹患率为 11 920/10 万，未食用毛蚶的人群罹患率为 520/10 万，其相对危险度（RR）＝23.06，表明暴露与发病有很强的关联。

（三）评价研究对象

对研究对象进行评价包括：目标人群定义是否明确？研究对象有无公认的诊断标准及适当的纳入标准和排除标准？样本量是否足够及是否具有代表性？研究对象分组是否保证了组间平衡？

在确定纳入研究标准时，要根据研究类型决定是否纳入。大多数情况下确定纳入的研究方案为随机对照试验或半随机对照试验，但在特殊情况下也可纳入非随机对照试验。而纳入对象一般为患有某种疾病的特定人群，要确定以下几个方面：疾病种类或者亚型；研究对象特征（年龄、性别、种族、教育程度、疾病类型、疾病的某些特征）及其场所（社区、医院、疗养院）；有无研究亚组。例如上述使用甘精胰岛素治疗糖尿病患者病例中，该患者属于 2 型糖尿病，在进行该研究设计时，纳入对象包括 2 型糖尿病患者的同时，也可包括 1 型糖尿病患者。但是试验组和对照组纳入对象特征需要相同或相似，不能有过大的研究基线误差。

（四）对观察或测量进行评价

对观察或测量进行评价包括：对研究变量有无明确定义？结局观察指标是否明确及有无准确定义？观察指标为中间替代指标还是结局观察指标？是否采用客观指标观察？结局测量方法是否恰当、准确？测量指标的判定标准和临床意义是否明确？是否采用盲法收集资料？

仍以上述糖尿病患者为例，甘精胰岛素在皮下注射后迅速转化为活性代谢产物。在 2 型糖尿病患者血浆中，甘精胰岛素主要以 M1 形式存在，并且在 1 型糖尿病患者中，甘精胰岛素也以 M1 形式存在。因此，血浆中 M1 形式的活性代谢产物即可作为观察指标来进行测量。

另外，在对观察或测量进行评价时，还要格外注意的是干预措施。干预措施的评价重点有以下 3 个方面：确定要研究的干预措施；确定要比较的干预措施；确定对照组的措施。

【例 4-3】要对静脉硫酸镁治疗急性心肌梗死的疗效和安全性进行评价，研究方案纳入的为病程在 24 h 以内、初次发生急性心肌梗死或高度怀疑急性心肌梗死的患者，纳入标准为临床症状、酶学和心电图，不考虑年龄、性别、梗死部位及面积，亚组人群为急性心肌梗死发病时间小于 6 h 或 6 h 及以上、硫酸镁剂量小于 75 mmol/L 或 75 mmol/L 及以上。

一般情况下，临床研究在进行观察或测量时需要测量的主要指标是特异性指标及终点指标，包括发病率、死亡率、复发率，以及患者的生活能力、生存质量和工作能力。测量的次要指标为中间指标，包括血压降低值、实验室指标改善值等。针对这一研究，我们需要测量的主要指标是 5 周内总死亡率；次要指标是并发症，包括心室颤动、房室传导阻滞、心动过缓、心力衰竭、心源性休克、严重低血压、面部潮红等。

（五）对结果进行分析

结果分析的主要内容包括：是否根据研究设计方案和资料的性质选择合适的统计分析方法？计算是否正确？是否对研究中可能出现的偏倚、混杂和交互作用进行了分析？统计推断是否恰当？

(六)对质量控制进行分析

对质量控制进行分析主要包括:研究全过程中可能出现的主要偏倚有哪些? 针对这些偏倚是否采取了相应的控制措施? 所采取的偏倚控制措施的实际效果如何?

偏倚即系统误差,是指研究结果系统地偏离了真实情况。偏倚不同于随机误差。随机误差是由抽样误差引起,其大小可以用统计学方法进行估计,但没有方向性。偏倚具有方向性,它的存在总是造成研究结果高于或低于真实值。偏倚产生的原因可以归结为这几类:测量仪器不准;样本过小;实验设计不合理;分配或分组不均衡;抽样未随机;测量者有主观倾向等。

大多数情况下,研究中是否产生偏倚主要取决于参与人数的多少及是否采用盲法;是否包括专业和非专业人员;如何解决意见分歧。针对这些情况,我们采取的控制偏倚的方法是提前做好设计,如两个评价员按照既定的纳入标准,盲法独立地进行临床试验的鉴定和选择,任何分歧将通过讨论或者第三者仲裁解决。

(七)对结果表达进行分析

对结果表达的分析包括:研究中观察效力有多大? 研究结果的表达是否观点清晰、数据准确? 是否有量效、剂量反应或效应关系的证据? 核心结果的表达是否标准化? 如为阴性结果,统计学把握度是否足够?

(八)对卫生经济学进行评价

对卫生经济学进行评价主要包括:对干预措施是否采用成本–效果分析、成本–效益分析、成本–效用分析等方法来评价经济效益和社会效益? 是否进行了增量分析和敏感性分析?

(九)对研究结论进行分析

对研究结论的分析包括:研究结论是否回答了研究假说? 研究发现与实验室研究所得作用模式是否一致? 研究所获结果能否从生物学上进行合理解释? 研究发现与同类研究结果是否一致? 研究结论是否可以外推? 研究发现是否肯定引起现行临床实践模式的某种改变?

三、证据评价的基本方法

证据评价的核心内容是方法学质量。方法学质量是指证据生产过程中遵循科学标准,有效控制偏倚和混杂,使结果达到真实、可靠的程度。另外,证据评价还包括报告质量评价。报告质量是指文献报告内容的全面性和完整性及与相应报告规范的符合程度。

(一)确定评价目的

目的不同,评价内容和重点也会有所变化。因此,首先要确定评价目的。例如,有时侧重于评价证据的报告质量;有时侧重于评价方法学质量;有时可能两者兼顾。因此,评价证据时应明确评价目的,结合循证问题有针对性地进行。

(二)研究证据的初筛

研究证据的初筛主要包括以下两个方面:初步判定研究证据的真实性和初步判定研究证据的

相关性。

1.初步判定研究证据的真实性 参考指标主要包括:该研究证据是否来自经同行评审期刊?产生证据的机构是否与自己所在的机构相似?该证据是否由某个组织所倡议且其研究设计或结果是否因此受影响?以这些参考指标对研究证据的真实性进行初评。

2.初步判定研究证据的相关性 参考指标主要包括:若该研究证据提供的信息是真实的,是否为自己的患者所关心的问题及对其健康有无直接影响?该研究证据是否为临床实践中常见问题?其涉及的干预措施或实验方法在自己所在的机构是否可行?该研究证据是真实、可靠的,是否有可能改变现有的医疗实践方式?

(三)明确研究证据的类型

以原始研究证据为例,不同的临床问题最适合的研究方案不同;不同的研究方案其技术要领和研究功效亦不同。因此,正式评价研究证据前应根据其所研究问题和所采用的研究设计方案准确判定其类型。

例如,对于病因或危险因素问题,常用的研究证据有随机对照试验、队列研究、病例对照研究、描述性研究;对于疾病诊断问题,应用金标准对照进行系列诊断、指标评价;对于疾病防治性问题,常用随机对照试验、交叉试验、前后对照试验、病例对照研究、描述性研究;对于疾病预后问题,多采用队列研究、病例对照研究、描述性研究。

(四)合理选择评价工具

临床研究问题和研究设计方案不同,其评价标准、内容和侧重点亦不同,研究证据的评价应遵循临床流行病学及循证医学的原则和方法,并根据其分类属性采用相应的评价标准,有针对性地进行科学评价。目前,国际上一些知名学术组织或研究机构已经研发了许多证据评价工具。如 JAMA 发布的用户指导手册系列工具(AMA 评价工具)、CASP 严格评价技巧项目组提供的系列质量评价工具等。这些评价工具可以用于评估包括系统评价、随机对照试验、队列研究、病例对照研究、横断面调查、诊断试验、临床经济学评价等在内的不同类型研究证据。

对于原始研究证据,评价工具包括:随机对照试验的报告规范(CONSORT);方法学质量评价工具,如 Cochrane 协作网偏倚风险评价工具、Jadad 评分等。

Cochrane 协作网偏倚风险评估内容包括:随机序列产生(分配序列是否为随机产生);分配隐匿(分配方案是否充分隐藏);受试者、研究者、结局观察者的盲法实施(试验全程是否对干预方案实施盲法);失访或结局观察数据不完整(对结局观察数据缺失或不完整者是否做了充分说明);选择性报告结果(结果报告是否全面客观而不是有选择性地报告结果);其他可能的偏倚风险(试验中其他潜在偏倚风险是否被成功避免)。

对于二次研究数据,常用的评价工具多样。例如,对临床实践指南的质量评价主要侧重于指南制定中是否存在潜在偏倚,推荐建议的内部及外部真实性和可行性等。常用的评价工具主要是 AGREE 和 AGREE Ⅱ等。

AGREE——指南研究与评价工具,是 2003 年由 13 个国家的研究者制定的一种指南研究和评价的评估工具,并提供了使用该工具的培训手册,并于 2009 年发布了 AGREE Ⅱ。鉴于 AGREE 在国际上具有较高的权威性,为目前国际指南质量评价的首选工具。AGERR 旨在为临床实践指南的质量审查提供一个框架。临床实践指南的质量是指在制定指南过程中可能存在的偏倚因素能够得到合理的控制,从而确保推荐建议的内部和外部真实性及临床应用的可行性。指南审查过程中要充分考虑指南推荐的利弊和成本问题及临床应用的相关问题。因此,评估内容主要是关于指南制定所采用的方法、最终推荐的内容及应用指南相关因素的审查。AGREE 不仅对指南的报告质量进行了评估,而且对推荐结果的其他关键方面也进行了质量评估。该评价工具对指南预测的真实性,即指南预期要达到的临床结局的可能性做出了评估,但并不涉及指南对患者临床结局影响的评估。

第四节　GRADE 证据分级

一、GRADE 系统介绍

推荐分级的评估、制定与评价(grading of recommendations assessment, development and evaluation, GRADE),是包括世界卫生组织在内的 19 个国家和国际组织于 2000 年成立的工作组,并在 2004 年正式推出了 GRADE 证据质量分级和推荐强度系统(简称 GRADE 系统),该系统目前被世界卫生组织、美国内科医师协会等多个组织或机构广泛采用。

GRADE 系统为系统评价和指南提供了一个证据质量评价的体系,同时为指南中的推荐强度评级提供了一种系统方法。该体系旨在为评估备选管理策略或干预措施的系统评价和指南而设计,也涉及诊断、筛检、预防等广泛的临床问题。

这不仅仅是一个评价系统,GRADE 系统从证据总结、结果呈现、形成推荐意见的各个步骤,为卫生保健领域的系统评价和指南提供了一种透明规范的评价方法。该系统详细说明了如何构建问题;如何选择感兴趣的结局指标并评定其重要性;如何评价证据并将证据与患者价值观和社会偏好等相结合,以形成最终推荐意见;同时还为临床医生和患者在临床实践中使用推荐意见及为决策者制定卫生政策时,对如何使用该系统提供指导。

GRADE 证据质量分级:GRADE 系统证据质量是指在多大程度上能够确信效应量估计值的正确性。共分为 4 个等级。

(1)高质量:我们非常确信真实的效应值接近效应估计值,进一步研究几乎不可能改变我们对效应估计值的确信程度。

(2)中等质量:我们对效应估计值有中等程度的信心,真实值有可能接近估计值,但仍存在两者大不相同的可能性。

(3)低质量:我们对效应估计值的确信程度有限,真实值可能与估计值大不相同。

(4)极低质量:我们对效应估计值几乎没有信心,真实值很可能与估计值大不相同。

二、GRADE 应用举例

下面以一例 2019 年赵冰团队在动物实验系统评价中应用 GRADE 系统的事例来说明 GRADE 如何在实际中应用。

对动物实验进行系统评价,不仅可以降低其结果向临床转化时的风险,而且有利于基础研究领域的资源整合,尤其当研究问题涉及无预期益处的潜在危害时(如毒理学、环境流行病学),进行实验动物可能是提供唯一相关数据的证据来源。目前越来越多发表的动物实验系统评价开始使用 GRADE 方法对其证据质量进行分级。

GRADE 系统在临床前动物实验系统评价中的应用原则依然遵循 GRADE 系统的基本原则,但又存在一定差异。一般而言,动物随机对照实验的起始证据级别为"高",5 个降级因素包括偏倚风险、不一致性、不精确性、发表偏倚和间接性。下面就以其主要结局指标"病死率"为例,详细解读如何实施和考虑 5 个降级因素。

(一)偏倚风险

SYRCLE 动物实验偏倚风险评估工具,是目前公认的用于动物实验内在真实性评估的工具。就"病死率"而言,考虑盲法、动物安置随机化和随机化结果评估对其影响较小,而且实验组间基线特征的相似性较好,数据报告完整。因此,考虑在偏倚风险方面不降级。

(二)不一致性

在不一致性方面,动物实验系统评价同临床试验系统评价基本一致,可通过可信区间的重叠程度、所纳入研究的效应量大小和方向、P 值和 I^2 值进行描述。但由于动物实验属于探索性实验,异质性可被预期。加之部分异质性可能被实验人员刻意引入,在这种情况下,鉴于这部分异质性可解释,在评估一致性时可不考虑。因此,在动物实验系统评价中,对不一致性评价的核心首先是如何归纳和解释异质性、如何解释 I^2 值。其次是异质性可能源于种属,应注意来自物种内和物种间两方面的不一致。当分析中所有种属动物都显示出相同的效应方向时,那么不同物种间(包括人)的干预效应更加有力。在这种情况下,即使结果总体上有异质性,也不会降低一致性。在本例中纳入病例的"病死率"Meta 分析研究异质性结果为 $P=0.31$,$I^2=15\%$,异质性较低,研究对象均为大鼠,而且各纳入研究显示出相同的效应方向。因此,在不一致性方面不考虑降级。

(三)不精确性

动物实验系统评价对证据的不精确性评估主要考虑两个方面:纳入研究的样本是否达到最优信息样本量;可信区间即 CI 的宽窄程度。在解释临床前动物实验研究结果时,通常认为效应量的方向比其大小更重要。因此,对于精确性的判断,主要基于 CI 是否包含了无效值。对于效应量的大小,可考虑进行分级,如标准化均数差<0.2 为小,0.2~0.5 为中,>0.8 为大。目前还没有严格、清晰的判断标准,建议如果 CI 包含了两个或多个级别,则可考虑降级,同时需要给出合理的解释。在本例中,病死率的合并 $RR=0.83$,95% CI 较宽,为(0.46,1.47),而且一共纳入 4 个研究,总样本量较小(共 121 只实验动物),而且单个研究样本量在 9~29 只,故针对该指标而言,其不精确性方面需要降级。

(四)发表偏倚

是否对发表偏倚进行科学评估,对解读动物实验系统评价结果的可信度具有重要意义。对"病死率"而言,纳入实验数量仅为 4 个,而且研究均为阳性小样本研究。此外,该研究并未检索 Embase、BIOSIS Preview 等数据库,由于检索不充分、不全面,会增加发表偏倚的可能。因此,考虑在发表偏倚方面降级。

(五)间接性

GRADE 系统对动物实验系统评价提出了两个层面的间接性:第一层面是从临床前动物实验向临床前 PICO 的间接性,第二层面是从动物模型(临床前动物实验)到人类(临床 PICO)的间接性,这也称为可转化性。在本例中,间接性主要源于:研究纳入了不同品系的大鼠;研究对象因种间差异而使间接性增加;纳入的动物在诱导心力衰竭模型过程中,所采用的方式略有差异,如纳入动物的饲养环境不同、给药周期与剂量存在差异、结局指标的测量时间存在差别,在可转化性层面,啮齿类动物与人类的生理病理机制存在差异。综合以上结果,故考虑在间接性方面降级。

5 个降级因素中,就结局指标"病死率"进行分析,其在不精确性、发表偏倚和间接性方面需进行降级处理。因此,"病死率"的证据级别为"极低"。

此例说明,尽管有时进行的研究已经经过系统评价等评价,但是 GDADE 系统能更精确地证明这些证据的可靠程度。

第五章

循证医学实践中的患者价值观

在临床循证医学实践中，一项临床决策的实施能否取得预期的效果，很大程度上取决于患者的价值观和意愿。以循证为基础，依据目前可获得的最佳证据而制定的临床实践指南是基于群体价值观平均水平的临床决策，并不一定适用于每个患者。临床决策要因人而异，要体现个体化的原则，但将患者的价值观和意愿融入临床决策难度较大，这往往成为临床实践成功与否的关键。

第一节 患者的价值观和意愿

患者的价值观是指患者对他们的健康及寿命的观点、信念、期望和目标，也包括患者权衡不同的治疗方案或与疾病管理选择相关的潜在受益、伤害、花费及负担。患者的价值观具有个体差异性、趋同性及易变性的特点。

患者意愿是指患者对治疗方法、医护人员及医疗设施等的要求及评价，即患者拥有选择权时的就诊选择。患者意愿多建立在患者的价值观基础上，同时受患者以往经验的影响。国外有研究者认为，患者意愿主要包括3种类型：角色意愿、健康管理者意愿、治疗意愿。角色意愿是指治疗过程中患者希望自己和健康管理者采取的行为活动，如希望健康管理者在治疗过程中以聆听角色出现；健康管理者意愿是指患者希望自己的健康管理者拥有特定的特征，如患者希望有一位经验丰富的健康管理者；治疗意愿是指患者对干预措施种类特征的要求和选择，如相较于药物治疗，患者希望得到心理干预来缓解症状。

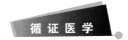

一、患者的价值观和意愿存在的原因

医学是关于人的生命科学,而人是生物、心理、社会的综合体。随着工业化的发展,社会因素对人类健康的影响越来越大,对疾病发生及转归的影响也越来越明显。医院和医生面对的不仅是患者,还要面对患者背后的社会关系和矛盾、亲人群体、经济、心理、婚姻状况、工作、价值观、愿望及疾病压力与长期患病带来的各种问题等。这些因素常影响疾病治疗、康复和预后,影响医患关系与社会和谐。

患者的社会属性包括工作性质、教育水平、家庭关系、经济承受力等诸多因素。由于受环境因素、医学知识、人生阅历的影响,患者对疾病的评估、对治疗效果的预期,都在干预其对治疗方案的选择。俗话说"久病成医",患者对自身疾病的体验、所处社会环境、行为习惯、价值取向、选择偏好和对风险的态度各有不同,甚至在大脑中早已存在着不同的选择方案。因此,制定治疗方案时,医生需要关注患者的患病经历,理解他们的痛苦,否则治疗取得成功的可能性将微乎其微。

随着患者权利意识增强,患者会希望在治疗中变被动为主动。故理解患者价值观及意愿产生的原因,有助于帮助患者选择最佳治疗方案、改善医患关系、提高患者的依从性。

二、患者价值观的测量和评价

价值观属于主观指标,是对社会和事物等所持有的总的看法与意愿。其概念较宽泛和抽象,所以测量和评价价值观有一定难度。目前在循证医学实践中,比较常用的测量与评价患者价值观的方法包括问卷调查法和面对面访谈法。

(一)问卷调查

问卷调查就是事先根据调查目的和调查对象,设计一份调查问卷。内容包括一般性条目和特异性条目,条目数一般不超过30个,以闭合式条目居多。围绕具有重要意义的问题对患者群体进行问卷调查,有助于了解某一患者群体的意图,进而可以有针对性地制定医疗方案、临床决策。由于价值观的测量条目属于主观性指标,正式调查前一般要进行预调查,考核调查问卷的信度和效度。

(二)访谈

该方法适用于揭示个体患者的价值取向及其强度。可以选定时机与患者直接谈话,应尽可能为患者提供有关治疗利弊、诊疗费用、并发症、每种治疗方案的预期后果等方面的信息。对临床医生而言,访谈是其较容易且有效获得患者价值观方面信息的方法。临床医生在与患者访谈时,要充分听取患者的感受、体验和意愿。沟通交流中,临床医生应注意观察患者的反应及其陈述的理由,以便深度了解患者的价值取向。

(三)健康经济学领域风险利益评估法

由于患者治疗意愿不仅来源于医疗服务本身,患者接受诊疗后的产出也不仅是健康产出,因此,国外研究者引入健康经济学领域风险利益评估的方法,对医疗服务价值和效用进行评估量化,反映从患者角度对治疗方案益处的评估,常用的方法有标准赌局(standard gamble,SG)、时间交易(time trade-off,TTO)、离散选择试验(discrete choice experiment,DCE)。

三、医生和患者价值观的差异和调适

当面对同一诊疗方案,医患双方由于个人经历、专业知识背景及各自权益不同,对此会存在不同的理解和认知偏差。医生对于疾病诊治方案的预后判断是基于以往诊治手段的成功概率和自身的临床经验所给出的治愈希望值。而患者更多的是关注医疗费用是否合理、个人隐私是否得到保护、自己是否得到应有的尊重、自身权益是否得到最有效的维护。患者对医生的依赖性基于其对自身生命与健康的渴望,以致出现对现代医疗技术水平过高的心理期望值,对诊疗方案抱有万无一失的心理期待。而事实上,医学不是万能的,具有很多不确定性,医生所提出的诊疗方案是基于有限的医学知识,结合自身的经验和患者的病情所提出的现实诊疗方案,而病情发展存在复杂性和不确定性,任何诊疗方案都不可能百分之百准确。由于患者与临床医生价值观可能存在本质差异,况且不同患者间的价值观差异通常也很大,这些差异促使临床医生应准确评估患者对所获信息理解程度、基本看法和主观意愿,并结合每位患者的具体情况调整诊治方案。无论是医生决策、患者知情决策还是医患双方共同决策,临床应用都必须充分了解患者对诊治方案及其结果预期的价值观,通过交流和沟通正确引导患者的选择。

鉴于医疗活动本身专业性强和复杂多变,特别是在医务人员和患者信息不对称的情况下,医生应做到与患者相互沟通,尽量做到知情决策、共享决策,以便更好地提供良好的医疗服务质量,切实保障患者的权益。要真正做到知情决策和共享决策,信息对称是关键,为此医生在沟通中应做到以下方面:①让患者了解疾病病因、危险因素及预防措施;②让患者充分理解诊治措施的潜在风险、预期效果、替代方案及其不确定性;③让患者有足够的时间和机会权衡利弊;④信息沟通应在平等、愉快的气氛中进行。同时,在与患者及其家属沟通过程中,医生应以一种平等的主体意识,站在对方的角度,尽最大努力安抚家属的心情,用协商的姿态与其共同参与医疗决策,构建医患情绪认同和角色认可,提升医生服务态度,提高医患相互信任,促进有效医疗决策。

四、特殊形式的患者价值观和意愿

疾病过程虽然可以从生理学角度描述,但疾病和疾病的体验只能被描述为社会和文化现象。当疾病进入终末期,医疗的目的不再是治愈,甚至维持生命的医疗可能增加患者的痛苦和创伤时,患者的价值观和意愿突出体现为其对生命权的理解和态度。关于生前预嘱和安乐死的争议在全球范围内一直存在。

（一）生前预嘱

生前预嘱(advanced directive)是指患者在健康或意识较清楚的状态下签署的,表明在临终时或不可治疗疾病的终末期时是否接受某些医疗救治或护理的指示性文件。生前预嘱在部分西方国家已较成熟。在美国,卫生专业人员必须了解患者是否有事先申明,或协助所有年龄段的人了解医疗事先申明的效用和不同选择可能带来的结果。在我国,受儒家"重生轻死"传统文化的影响,人们对生死的认识主要是从生的角度来思考死亡。生前预嘱作为一个全新概念,全民推广及立法还需要一个漫长的过程。但生前预嘱顺应我国人口老龄化的趋势,体现了人道主义精神——允许处于生命终末期的患者对自己的生命权益做出预先处置,使其在生命的最后一刻也保有生命的尊严。而且生前预嘱更有利于优化生命质量和合理配置社会医疗资源。积极开展关于生前预嘱的调查研究,加大对人群的教育力度,进行生前预嘱的社区推广活动,有着很好的现实意义。

(二)安乐死

安乐死源自希腊文 enthanasia,原意为"安逸的死亡""快乐死亡""无痛苦死亡"。据此界定安乐死为:"患有不治之症的患者在临终状态之下,因躯体和精神的极端痛苦,在患者自愿且反复请求下,经医方和规定机构认可及家属同意,撤除维生技术任其自然死亡,或以人道方式(如使用处方药)使患者在相对安详的状态中结束生命。"美国学者沃德金指出:为了保护生的状态,却违背患者意愿来维持生命,可以认定是对生命权的一种违背。他认为安乐死符合人道主义要求,患者忍痛活着的时光绝不会比有尊严、痛快的死更幸福。从功利主义角度讲,行为最终结果要求效益最大化、幸福最大化。对安乐死持反对意见的学者认为:生命神圣,实施安乐死是对患者生命权的剥夺,这是对生命的不尊重,是对人道主义的违背。当今世界只有少数国家地区允许安乐死,如荷兰、瑞士、比利时、卢森堡和美国的几个州。

五、正确引导患者价值观

患者最清楚自身对疾病的体验、所处社会环境、行为习惯、价值取向、选择偏好和对风险的态度。医生在引导患者选择时应知晓,其实患者早已有多种不同的选择,关键在于医生如何引导。医生应尽可能为患者提供有关治疗费用、利弊、并发症等方面的信息。许多患者使用互联网上医学信息帮助自己选择治疗方案、用药程序、外科手术等。相关研究发现,患者越是参与循证决策,理解所获得的证据,做出的选择就越能代表自己的愿望和价值。

患者个体间价值观和意愿不同,依据总体平均价值观的决策分析不一定适用于每个具体患者。循证医学专家 Gordon Guyantt 教授等提出,临床决策包括 3 个要素:掌握信息(有关治疗选择的利弊);了解患者对治疗方案和潜在后果的价值观;实际决策。每位患者在决策的每个步骤中的需求和选择不尽相同,临床医生不可能精确测定出每位患者参与的程度。一些患者需要掌握信息,自己决策;还有一些患者则希望医患双方共同选择。这些差异提示医生要精确地评估患者对获得的信息、相互间交流及决策程度的选择,并结合个体患者的具体情况调整治疗方案。无论是否医生、患者或者医患双方共同决策,医生都必须探索和了解患者对治疗和潜在后果的价值观。通过交流去正确认识和引导患者的选择。

六、家庭与患者自主价值观

在临床实践中，家属决定权的过度扩张在中国是个特殊的现象。由于现行的社会认知广泛地赋予了家属对患者医疗行为的决策权，而往往阻挠了患者本身自主参与医疗决策中的机会。应当说，传统的家庭观念、家属是患者的主要照顾者、家属是患者的经济支付者、家属是医疗纠纷的主要发动者4个因素是造成家属决策权过度扩张的缘由。从医学伦理学的角度讲，家属的决策权仅仅是一种在尊重患者自主权的前提之下的补充，必须当患者欠缺决策能力时，家属决策权才得以介入。家属不可以否决患者的最终决定。也就是说，医生可以将患者的医疗信息告知患者及家属，但是是否同意接受医疗行为，应该尊重患者本人的决定；家属在代理患者为其医疗做决策时，应该以患者的最佳利益为出发点，做出符合患者最佳利益的医疗决定。

同时，医生也不应该与家属"串通"起来封锁消息或者阻止患者去做他们愿意做的事情。但在患者欠缺决策能力时，如何保护患者的利益更值得我们深思。

七、患者的价值取向在临床诊疗决策中的限度

患者的自主权是有范围、受限制的。患者自主权的实施过程就是一个多价值体系中平衡、比较、协调的过程。在某些情况下，患者自主权并不占优先地位。

患者自主权与社会利益冲突时，我们要优先考虑社会利益。例如，强制性收治烈性传染病患者和严重影响社会秩序的精神病患者，不管其监护人是否同意，都不是对患者自主权的侵犯。

患者在接受医疗服务过程中的自我决定权和拒绝治疗是知情同意的重要内容之一。患者有权利拒绝他不能接受的治疗方式而选择他认为较合适的诊疗方式。问题是有时受各种因素影响，患者做出的拒绝治疗决定，其实并不符合患者自己的根本利益，甚至有因拒绝治疗而丧失病情转归的机会进而导致死亡的可能。故在医疗过程中，医生一方面要尊重患者权利，在与患者沟通时尽可能全面客观地向患者描述问题，达成医患共识，获得知情同意；另一方面，也要清醒地认识到医疗的目的是救死扶伤，而非避免纠纷。医生应在合法、合情、合理的情况下坚持有利患者根本利益的主张，这种权利称为医生的特殊干涉权。

第二节　将患者的价值观融入临床决策

随着医学人文水平的发展和患者自主权利意识的提高，医生在疾病的诊疗决策过程中不仅仅依据单纯的医学规律，而且要融入患者的价值观。循证医学强调决策必须基于证据，但并不是说证

据等于决策,证据只是决策必须考虑的重要因素之一,但不是唯一的因素。决策时还必须考虑现有资源的多少和人们的价值取向。

由于科学研究的结果来自对群体的观察,代表一个平均趋势,因此,在应用这些研究结果时,决策者必须审慎地考虑具体患者的特殊性,并根据自己的临床经验、综合研究证据、医疗条件和患者的意见,做出最合适的决定。

要想做好任何医学实践,决策者都必须具备分析和识别医学实践问题的素养、收集患者信息的能力、与患者沟通的能力、实施干预措施的能力。

一、临床决策的三要素

一个完整丰富且合理的临床决策必须包括医生的临床经验与判断、当前可获得的最佳证据及患者的价值观,以上三要素缺一不可。

(一)医生的临床经验与判断(内部证据)

通过问诊、查体、实验室及辅助检查等综合分析,正确判断患者目前的主要问题是进行循证临床决策的前提。临床医生经常面临的问题是同一种疾病不同患者的临床情况千差万别。很多时候,诊断相同但病情却相差甚远,稍有不慎,则可能在诊治过程中差之毫厘,失之千里。这既是医学的魅力所在,也是医学的挑战所在。医生依靠临床经验对具体患者深入了解其具体病情,通过认真问诊、查体、实验室及辅助检查搜集足够资料,做出正确诊断,方能做出正确的临床决策。循证临床实践将医生的临床经验作为临床决策的三要素之一,通过循证临床实践,让更多医生获得了更多、更好、更广阔的获取知识和成长的机会。

(二)当前可获得的最佳证据(外部证据)

循证临床实践遵循的是证据。虽然期望针对每个临床问题都能找到高质量的研究证据,但科学研究有自身发展规律和自限性,常不一定能提供质量最佳的证据。所以强调当前可获得的最佳证据是我们临床决策的基础。对于某个病因问题,没有随机对照试验不能说没有证据。相关的队列研究或病例对照研究也可能是当前可获得的最佳证据。

(三)患者的价值观

医疗活动的主体除了医生外,还有患者。患者有自己的想法和喜恶,不同国家和地区、不同宗教文化信仰的患者对同一问题的看法或者价值取向可能相差甚远。临床医生若不考虑患者的价值取向,即使根据患者病情、医生临床经验及当前可获得的最佳证据,做出从医生角度来看完全合理的临床决策,患者不一定满意,甚至出现医患关系不和谐。所以,临床医生在进行临床决策时,必须考虑患者的价值观。

二、患者参与的决策模式

患者参与临床决策主要有4种模式,分别适合不同情况。①医生主导模式:完全由医生单方面判断患者病情并决定治疗方案。②消费者模式:医生提供诊断信息和各种治疗方案,由患者决定最终治疗方案,医生只是执行患者决定的治疗方案。③解释模式:医生主要提供咨询和建议,帮助患者自己决定治疗方案。④共享模式:医患共同决策,医生以老师和朋友的身份与患者共同制定最终治疗方案。共享模式是最理想的医患参与的临床决策模式。

医生和患者在重大临床决策中的控制程度存在差异。医生对患者的决策长期采取医生说了算的传统医生主导模式,患者只能顺从医生的选择。即使患者有选择权,选择的大多也是医生的决定,一些患者习惯于这种选择,另一些患者则不然。理想的患者参与方式是双方合作,医生为患者提供多种选择,帮助患者寻找足够相关的信息,共同分析,帮助选择。

医学发展日益趋于患者关注自身的健康利益,当健康权被定义为基本人权,要求人人公平享有,尤其当医疗费用由患者自己承担或医疗费用过高时,他们更强烈要求参与自己的治疗决策。了解患者的选择如何产生,医生应当怎样引导患者的选择,怎样帮助患者防病治病至关重要。合格的现代临床医生除应具备相应的临床技能外,还应富有同情心、倾听技能、人文和社会科学的洞察力。因为现代临床医学实践的模式要求医生不是治疗人患的病,而是关注患病的人,促使患者达到生理、心理和社会功能的完好状态,健康地回归社会,实现人与社会、自然和谐相处和持续发展。

三、患者价值观及意愿应融入临床决策

循证临床决策非常强调决策应符合患者潜在的价值观和意愿。将患者的价值观和意愿融入临床决策一般分3个步骤:①信息对称化(医生应充分告知患者有关候选诊疗方案的利弊);②知晓患者的价值观和意愿(医生应了解患者对诊疗方案及其后果所持有的价值观);③实际决策。个体患者在上述决策步骤中的需求、选择、介入程度可能不尽相同,出现多种不同的决策模式。

由于患者与临床医生价值观可能存在本质差异,并且不同个体患者间的价值观差异通常也很大,这些差异促使临床医生应准确评估患者对所获信息的理解程度、基本看法和主观意愿,并结合个体患者的具体情况调整诊治方案。无论是医生、患者知情决策或医患双方共同决策,临床应用都必须充分了解患者对诊治方案及其结果预期的价值观,通过交流和沟通正确引导患者的选择。

四、患者价值观及意愿融入临床决策的基本路径

最佳治疗效果是医患共同追求的最终目标,最佳效果取决于科学决策,而科学决策依赖于最佳证据及医生水平和患者配合。其中患者价值观在循证医学实践中起重要作用,有时甚至起决定作

用。持有不同价值观的患者可能采取的行为完全不同,可能影响医疗决策及医疗效果。特别是医患共享决策方式及让患者获得"知情同意"的决策方式仍然有很大的不足,主要表现为符合患者意愿的方案与最佳证据推荐方案间的分歧较大,临床医生需要在证据、意愿和建议中寻求恰当的平衡点,逐渐缩小"证据与诊疗"之间的差距。

在具体实施过程中,将患者价值观及意愿融入临床决策的难度较大,需要一定的技巧。Quill 等采用五步骤框架平衡"基于证据的"和"基于意愿的"方案之间的关系,借助该框架选取最佳的治疗方法。基于意愿的方案时根据患者和家属对诊疗获益、承担的负担和治愈率的情况来确定选择何种照护和治疗目标的医疗决策。这种评估需要临床医生科学地提供和评价现有的医学证据,如实传达给患者和家属。临床医生还需要充分了解患者及家属的价值观和意愿。最后,医生、患者和家属整合两种类型的信息,形成最佳的诊疗决定。具体步骤如下。

第一步是成立由主治医生、患者及其家属或朋友等共同组成的治疗小组。医生负责提供适合患者疾病的诊疗方案及候选方案的利弊证据。

第二步是共享信息和专业知识。临床医生首先应与患者及家属进行沟通和交流,让他们对疾病及病情严重程度、治疗方案、预后等有充分了解,同时要确保他们的理解与医生一致,不会出现偏差。临床医生应明确患者的目的、价值观和意愿选择,以及谁是有"话语权"的决策者;要充分尊重患者的价值观和主观意愿,当然,价值观可能涉及的范畴很广,不仅包括患者是否倾向于积极治疗及治疗方法选择,还可能包括人生观或其他价值观等,要注意信息共享是双向的。临床医生在讲解时,不仅要让患者了解医学专业知识的科学性和先进性,而且要让其了解医疗过程的复杂性、医学技术的风险性、医疗结局的不确定性。临床医生尽可能为患者提供疾病及诊疗相关的准确信息,与患者共同分析、深入交流,充分了解患者的意愿,引导患者做出合理选择。

第三步是严格评价证据,确定可能影响决策的偏倚因素。这些偏倚可能来自患者、医生或医疗服务系统。患者的人格会左右决策方案的选择,乐观向上或自信满满的患者更容易选择积极治疗,而悲观或相信宿命的患者可能选择放弃治疗。医生如果是为劝说患者知情同意或有学术、经济利益牵涉其中,千万不要人为缩水报道疾病负担和治疗失败的比例。临床医生即使不看治疗方案,也应如实告诉患者治疗成功的概率及潜在获益等。另外,临床医生还可能有意无意高估疾病负面效应对患者生存质量的影响力。这些影响临床决策的偏倚因素大多隐匿于临床实践过程中,一般很难检出。当临床医生、患者或家属对是否进行高风险干预的看法不一致或者不确实时,应留给患者和家属足够的考虑时间,必要时进行第二轮深入交流。

第四步是临床医生在综合考虑证据和患者意愿的基础上,提出建议并形成最终决策。当医生提出的建议与患者的价值观和意愿相符时,就可形成决策并予以实施。当医生的治疗方案不符合患者的价值观和意愿时,如临床证据不充分、证据级别偏低,还不足以支持该治疗方案;患者及家属的原因,如患者和家属对治疗方案的了解有限,患者还不完全清楚自己所选方案及所放弃的方案,或者家属不接受患者所做出的决定。特别是当患者拒绝了临床医生认为合理而有益的医疗方案时,美国健康伦理委员会建议临床医生应评价患者是否完全具备判断能力,标准如下:①患者有独立参与交流并做出选择;②患者必须能够清楚自己所做出的医疗决定;③患者必须接受并满意自己所选出的结果,即患者清楚地知道选择不同的治疗会出现不同的结果;④患者必须能够理智评价有关信息和比较不同的选择。

第五步是过程评估与效果评价,包括患者是否了解治疗方案、预后及理解程度,患者的价值观和意愿在最终建议中所占的比重是多少,患者的实际效果如何。让患者充分了解医生的专业知识和建议,尊重患者的价值观和意愿,给予患者及家属行使医疗决策的权力,患者所收获的要超过医疗干预本身。

总之,选择临床决策的核心就是体现个体化原则。循证医学较之传统的医疗决策方法,能更有效地针对个体患者开展个体化治疗,尤其注重个体患者的价值观和意愿。在将患者价值观和意愿融入临床决策的过程中,临床医生需要依次回答如下问题:①医生认为合理的治疗方案,患者是否完全认可? ②对医生提出的方案,患者有无自己的看法或其他选择? ③最符合患者价值观和意愿的治疗方案是什么? ④患者期望值如何? 候选方案能达到患者期望值吗? 回答这些问题对正确使用循证方法将患者价值观和意愿融入临床决策是大有帮助的。

五、临床决策的辅助工具

决策辅助工具(patient decision aid,PDA)是指通过网页、视频、手册等手段,向患者呈现不同的治疗方案的风险、结局、花费及对患者身体状况、生活方式的要求等信息,使患者能对不同的治疗方案进行学习和比较。

PDA 的形式多种多样,包括决策板报、决策手册、挂图表、录音和录像及计算机化的决策工具,以通俗易懂的方式向患者传达各种可以选择的治疗方法及其相关结局。PDA 有别于常用的健康教育资料,能更详细、具体、个性化地为患者知情选择提供帮助,增强患者的参与性,促进患者价值观的知情决策,减少医患决策冲突矛盾。

有研究显示,PDA 对患者知识水平可以起到积极作用。在传统的决策模式中,医务人员通过健康教育将疾病相关知识告知患者,但信息量大而杂乱,患者无法有效掌握。而 PDA 以患者的问题和需求为导向,在内容的设计上更加简洁明了、生动形象,将相关知识按照决策流程有条理地告知患者,引导患者根据信息做出决策,从而提升患者对信息的掌握程度。当患者充分理解信息,对自身的情况有了深入的了解后,更有利于患者自主做出决定,而不需要完全参考他人意见。

目前国际上 PDA 开发情况:在开发数量方面,美国以 247 种位于全球领先地位;在开发机构方面,主要以高等院校和非营利组织为开发主力;按治疗和筛查划分,针对治疗方案的 PDA 明显多于以筛查为目的的 PDA。国际上现有的 PDA 涉及健康主题较多,按照加拿大渥太华医院研究所的患者决策辅助系统数据库的分类方式,共涉及 141 种健康主题。位于前五的健康主题是乳腺癌(21 种)、前列腺癌(14 种)、骨关节炎(10 种)、临终问题(9 种)、骨质疏松(8 种)。

医患共同决策是在循证医学证据下,以人文科学为指导的个性化治疗。PDA 关注患者个体情况,注重不同治疗方案的比较,更具有针对性。PDA 可以协助患者参与共同决策,提高决策质量,对改善医患关系,提高患者的认识、满意度,减少决策过程中的冲突影响最大。

(周慧聪)

第六章

统计学分析

第一节 统计描述指标和假设检验

用当前最佳的临床医学证据指导临床决策与实践是循证医学的核心内容,而许多最佳的临床医学证据中包含了大量科研设计思维和医学统计学知识,需要选择和使用恰当的统计方法和指标。因此,正确理解和应用与循证医学相关的统计学知识,对循证医学的研究者和应用者都十分重要。

医学统计学主要包括统计描述和统计推断两大类内容。

统计描述是利用统计指标、统计图和统计表,反映数据资料基本特征的统计分析方法,方便读者准确、全面地了解数据资料包含的信息,有利于在此基础上完成进一步的统计分析。计数资料统计描述指标主要有相对危险度(relative risk,RR)、比值比(odds ratio,OR)和率差(rate difference,RD)等;计量资料除均数和标准差外,还有均数差(mean difference,MD)和标准化均数差(standardised mean difference,SMD)。

统计推断是利用样本提供的信息对总体进行估计和推断,主要包括参数估计和假设检验。参数估计是利用样本指标估计总体参数,常用可信区间(confidence interval,CI)来估计,如均数的CI、率的CI。假设检验是利用两个或多个样本提供的信息比较两个或多个总体之间有无差别,如t检验、χ^2检验等。统计推断的内容主要有RR、OR、MD等的CI。

一、资料的分类

统计分析的目的是面对不确定的数据信息,做出科学的推断或结论。因而要对数据资料进行分析,数据资料的类型划分就显得尤为重要。医学科研中常见的资料或数据通常分为以下几类。

（一）计量资料

计量资料也称为数值变量,是用一定的检测方法或检测手段来测量,并用某种度量衡来表达的数据类型。如身高、体重、血压和脉搏等。

（二）计数资料

计数资料也称为无序分类变量,是按观察对象的属性和特征来分类,再清点各类别观察单位的个数所得到的资料,包括二分类变量和多分类变量。如性别的"男"与"女"、疗效的"治愈"与"未治愈"、人群的职业分类等。

（三）等级资料

等级资料也称为有序分类资料,是按观察对象的属性或特征的程度或等级来分类,再清点各等级类别观察单位的个数所得到的资料。如人群的文化程度可分为文盲与半文盲、小学、中学、大学和研究生等;疗效可分为治愈、好转、显效、无效和死亡等。

（四）圆形分布资料

圆形分布资料是指具有循环性和周期性的资料。常见的主要有角度资料或时间的周期性重复资料。如出生时间或死亡时间,某病在 12 个月中的发病时间等。

二、综合统计量

根据数据的测量水平,应该选择合适的统计量来反映事物的特征。综合统计量主要包括集中趋势统计量、离散趋势统计量和形状测量统计量。

（一）集中趋势统计量

1. 均数　均数(mean, $\bar{x}$)是指所有观察值的平均值或平均水平,也称为算数平均数,如平均血压、平均年龄、平均身高等。均数的大小易受极端值变化的影响。均数主要用于正态分布或对称分布的数据,不能用于计数资料及等级资料。

2. 几何均数　几何均数(geometric mean, G)是一组数据乘积的开方,主要用于数据为对数正态分布,或成等比、等倍关系的数据。

3. 中位数　中位数(median, M)是指一组数据按增序或降序排列之后,位居中间位置的数值。其特点是,观察值个数的一半落在中位数之上,观察值个数的另一半则落在中位数之下,而且中位数不易受极端数值变化的影响。中位数可以用于各种分布类型数据,主要用于非正态分布的数据。

4. 众数　众数(mode, M_0)是一组数值中出现频数最多的数值,通常只用于计量资料。众数的特点是可以不存在,也可以不止一个。众数可以用于各种分布类型的数据。

5. 调和均数　调和均数(harmonic mean, H)是一组数据倒数的平均数的倒数,主要用于偏态比较严重或非常偏态的数据。

6. 调整均数　调整均数是将一组数据排序后,两端各去除 $x\%$ 的数据,再计算剩余数据的算数平均数。

以上6个指标主要反映了一组数据或一个群体集中趋势的综合水平。如果数据接近正态分布，则6个指标的计算结果比较接近。若数据为比较典型的正偏态分布，则6个指标的计算结果一般不会相同。计算结果由小到大依次为调和均数、几何均数、众数、中位数、调整均数和均数。

（二）离散趋势统计量

1. 极差　极差（range，R），也称为全距，是一组数值中最大值与最小值之差。其特点是计算简单，使用方便，容易理解，但不太稳定，易受极端值影响。极差只反映数据两端的变异，故反映变异不全面。

2. 方差　方差（variance，s^2）是一组数据中每个变量值与其均数之差平方和的均值。其特点是能够全面反映一组数据的变异状况，指标稳定，用途广泛，在统计学中是极重要的变异指标。但其概念不易理解，计算方法比较复杂，数据的度量衡单位与原始数据不同，是原数据单位的平方。

3. 标准差　标准差（standard deviation，s）是方差的开平方，意义与方差相同，但其数据的度量衡单位则与原数据相同，通常作为反映一组数据离散趋势的标准指标。其应用广泛，在科研中具有极重要的意义。均数常与标准差结合表达一组数据的集中与离散趋势，即（$\bar{x}\pm s$）。

4. 变异系数　变异系数（coefficienct of variation，CV）主要用来反映度量衡单位不同或均数相差很大时的两组或多组数据的离散趋势。变异系数用百分数表示，本身是无量纲指标。变异系数一般不宜超过30%。变异系数过大，反映该指标不太稳定。

5. 四分位数间距　四分位数间距（interquartile range，Q）是指 P_{75} 与 P_{25}，是一组数据排序后，中间50%数据的极差，可以反映各种非正态分布的离散趋势。它比极差稳定，但也只反映中间50%数据的极差，反映离散趋势不全面，而且计算方法稍复杂，不易理解。中位数常与该指标结合表达一组数据的集中与离散趋势，即（$M\pm Q$）。

6. 其他分位数　一组数据按升序排列后，分为相等的4个部分的数称为四分位数，分为10个部分的数称为十分位数，分为100个相等部分的数，称为百分位数。可以根据需要，计算四分位数、十分位数、百分位数等指标。

（三）形状测量的统计量

1. 对称分布　对称分布主要是指正态分布。在医学及生物学领域，生物体及人体的正常生理生化指标多为正态分布，如人体的身高、体重、血压、心率等生理指标。

2. 非对称分布

（1）偏态分布：当分布的高峰偏左侧，长尾巴拖向右侧时，称为正偏态分布。机体的许多异常指标为正偏态分布，如尿铅含量、尿汞含量等重金属含量的分布，疾病潜伏期的分布也是正偏态分布。当分布的高峰在右侧，长尾巴在左侧时，称为负偏态分布，该分布在医学生物学领域应用较少。

偏态分布的量度用偏度系数来表示。样本偏度系数用 g_1 表示，总体偏度系数用 γ_1 表示。理论上，$\gamma_1=0$ 为对称分布，$\gamma_1>0$ 为正偏态分布，$\gamma_1<0$ 为负偏态分布。偏度系数的标准误用 σ_{g1} 表示。

（2）峰态分布：①正态峰，指标准正态分布的峰态状态。②尖峭峰，也称为尖峰态，其峰顶比正态分布更陡峭、集中。③平阔峰，也称为低峰态，其峰顶比正态峰低，峰顶更平阔且分散。

峰态分布的量度用峰度系数来表示。样本峰度系数用 g_2 表示，总体峰度系数用 γ_2 表示。理论上，$\gamma_2=0$ 为正态峰，$\gamma_2>0$ 为尖峭峰，$\gamma_2<0$ 为平阔峰。峰度系数的标准误用 σ_{g2} 表示。

（四）数据特征的综合描述

若数据为正态分布、近似正态分布或对称分布，一般用（均数±标准差）即（$\bar{x} \pm s$）表示，用来反映一组数据的集中趋势与离散趋势的综合特征。这是科研工作或科研论文中最常见的表达方式。

若数据为典型的偏态分布，一般用（中位数±四分位数间距）即（$M \pm Q$）表示，用来反映非正态分布的一组数据的集中趋势与离散趋势的综合特征。

三、假设检验

由样本信息对相应总体的特征进行推断称为统计推断。对所估计的总体首先提出一个假设，然后通过样本数据去推断是否拒绝这一假设，称为假设检验，它是统计学中非常重要的部分。为什么要进行假设检验？假设检验能够处理哪些问题？假设检验的原理是什么？假设检验的基本步骤有哪些？如何应用假设检验对两个总体均数进行比较？

（一）假设检验的思维逻辑

欲考察某地男性正常人和男性冠心病患者血清中睾酮平均水平之间是否有差异。如果能够检测所有正常男性和男性冠心病患者血清中睾酮水平，就可通过计算两个总体均数直接进行大小的比较。这显然是不现实的，因此，只能抽取样本资料进行统计分析。有研究者测定了15名正常男性和15名男性冠心病患者的血清睾酮（单位：$\mu g/L$）水平：正常男性血清睾酮测量值分别为4.12、4.45、4.38、4.31、4.02、4.05、3.98、4.89、4.11、4.10、4.11、4.81、4.91、4.08、4.47；男性冠心病患者血清睾酮测量值分别为2.46、2.30、2.83、2.19、2.10、1.81、2.24、2.59、2.14、2.36、2.28、2.10、2.87、3.04、2.69。算得正常男性血清睾酮平均水平为4.32 $\mu g/L$，男性冠心病患者血清睾酮平均水平为2.40 $\mu g/L$，显然，4.32 $\mu g/L$ 不等于 2.40 $\mu g/L$。

造成这种差别的原因可能有两种：其一，正常男性血清睾酮水平确实不同于男性冠心病患者血清睾酮水平（本质上的差异，为疾病的作用）；其二，每个人的血清睾酮水平不尽相同。对正常男性而言，即使另外抽取15名男性，其睾酮的样本均数也不一定恰好等于4.32 $\mu g/L$；对男性冠心病患者而言，另外抽取15名男性冠心病患者，其血清睾酮的样本均数也不一定恰好等于2.40 $\mu g/L$，这种差别称为抽样误差。只要个体之间存在差异，抽样误差就不可避免。但抽样误差是有规律的，这种规律是可以被认识和掌握的。欲知15名正常男性血清睾酮平均数4.32 $\mu g/L$ 与15名男性冠心病患者血清睾酮平均数2.40 $\mu g/L$ 之间的差别到底是本质上的差异，还是纯抽样误差，需要进行假设检验。

通过假设检验来处理的问题一般具有两个特点：一是需要从全局的范围，即从总体上对问题做出批判；二是不可能或者不允许对研究总体的每一个个体均做观察。例如某药厂生产了一批用安瓿瓶封装的注射药物，需要检测它们的质量是否合格；某种治疗高血压的新药的疗效是否优于常规药物等。对于这类问题，只能从研究总体中抽取大小合适的随机样本，然后应用假设检验的理论和方法，依据样本提供的有限信息对总体做出推断。

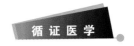

(二)假设检验的基本步骤

假设检验就是首先根据设计和研究目的提出某种假设,然后根据现有资料提供的信息,推断应当拒绝还是不拒绝此假设。

【例6-1】 欲考察某农村地区正常男性和男性冠心病患者血清睾酮(单位:μg/L)平均水平的差别是否有统计学意义,研究者测定了15名正常男性和15名男性冠心病患者血清睾酮水平。其中正常男性血清睾酮水平均数为4.32,标准差为0.32;男性冠心病患者血清睾酮水平均数为2.40,标准差为0.34。请问:两组间血清睾酮平均水平的差异是否有统计学意义?

现结合例6-1具体介绍假设检验的步骤。

1.建立假设检验,确定检验水准 根据研究目的、研究设计的类型和资料特点(变量类型、样本大小)等因素选择合适的检验方法,并且将需要推断的问题表述成关于总体特征的一对假设。其中一个假设称为零假设,又称为原假设,记为H_0;另一个称为对立假设,又称为备择假设,记为H_1。H_1与H_0应该既有联系又相互对立。两个检验假设应该包括两种(也是所有)可能的判断。研究者要按照假设检验的规则在两个假设即两种对立的判断之间做出抉择。这种假设有单双侧之分。例如,对立假设为两个总体均数不相等,因为$\mu_1 \neq \mu_2$包括$\mu_1 > \mu_2$和$\mu_1 < \mu_2$两种情形,故称为双侧检验;如果凭借专业知识有充分把握可以排除某一侧,对立假设为$\mu_1 > \mu_2$或$\mu_1 < \mu_2$,就称为单侧检验。在没有充分理由进行单侧检验时,为了稳妥起见,建议采用双侧检验。

对例6-1建立的零假设为$H_0: \mu_1 = \mu_2$,即正常男性和男性冠心病患者血清睾酮水平的总体均数相等。故对立假设取为$H_1: \mu_1 \neq \mu_2$,即正常男性和男性冠心病患者血清睾酮水平不相等。

2.计算检验统计量 根据样本数据计算相应的统计量。统计量是随机样本的函数,其计算公式中不应包含任何未知参数。根据资料的设计类型,例6-1中应选择t检验,t值计算公式如下。

$$t = \frac{\bar{x}_1 - \bar{x}_2}{\sqrt{s_c^2 \left(\frac{1}{n_1} + \frac{1}{n_2} \right)}} \qquad (式6-1)$$

其中,s_c^2是利用两样本联合估计的方差。

$$s_c^2 = \frac{(n_1 - 1) s_1^2 + (n_2 - 1) s_2^2}{n_1 + n_2 - 2} \qquad (式6-2)$$

将例6-1样本数据代入上述公式。

$$t = \frac{\bar{x}_1 - \bar{x}_2}{\sqrt{s_c^2 \left(\frac{1}{n_1} + \frac{1}{n_2} \right)}} = \frac{4.32 - 2.40}{\sqrt{0.109 \times \left(\frac{1}{15} + \frac{1}{15} \right)}} = 15.93$$

3.确定P值,做出推断 自由度$(\nu) = 15 + 15 - 2 = 28$,查t界值表得$P < 0.001$,按$\alpha = 0.05$水准拒绝H_0,认为差异有统计学意义,即正常男性和男性冠心病患者血清睾酮水平的总体均数不同。

P值的定义:在零假设成立的条件下,出现统计量目前值及更不利于零假设数值的概率。其意义如下。当零假设$H_0: \mu_1 = \mu_2$成立时,我们凭借样本中所见的$\bar{x}_1 \neq \bar{x}_2$拒绝零假设(下阳性结论),有可能犯假阳性错误,犯假阳性错误的概率就是P。如果P值较小,表明"不大可能"犯假阳性错误,于是拒绝$H_0: \mu_1 = \mu_2$;反之,如果P值较大,表明"颇有可能"犯假阳性错误,故不能拒绝$\mu_1 = \mu_2$。怎样才算"P值较小"和"P值较大"?通常要根据问题的背景,规定一个"小"的概率α。若P值小于α,

就认为"P 值较小";若 P 值不小于 α,就认为"P 值较大"。一般 $\alpha=0.05$ 或 0.01,以保证犯假阳性错误的概率不超过 0.05 或 0.01。α 称为检验水准。

在统计学中,假阳性错误称为第 I 类错误,如把没病说成有病,把阴性涂片错误判读为阳性等。假阴性错误称为第 II 类错误,如把有病说成没病,把阳性涂片错误判读为阴性等。统计推断的两类错误及其概率见表6-1。

表6-1 统计推断的两类错误及其概率

实际情况	统计推断		
	拒绝 H_0,有差异	不拒绝 H_0,无差异	概率
H_0 成立,无差异	第 I 类错误概率=α	正确概率=$1-\alpha$	1
H_1 成立,有差异	正确概率=$1-\beta$	第 II 类错误概率=β	1

第二节 统计学方法

一、描述计数资料的指标

在循证医学的研究与实践中,除了有效率、死亡率、患病率、发病率等常用率的指标外,相对危险度、比值比及由此导出的其他指标也是循证医学中富有特色的描述指标。目前,在循证医学中描述计数资料的指标分为基本指标、防治效果指标和不利结局指标3类。

(一)基本指标

1. EER、CER 及 CI 率(rate)在循证医学的预防和治疗性试验中可细分为试验组事件发生率(experimental event rate,EER)和对照组事件发生率(control event rate,CER)两类。EER 是指对某病采用某些防治措施后该病的发生率。CER 是指对某病不采取防治措施后该病的发生率。

率的 CI 可以用于估计总体率,计算总体率的 CI 时要考虑样本率的大小。当 n 足够大,如 $n>100$,样本率 p 与 $1-p$ 均不太小,而且 np 与 $n(1-p)$ 均大于 5 时,可用下列公式(正态近似法)求总体率的 CI。

率的 CI 计算公式如下。

$$p\pm\mu_\alpha SE(p)=\left[p-\mu_\alpha SE(p),p+\mu_\alpha SE(p)\right] \qquad (式6-3)$$

率的标准误计算公式如下。

$$SE(p)=\sqrt{p(1-p)/n} \qquad (式6-4)$$

式中 μ_α 以 α 查 μ 界值表,常用 95% CI,这时 $\alpha=0.05$,其 $\mu_{0.05}=1.96$。

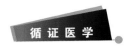

【例6-2】 某医生研究 A 药治疗冠心病的效果,其资料见表6-2。

表6-2 A 药治疗冠心病的效果　　　　　　　　　单位:例

组别	病死	未病死	合计
A 药治疗组	$10(a)$	$90(b)$	$100(n_1)$
对照组	$30(c)$	$70(d)$	$100(n_2)$
合计	40	160	$200(N)$

A 药治疗组病死率即 EER 如下。

$$EER = a/n_1 = 10/100 = 0.10$$

对照组病死率即 CER 如下。

$$CER = c/n_2 = 30/100 = 0.30$$

该试验 EER 的 95% CI 计算如下。

$$SE(p) = \sqrt{p(1-p)/n} = \sqrt{0.10(1-0.10)/100} = 0.03$$
$$p \pm 1.96 SE(p) = [p - 1.96 SE(p), p + 1.96 SE(p)]$$
$$= (0.10 - 1.96 \times 0.03, 0.10 + 1.96 \times 0.03)$$
$$= (0.041, 0.159)$$

所以,该试验 EER 的 95% CI 为 $(0.041, 0.159)$,即 $(4.1\%, 15.9\%)$。

同理,该试验 CER 的 95% CI 为 $(0.209, 0.390)$,即 $(20.9\%, 39.0\%)$。

2. 率差及其 CI 在疾病的病因、治疗及预后试验中,常用发生率来表示某事件的发生强度,两个发生率的差就是率差(rate difference, RD),也称为危险差。其大小可以反映试验效应的大小,其 CI 可以用于推断两个率有无差异。两率差为 0 时,两组某事件发生率无差异;而两率差的 CI 不包括 0(上、下限均大于 0 或均小于 0),则两个率有差异;反之,两率差的 CI 包含 0,则差异无统计学意义。

两率差的 CI 计算公式如下。

$$(p_1 - p_2) \pm \mu_\alpha SE(p_1 - p_2) = [p - \mu_\alpha SE(p_1 - p_2), p + \mu_\alpha SE(p_1 - p_2)] \tag{式6-5}$$

两率差的标准误计算公式如下。

$$SE(p_1 - p_2) = \sqrt{\frac{p_1(1 - p_1)}{n_1} + \frac{p_2(1 - p_2)}{n_2}} \tag{式6-6}$$

如前述,A 药治疗冠心病的效果 $EER = 0.10$,$CER = 0.30$。

两率差的标准误如下。

$$SE(p_1 - p_2) = \sqrt{\frac{p_1(1 - p_1)}{n_1} + \frac{p_2(1 - p_2)}{n_2}}$$
$$= \sqrt{\frac{0.10(1 - 0.10)}{100} + \frac{0.30(1 - 0.30)}{100}}$$
$$= 0.055$$

两率差的 CI 如下。

$$(p_1-p_2)\pm\mu_\alpha SE(p_1-p_2)=(0.10-0.30)\pm1.96\times0.055$$
$$=(-0.308,-0.092)$$

A 药治疗冠心病的病死率 $EER=0.10$，对照组的病死率 $CER=0.30$，该病两率差为 -0.20，其 $95\%\ CI$ 为 $(-0.308,-0.092)$，上、下限均小于 0（不包含 0），两率差异有统计学意义，A 药可以降低冠心病的病死率。

3. RR 及其 CI　相对危险度（relative risk, RR）是前瞻性研究（如随机对照试验、队列研究等）中较常用的指标，是试验组（暴露组）某事件的发生率（p_1）与对照组（非暴露组）某事件的发生率（p_0）之比，用于说明试验组某事件的发生率是对照组的多少倍，也常用来表示暴露与疾病联系的强度及其在病因学上的意义大小。RR 计算的数据表格如表 6-3 所示。

表 6-3　RR 计算的四格表

组别	发生	未发生	合计
试验组	a	b	$a+b=n_1$
对照组	c	d	$c+d=n_2$

试验组的发生率：$p_1=a/(a+b)$。对照组的发生率：$p_0=c/(c+d)$。RR 计算公式如下。

$$RR=\frac{p_1}{p_0}=\frac{a/(a+b)}{c/(c+d)}=\frac{EER}{CER} \qquad\text{（式 6-7）}$$

当 $RR=1$ 时，表示试验因素与疾病无关；当 $RR\neq1$ 时，表示试验因素对疾病有影响。

若 p_1 和 p_0 是病死率、患病率等有害结局指标，当 $RR<1$ 时，$EER<CER$，表示试验组所使用的试验因素与对照组相比可以降低病死率、患病率等，该试验因素是疾病的有益因素，而且 RR 越小，试验因素对疾病的有益作用就越大。当 $RR>1$ 时，$EER>CER$，表示试验组所使用的试验因素与对照组相比可以增加病死率、患病率等，该试验因素是疾病的有害因素，而且 RR 越大，试验因素对疾病的不利影响就越大。

若 p_1 和 p_0 是有效率、治愈率等有益结局指标，当 $RR<1$ 时，$EER<CER$，表示试验组所使用的试验因素与对照组相比可以降低有效率、治愈率等，该试验因素是疾病的有害因素，而且 RR 越小，试验因素对疾病的有害作用就越大。当 $RR>1$ 时，$EER>CER$，表示试验组所使用的试验因素与对照组相比可以增加有效率、治愈率等，该试验因素是疾病的有益因素，而且 RR 越大，试验因素对疾病的有益影响就越大。

RR 的 CI 应采用自然对数计算，即求 RR 的自然对数值 $\ln RR$ 和 $\ln RR$ 的标准误 $SE(\ln RR)$，其计算公式如下。

$$SE(\ln RR)=\sqrt{\frac{1}{a}+\frac{1}{c}-\frac{1}{a+b}-\frac{1}{c+d}} \qquad\text{（式 6-8）}$$

$\ln RR$ 的 $95\%\ CI=\ln RR\pm1.96SE(\ln RR)$ 　　　　　（式 6-9）

RR 的 $95\%\ CI=\exp\left[\ln RR\pm1.96SE(\ln RR)\right]$ 　　　（式 6-10）

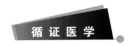

由于 $RR=1$ 时表示试验因素与疾病无关,故其 CI 不包含 1 时表示有统计学意义;反之,其 CI 包含 1 时表示无统计学意义。

如前述 A 药治疗冠心病的效果(表6-2),试估计其 RR 的 95% CI。

A 药治疗组的病死率 $(p_1)=10/100$;对照组的病死率 $(p_0)=30/100$,其 RR 及其 95% CI 如下。

$$RR = \frac{p_1}{p_0} = \frac{10/100}{30/100} = 0.333$$

$$\ln RR = \ln 0.333 = -1.099$$

$$\begin{aligned} SE(\ln RR) &= \sqrt{\frac{1}{a} + \frac{1}{c} - \frac{1}{a+b} - \frac{1}{c+d}} \\ &= \sqrt{\frac{1}{10} + \frac{1}{30} - \frac{1}{100} - \frac{1}{100}} \\ &= 0.337 \end{aligned}$$

$$\begin{aligned} \ln RR \text{ 的 } 95\% CI &= \ln RR \pm 1.96 SE(\ln RR) \\ &= -1.099 \pm 1.96 \times 0.337 \\ &= (-1.760, -0.438) \end{aligned}$$

$$\begin{aligned} RR \text{ 的 } 95\% CI &= \exp[\ln RR \pm 1.96 SE(\ln RR)] \\ &= \exp(-1.760, -0.438) \\ &= (0.172, 0.645) \end{aligned}$$

该例 RR 的 95% CI 为 $(0.172, 0.645)$,该区间小于 1,可以认为 A 药有助于降低冠心病病死率。

4. OR 及其 CI 回顾性研究(如病例对照研究)往往无法得到某事件的发生率 CER 或 EER(如死亡率、病死率、发病率),也就无法计算 RR。但当该发生率很低时(如发生率≤5%),可以计算出一个 RR 的近似值,该近似值称为比值比(odds ratio,OR)。OR 又称为机会比、优势比等,其计算的数据表格如表6-4所示。

表6-4　OR 计算的四格表

组别	暴露	非暴露	合计
病例组	a	b	$a+b=n_1$
对照组	c	d	$c+d=n_2$

$Odds_1$ 是病例组暴露率 π_1 和非暴露率 $1-\pi_1$ 的比值,即 $Odds_1 = \pi_1/(1-\pi_1) = \dfrac{a/(a+b)}{b/(a+b)}$。

$Odds_0$ 是对照组暴露率 π_0 和非暴露率 $1-\pi_0$ 的比值,即 $Odds_0 = \pi_0/(1-\pi_0) = \dfrac{c/(c+d)}{d/(c+d)}$。

以上这两个比值之比就是 OR。

$$OR = \frac{odds_1}{odds_0} = \frac{\pi_1/(1-\pi_1)}{\pi_0/(1-\pi_0)} = \frac{ad}{bc} \qquad \text{(式6-11)}$$

OR 的95% CI 同样需要采用自然对数计算,其 $\ln OR$ 的标准误 $SE(\ln OR)$ 按下式计算。

$$SE(\ln OR) = \sqrt{\frac{1}{a} + \frac{1}{b} + \frac{1}{c} + \frac{1}{d}} \qquad (式6-12)$$

$$\ln OR \text{ 的 } 95\% \ CI = \ln OR \pm \mu_\alpha SE(\ln OR) \qquad (式6-13)$$

$$OR \text{ 的 } 95\% \ CI = \exp\left[\ln OR \pm \mu_\alpha SE(\ln OR)\right] \qquad (式6-14)$$

【例6-3】 某研究者为研究冠心病与服用 B 药的关系,调查了200 例冠心病患者和400 例未发生冠心病的对照者,回顾性调查了所有研究对象是否服用 B 药,其调查结果见表6-5。

表6-5 冠心病与服用 B 药关系的回顾性调查数据 单位:例

组别	用药	未用药	合计
病例组	40	160	200
对照组	20	380	400
合计	60	540	600

该例子的 OR 值计算方法如下。

$$OR = \frac{odds_1}{odds_0} = \frac{ad}{bc} = \frac{40 \times 380}{160 \times 20} = 4.75$$

$$\ln OR = \ln 4.75 = 1.558$$

$$SE(\ln OR) = \sqrt{\left(\frac{1}{40} + \frac{1}{160} + \frac{1}{20} + \frac{1}{380}\right)} = 0.2896$$

$$OR \text{ 的 } 95\% \ CI = \exp\left[\ln OR \pm 1.96 SE(\ln OR)\right]$$
$$= \exp(1.558 \pm 1.96 \times 0.2896)$$
$$= \exp(0.9904, 2.1256)$$
$$= (2.6923, 8.3779)$$

该回顾性研究结果的 $OR = 4.75$,即病例组服用 B 药的比值是对照组比值的 4.75 倍,其95% CI 为 $(2.6923, 8.3779)$,据此研究结果可认为冠心病患者与服用 B 药有一定关系。

(二)防治效果指标

使用这类指标时通常应注意以下要求。①试验组采用某治疗(干预)措施,对照组使用安慰剂。②主要治疗指标:如病死率、复发率等客观准确的不利结局指标。③目的:试验组使用某治疗措施后,这些客观的不利结局发生率是否低于对照组。

1. ARR 及其 CI 当率差(RD)是某疗效事件(或称为不良结局)发生率的差值(如病死率的差值)且 $EER < CER$ 时,即为绝对危险度降低(absolute risk reduction,ARR)。ARR 可以度量试验组使用某干预措施后,某疗效事件发生率比对照组减少的绝对量,具有临床意义简单和明确的优点。其计算公式为:$ARR = |EER - CER|$。ARR 越大,临床意义越大。当其值很小时,会出现难以判定其临床意义的问题。如试验组人群中某病的发生率为 0.00058%,而对照组人群的发生率为 0.00077%,其 $ARR = |EER - CER| = |0.00058\% - 0.00077\%| = 0.00019\%$,很难解释临床意义。若用 ARR 的倒数

$(1/ARR)$ 则在临床上更容易解释,见下文所述 NNT。

ARR 标准误和 CI 计算方法与 RD 相同。

$$SE(ARR) = \sqrt{\frac{p_1(1-p_1)}{n_1} + \frac{p_2(1-p_2)}{n_2}} \qquad (式6-15)$$

ARR 的 $95\% CI$ 计算公式如下。

$$ARR \pm \mu_\alpha SE(ARR) = [ARR - \mu_\alpha SE(ARR), ARR + \mu_\alpha SE(ARR)] \qquad (式6-16)$$

如表 6-2 数据:A 药治疗组冠心病的病死率为 $10/100 = 0.10$,而对照组冠心病的病死率为 $30/100 = 0.30$,其 $ARR = |0.10-0.30| = 0.20$,标准误如下。

$$SE(ARR) = \sqrt{\frac{p_1(1-p_1)}{n_1} + \frac{p_2(1-p_2)}{n_2}}$$
$$= \sqrt{\frac{0.10(1-0.10)}{100} + \frac{0.30(1-0.30)}{100}} = 0.055$$

其 $95\% CI$ 如下。

$$ARR \pm 1.96 SE(ARR) = [ARR - 1.96 SE(ARR), ARR + 1.96 SE(ARR)]$$
$$= (0.20 - 1.96 \times 0.055, 0.20 + 1.96 \times 0.055)$$
$$= (0.092, 0.308)$$

A 药预防冠心病的 ARR 为 0.20,即试验组的病死率比对照组降低 20%,其 $95\% CI$ 为(0.092,0.308),上、下限均不包含 0,可认为 A 药可以降低冠心病的病死率。

2. NNT 及其 CI　NNT(number needed to treat)是指对患者采用某种防治措施时,比对照组多得到1 例有利结果需要防治的病例数,能充分显示防治效果。其计算公式如下。

$$NNT = \frac{1}{|EER - CER|} = \frac{1}{ARR} \qquad (式6-17)$$

从公式可见,NNT 越小,表示该防治效果越好,对患者越有利。

如现有一种防治措施的 $ARR = 10\%$,那么 $NNT = 1/10\% = 10$,即只需要防治 10 个病例,就可以得到 1 例额外的有利结果。另一种防治措施,$NNT = 1/0.000\,10\% = 1\,000\,000$,即需要防治 100 万个病例,才能得到 1 例额外的有利结果。以上就能充分显示不同防治措施的效果大小差异及迥然不同的临床意义。

注意:NNT 中的对照组通常是安慰剂对照,如果对照组是非安慰剂对照,则同一干预措施的 EER 与不同阳性对照的 CER 所得到的 NNT 间不能比较(表6-6)。

表 6-6　不同 CER 的 NNT

EER	CER	ARR	NNT
0.4	0.7	0.3	3.3
0.4	0.6	0.2	5.0
0.4	0.3	0.1	10.0

由于无法计算 NNT 的标准误,但 $NNT = 1/ARR$,故计算 NNT 的 $95\% CI$ 时可利用 ARR 的 $95\% CI$。

NNT 95% CI 的下限 = $1/ARR$ 的上限。NNT 95% CI 的上限 = $1/ARR$ 的下限。

前述表 6-2 数据的 $NNT = 1/ARR = 1/0.20 = 5$。

ARR 的 95% $CI = (0.20 \pm 1.96 \times 0.055) = (0.092, 0.308)$，则该例 NNT 的 95% CI 下限 = $1/0.308 = 3.247$，上限 = $1/0.092 = 10.870$，即 95% CI 为 $(3.247, 10.870)$。

3. RRR 及其 CI　相对危险度降低（relative risk reduction, RRR）可以反映试验组与对照组某病发病率降低的相对量，无法衡量降低的绝对量。其计算公式如下。

$$RRR = \frac{|CER - EER|}{CER} = 1 - RR \qquad （式6-18）$$

【例6-4】　试验组人群中某病的发生率为 40%（$EER = 40\%$），而对照组人群的发生率为 50%（$CER = 50\%$），其 $RRR = |CER - EER|/CER = |50\% - 40\%|/50\% = 20\%$。但若另一研究中对照组疾病发生率为 0.00050%，试验组疾病发生率为 0.00040%，其 RRR 仍为 20%。后述的 ABI 和 RBI 也有同样的问题。

由于 $RRR = 1 - RR$，故 RRR 的 CI 可由 $1 - (RR$ 的 95% $CI)$ 得到，如前例（表 6-2）A 药预防冠心病的 $RR = 0.333$，其 95% CI 为 $(0.172, 0.645)$，故 $RRR = 1 - RR = 1 - 0.333 = 0.667$ 或 $RRR = |CER - EER|/CER = 0.2/0.3 = 0.667$。

RRR 的 CI 可由 $1 - RR$ 计算得到，即 RRR 的 95% CI 上限为 $1 - 0.172 = 0.828$，RRR 的 95% CI 下限为 $1 - 0.645 = 0.355$。

该例 RRR 的 95% CI 为 $(0.355, 0.828)$。

4. ABI　绝对获益增加（absolute benefit increase, ABI）可以反映采用试验因素处理后，患者有益结果（如治愈、显效、有效等）增加的绝对值，即试验组中某有益结果发生率 EER 与对照组某有益结果发生率 CER 的差值。其计算公式如下。

$$ABI = |EER - CER| \qquad （式6-19）$$

5. RBI　相对获益增加（relative benefit increase, RBI）可以反映采用试验因素处理后，患者有益结果增加的百分比。试验组中某有益结果的发生率为 EER，对照组某有益结果的发生率为 CER，RBI 计算公式如下。

$$RBI = \frac{|EER - CER|}{CER} \qquad （式6-20）$$

（三）不利结果指标

使用这类指标时通常应注意以下要求。①试验组，某治疗措施；对照组，安慰剂。②不利结果或不良事件指标：如肝功能异常率、肾功能异常率等指标。③目的：试验组使用某治疗措施后，某不利结果（不良事件）的发生率是否大于对照组。

1. ARI 及其 CI　当率差是某不良事件发生率的差值（如肝功能异常率），而且 $EER > CER$ 时，即为绝对危险度增加（absolute risk increase, ARI）。ARI 可以用于度量试验组使用某试验因素后其不利结果（如死亡、复发、无效等）的发生率比对照组增加的绝对量。其计算公式如下。

$$ARI = |EER - CER| \qquad （式6-21）$$

ARI 的 95% CI 计算方法与 RD 相同。

2. NNH 及其 CI　NNH（number needed to harm, NNH）是指对患者采用某种防治措施时，比对照

组多出现 1 例不利结果(不良反应)需要治疗的病例数。其计算公式如下。

$$NNH = \frac{1}{|EER-CER|} = \frac{1}{ARI}$$ （式 6-22）

该公式中的 EER 和 CER 定义为采用某种干预措施后某不利结局的发生率。因此，NNH 越小，表示某防治措施引起的不利结果(不良事件或不良反应)越大。NNH 的 95% CI 由 ARI 的上、下限倒数计算得到。

注意：NNH 中的对照组通常是安慰剂对照。如果对照组是非安慰剂对照，则同一干预措施的 EER 与不同阳性对照组的多个 NNH 间不能比较，这与 NNT 类似。

如某治疗措施引起的不良反应发生率为 64%，而对照组出现类似不良反应率为 37%，$ARI = |37\% - 64\%| = 27\%$，$NNH = 1/27\% = 4$，即该治疗措施每处理 4 个病例，就会比对照组多出现 1 例不良反应。

3. RRI 及其 CI RRI 为相对危险度增加(relative risk increase，RRI)，当 $EER>CER$ 时，RRI 反映了试验组某事件的发生率比对照组增加的相对量，但该指标无法衡量发生率增加的绝对量。其计算公式如下。

$$RRI = \frac{|EER-CER|}{CER}$$ （式 6-23）

其 95% CI 的计算与 RRR 相同。

分类资料常用指标见表 6-7。该类指标应用时最好同时呈现绝对和相对效应指标，便于结合临床意义，客观、全面地反映相关情况。

表 6-7   计数资料的常用描述指标

指标名称英文缩略语	中文名称及意义	临床科研用途
EER	试验组事件发生率，衡量试验组某事件发生的强度与频率	病因、防治、预后研究
CER	对照组事件发生率，衡量对照组某事件发生的强度与频率	病因、防治、预后研究
RD	率差、危险差，即两个率之差值，可以反映试验组与对照组发生率的差值	病因、防治、预后研究
RR	相对危险度，是试验组与对照组发生率之比，可以反映试验因素有无作用及作用大小	病因、防治、预后研究
OR	比值比、机会比、优势比，是 RR 的近似值，某事件发生率越低，其估计效果越好	病因、防治、预后研究
ARR	绝对危险度降低，试验组与对照组某病发生率增减绝对量	病因、防治、预后研究
RRR	相对危险度降低，试验组与对照组某病发生率增减相对量	病因、防治、预后研究
RBI	相对获益增加，试验组与对照组相比某有利结果发生率增加的百分比	病因、防治、预后研究
ARI	绝对危险度增加，试验组与对照组相比某不利结果发生率增加的绝对值	病因、防治、预后研究
ABI	绝对获益增加，试验组与对照组相比某有利结果发生率增加的绝对值	病因、防治、预后研究

续表6-7

指标名称英文缩略语	中文名称及意义	临床科研用途
RRI	相对危险度增加,试验组与对照组相比某不利结果发生率增加的百分比	病因、防治、预后研究
NNT	多得到1例有利结果需要防治的病例数	主要用于防治性研究
NNH	多引起1例不利结果需要处理的病例数	主要用于防治性研究

二、描述计量资料的指标

描述计量资料基本特征的指标有两类:①集中趋势的指标,反映一组数据的平均水平;②离散程度的指标,反映一组数据的变异大小。两类指标联合应用才能全面描述一组计量资料数据的基本特征,是目前统计中应用最多、最广泛和最重要的指标体系。

描述计量资料平均水平的常用指标有均数、中位数、几何均数等;而描述计量资料离散程度的常用指标有标准差、四分位数间距、变异系数等。各指标的名称及适用范围见表6-8。

表6-8 计量资料的常用描述指标

指标	作用	适用的资料
均数($\bar{x}$)	描述一组数据的平均水平、集中位置	正态分布或近似正态分布
中位数(M)	与均数相同	偏态分布、分布未知、两端无界
几何均数(G)	与均数相同	对数正态分布、等比资料
标准差(s)	描述一组数据的变异大小、离散程度	正态分布或近似正态分布
四分位数间距(Q)	与标准差相同	偏态分布、分布未知、两端无界
极差(R)	与标准差相同	观察例数相近的计量资料
变异系数(CV)	与标准差相同	比较几组资料间的变异系数

如表6-8所示,均数与标准差联合使用描述正态分布或近似正态分布资料的基本特征;中位数与四分位数间距联合使用描述偏态分布或未知分布资料的基本特征。使用这些指标时应注意一个主要问题,即各个指标有其适用范围,应根据实际资料的情况选择使用。例如,资料若服从正态分布或近似正态分布,可选用均数和标准差进行描述;资料若不服从正态分布,可选用中位数和四分位数间距进行描述,不能使用均数和标准差进行描述。此外,对于系统评价或 Meta 分析,经常采用的定量统计指标是加权均数差或标准化均数差。目前循证医学中的计量资料统计分析方法主要是建立在正态分布的基础之上,对非正态分布资料的统计分析方法尚在发展和完善中。

（一）均数的 CI

总体均数的 CI 主要用于估计总体均数、样本均数与总体均数比较，计算时可按正态分布原理计算。当样本量足够大时，其 $95\% CI$ 可按下式近似计算，样本量（n）越大，近似程度越好。

$$95\% CI = \bar{x} \pm 1.96s/\sqrt{n} \tag{式 6-24}$$

$95\% CI$ 的下限为 $\bar{x} - 1.96s/\sqrt{n}$，上限为 $\bar{x} + 1.96s/\sqrt{n}$。

若 n 较小，其 $95\% CI$ 可以使用以下公式计算。

$$95\% CI = \bar{x} \pm t_{0.05,\nu}s/\sqrt{n} \tag{式 6-25}$$

$95\% CI$ 的下限为 $\bar{x} - t_{0.05,\nu}s/\sqrt{n}$，上限为 $\bar{x} + t_{0.05,\nu}s/\sqrt{n}$。

式中的 $t_{0.05,\nu}$ 可根据具体资料的自由度（ν），查 t 界值表而获得。

【例 6-5】某研究 $n = 225$，$\bar{x} = 1.5$，$s = 0.5$，$\nu = 225 - 1$，可用大样本公式 $\bar{x} \pm 1.96s/\sqrt{n}$ 计算 $95\% CI$。

$95\% CI$ 下限：$\bar{x} - 1.96s/\sqrt{n} = 1.5 - 1.96 \times 0.5/\sqrt{225} = 1.4347$。

$95\% CI$ 上限：$\bar{x} + 1.96s/\sqrt{n} = 1.5 + 1.96 \times 0.5/\sqrt{225} = 1.5653$。

故该例总体均数 $95\% CI$ 为（1.4347，1.5653）。

（二）两均数差及其 CI

两均数差的 CI 可以用于两个均数的比较。由于两均数差等于 0 时为无统计学意义，如果两均数差的 CI 不包含 0（上、下限均大于 0 或均小于 0），则两均数差有统计学意义；反之，两均数差的 CI 包含 0，则无统计学意义。两均数差的 $95\% CI$ 由以下公式计算。

$$95\% CI = d \pm t_{0.05,\nu}SE(d) \tag{式 6-26}$$

$95\% CI$ 的下限为 $d - t_{0.05,\nu}SE(d)$，上限为 $d + t_{0.05,\nu}SE(d)$。

式中的 d 为两均数之差，即 $d = |\bar{x}_1 - \bar{x}_2|$；$SE$ 为两均数差的标准误，其计算公式如下。

$$SE(d) = \sqrt{\frac{(n_1 - 1)s_1^2 + (n_2 - 1)s_2^2}{n_1 + n_2 - 2} \times \left(\frac{1}{n_1} + \frac{1}{n_2}\right)} \tag{式 6-27}$$

【例 6-6】某研究的 $\bar{x}_1 = 17.2$，$s_1 = 6.4$，$n_1 = 38$，$\bar{x}_2 = 15.9$，$s_2 = 5.6$，$n_2 = 45$，其均数差 $d = |\bar{x}_1 - \bar{x}_2| = |17.2 - 15.9| = 1.3$。

均数差的标准误：$SE(d) = \sqrt{\dfrac{(38 - 1) \times 6.4^2 + (45 - 1) \times 5.6^2}{38 + 45 - 2} \times \left(\dfrac{1}{38} + \dfrac{1}{45}\right)} = 1.317$。

该例 $\nu = 38 + 45 - 2 = 81 \approx 80$，故以 ν 为 80，$\alpha = 0.05$，查表得 $t_{0.05,80} = 1.99$，将其代入 $95\% CI$ 的计算公式，得 $d \pm t_{0.05,\nu}SE(d) = 1.3 \pm 1.99 \times 1.317 = (-1.32, 3.92)$。

该例两均数差为 1.3，其 $95\% CI$ 为（-1.32，3.92），该区间包含了 0，说明两均数差异无统计学意义。

（三）MD

MD 即均数差（mean difference），用于 Meta 分析中所有研究具有相同连续性结局变量（如体重）和测量单位时。计算 MD 时，需要知道每个原始研究的均数、标准差和样本量。每个原始研究均数差的权重（例如每个研究对 Meta 分析合并统计量的影响大小）由其效应估计的精确性决定。

Cochrance 协作网 RevMan 统计软件设定计算 *MD* 的权重为方差的倒数。

(四) *SMD*

SMD 即标准化均数差(standardized mean difference),为两组估计均数差除以平均均数差而得。由于消除了量纲的影响,因而结果可以被合并。

第三节　统计学方法选择

一、各类统计学方法

在众多的临床科研设计方法中,每一种设计方法都有与之相适应的统计方法。因此,选择正确的统计分析方法是至关重要的。如果统计方法的评价与设计方法不一致,统计分析得到的任何结论都是错误的。

在多数情况下,不同的资料类型选择的统计方法不一样。如计量资料的比较可选用 t 检验、u 检验等统计方法;而率的比较多用 χ^2 检验。在有些文章中,资料类型的误判会导致统计方法的失误,最常见的错误是将计量资料错判为计数资料。

二、不同资料统计学方法的选择和注意事项

资料类型的判断应从观察单位(研究者根据研究目的确定的最基本的观察对象)入手,若每个观察单位都有一个数值,而无论这个数值是有度量衡单位,还是没有度量衡单位(如国际单位、率、百分比等),该资料都是计量资料;若每个观察单位只有属性或类别之分而没有数值,该资料都是计数资料。例如,白细胞分类计数的百分比,若是以白细胞为观察单位,则每个白细胞没有相应数值而只有不同的类别,故此时应判断为计数资料;若是以人为观察单位,则每个人有一个相应数值(如中性粒细胞百分比),故此时应判断为计量资料。

值得注意的是,有些临床工作者常人为地将计量资料的结果转化为计数资料的临床指标,然后进行统计分析。例如,患者的血红蛋白含量,研究者常用正常、轻度贫血、中度贫血和重度贫血来表示,这样照顾了临床工作的习惯,却减少了资料所提供的信息量。换言之,在多数情况下,计量资料提供的信息量最充分,可进行统计分析的手段也较丰富、经典和可靠;与之相比,计数资料在这些方面不如计量资料。因此,通常不宜将计量资料转变成计数资料进行统计分析。在临床试验中要尽可能选择量化的指标反映试验效应,若根据专业要求需要使用计数资料时,最好能咨询统计学家或

临床流行病学专家。除了数据的分布特征外，有些数理统计公式还有其他一些条件，如方差齐性、理论数（T）大小等。

计量资料的假设检验方法见表6-9；计数资料的假设检验方法见表6-10；等级资料的假设检验方法见表6-11。

表6-9　常用计量资料假设检验方法

比较目的	应用条件	统计方法
样本与总体的比较	n 较大，任意分布	u 检验
	n 较小，正态分布	t 检验
两组资料的比较（完全随机设计）	n 较大，任意分布	u 检验
	n 较小，正态分布且方差齐	成组设计的 t 检验
	n 较小，非正态分布或方差不齐	成组设计的秩和检验、成组设计的 t' 检验或成组设计的中位数检验
配对资料的比较（配对设计）	n 较大，任意分布	配对设计的 u 检验
	n 较小，差值为正态分布	配对设计的 t 检验
	n 较小，差值为非正态分布	配对设计的秩和检验
多组资料的比较（完全随机设计）	各组均数为正态分布且方差齐	成组设计的方差分析
	各组均数为非正态分布或方差不齐	成组设计的秩和检验
配伍资料的比较（配伍设计）	各组均数为正态分布且方差齐	配伍设计的方差分析
	各组均数为非正态分布或方差不齐	配伍设计的秩和检验

表6-10　常用计数资料假设检验方法

比较目的	应用条件	统计方法
样本率与总体率的比较	n 较小时	二项分布的直接法
	$np \geq 5$ 且 $n(1-p) \geq 5$	二项分布的 u 检验
两个率或构成比的比较（完全随机设计）	$np \geq 5$ 且 $n(1-p) \geq 5$	二项分布的 u 检验
	$N \geq 40$ 且 $T \geq 5$	四格表的 χ^2 检验
	$N \geq 40$ 且 $1 \leq T < 5$	校正四格表的 χ^2 检验
	$N < 40$ 或 $T < 1$	四格表的确切概率法
配对四格表比较（配对设计）	$b+c \geq 40$	配对 χ^2 检验
	$b+c < 40$	校正配对 χ^2 检验
多个率或构成比资料的比较（完全随机设计）	全部格子 $T > 5$ 或少于1/5的格子 $1 \leq T < 5$	行×列表 χ^2 检验（列联表 χ^2 检验）
	$T < 1$ 或多于1/5的格子 $1 \leq T < 5$	行×列表的确切概率法（列联表确切概率法）

表6-11 常用等级资料假设检验方法

比较目的	统计方法
两组比较(完全随机设计)	两组比较的秩和检验
多组比较(完全随机设计)	多组比较的秩和检验
配对设计	符号秩和检验
配伍设计	配伍设计的秩和检验

第七章

系统评价

第一节 系统评价的概念和分类

为什么会产生系统评价？一项来自 Sackett 的调查数据显示，全世界有 2 万余种生物医学期刊，每年新增 200 多万篇文献，内科医生每周阅读时间少于 90 min。极其有限和宝贵的时间资源与浩瀚无涯的医学知识产生了矛盾。如何快速、有效地了解相关专业知识呢？系统评价是最有效的方式之一。循证医学证据质量分级经历了"老五级""新五级""新九级""GRADE"几个阶段，每个阶段都将系统评价证据作为高级别证据之一。

一、系统评价的基本概念

（一）系统评价

系统评价（systematic review，SR），或译为系统综述，最早由英国著名流行病学家及内科医生 Cochrane 提出，伴随着循证医学实践的发展而逐渐成熟和完善，其本质是一种全新的文献综合方法。

Cochrane 协作网定义系统评价要点为：系统评价是识别、评估和综合所有符合预先设定合格标准的试验性证据，以回答一个特定的研究问题；即系统评价研究者使用明确、系统的方法，以减少偏倚，产生更可靠的结果，为决策提供信息。Cochrane 系统评价是发表在 Cochrane 系统评价数据库上有关卫生保健和卫生政策研究的系统评价。

系统评价定义可以理解为：系统评价是针对某一具体问题（如疾病的病因、诊断、治疗、预后），遵循一定的原则和方法，按照特定的程序和步骤，收集尽可能多的研究资料，采用严格评价文献的原则和方法，筛选出符合标准的文献，进行定性和（或）定量合成，探索得出目前最佳的综合结论。

系统评价的问题可以是针对临床医学实践、卫生决策、基础医学、医学研究、医学教育等领域的某一具体问题。系统评价需要全面收集已有的相关研究，包括已发表或未发表的研究，甚至是卫生行政部门的报表、年报等资料。系统评价分析的原始文献，需要有严格的纳入和排除标准，采用严格的质量评价，筛选出符合质量标准的文献，进行定性或定量合成，得出当前最佳综合结论。最佳的综合结论具有时代特征，随着同类研究不断出现，最佳结论有可能发生变化。

(二)系统评价与传统文献综述、Meta 分析

传统文献综述又称为叙述性文献综述(简称综述)、文献回顾、文献分析，是对某一领域、某一专业或某一方面的课题、问题或研究专题搜集大量相关资料，然后通过阅读、分析、归纳、整理当前课题、问题或研究专题的最新进展、学术见解或建议，对其做出介绍和阐述的一种学术论文。文献综述是人们获取本专业研究进展和最新信息的重要途径。

系统评价与传统文献综述存在共同点，即都是对研究文献的分析和总结。系统评价与传统文献综述相比又存在一些明显的特征。①研究主题：系统评价主题常集中于某个具体问题或者问题某一方面，有助于深入理解某一具体问题或问题的某个点，如糖尿病的治疗或康复。传统文献综述涉及的范畴常比较广泛，如糖尿病的流行病学、病因、发病机制、病理、生理、诊断、治疗、康复和预防措施等，有助于快速了解疾病的全貌。②原始文献的来源：系统评价有明确的检索策略，尽可能全面收集现有文献资料，传统的文献综述常不说明，或收集不全面，或未做严格要求。③检索方法：系统评价有明确的选择标准，最大限度控制偏倚的产生；传统的文献综述常不说明，易产生偏倚。④原始文献的评价：系统评价有严格的文献评价方法，传统的文献综述评价方法往往不统一。⑤结果合成：传统文献综述多采用定性方法进行描述，系统评价不仅有定性方法描述，还多采用定量分析的方法，即 Meta 分析。⑥结果更新：系统评价往往根据不断产生的试验结果进行定期更新，而传统文献综述往往无定期更新。总之，叙述性文献综述有助于了解某一主题的全貌，如全面了解某一疾病；而系统评价则有助于做出某一具体问题的决策，如某一疾病的诊治，有利于解决原始研究、传统综述和专家述评之间可能存在的分歧。

Meta 分析，曾用名荟萃分析、汇总分析，广泛应用在诸多学科和领域，在医学中应用仅仅是其一个方面。Meta 分析分狭义和广义两种。狭义的 Meta 分析是一种统计方法，是将多个独立、可以合成的研究综合起来进行定量分析的方法。广义的 Meta 分析是对研究目的相同、研究类型性质相近的多个医学研究进行综合和定量综合分析，不是一种简单的统计方法，是包括提出研究问题、制定纳入和排除标准、检索相关研究、汇总基本信息、综合分析并报告结果等在内的一系列过程。

Cochrane 协作网定义 Meta 分析的要点：①Meta 分析是将单个研究的结果综合起来产生一个总体的统计数据的过程；②许多系统评价通过从多个试验中收集数据来衡量获益和危害，并将它们组合，产生一个综合结果，以提供更精确的干预效果评估或减少不确定性；③并非所有的系统评价均包含 Meta 分析。

目前系统评价与 Meta 分析两个名词常被混用，系统评价一般包括定性系统评价和定量系统评价，包含一部分 Meta 分析；广义的 Meta 分析必须应用系统评价资料收集、选择、评价的原则和方法，减少偏倚和误差的影响，保证结论的真实性和可靠性。高质量的系统评价和高质量的 Meta 分析可以近似理解为等同。

文献综述、系统评价和 Meta 分析的关系见图 7-1。

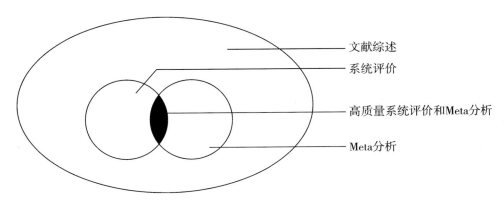

图 7-1　文献综述、系统评价和 Meta 分析的关系示意

(三)四大系统评价

四大系统评价是指 Cochrane 系统评价(Cochrane Systematic Reviews)、JBI 系统评价(Joanna Briggs Institute Reviews)、Campbell 系统评价(Campbell Systematic Reviews)和 CEE 系统评价(Collaboration for Environmental Evidence Reviews,CEE)。这些系统评价从标题开始就要强制性进行注册,并在其对应的机构指导下遵照手册进行制作,完成后优先发表于相应图书馆或期刊。

1. Cochrane 系统评价　Cochrane 系统评价是由 Cochrane 协作网组织制作,由系统评价小组负责实施,并定期发表于 Cochrane 图书馆。Cochrane 是循证医学领域倡导高质量证据支持临床决策的全球性学术联盟,Cochrane 系统评价是全球公认的高质量医学证据,80% 的世界卫生组织临床实践指南采用了其研究结果。Cochrane 理事会联席主席 Tracey Howe 指出,在过去 20 年里,Cochrane 一直是倡导循证医学的先锋,目前已在 43 个国家设有 Cochrane 组织,而且在全球拥有 10 万多名成员。Cochrane 一贯支持循证医学实践和政策制定,为改善人类健康的共同愿景而努力。

2. JBI 系统评价　JBI 系统评价是由澳大利亚 Joanna Briggs 循证卫生保健中心发起并管理制作,该中心完成的系统评价优先发表于 JBI 图书馆。JBI 循证卫生保健研究中心是目前全球最大的推广"循证护理"的机构。在全球已经拥有 80 多个合作中心,服务于 90 多个国家,是一个公认的全球性的循证保健的领导者。

3. Campbell 系统评价　Campbell 系统评价是由 Campbell 协作网(国际循证社会科学协作网)组织管理并指导生产。该系统评价优先发表于 Campbell 图书馆。Campbell 协作网于 2000 年成立于费城,是 Cochrane 协作网的姊妹组织,其宗旨是和 Cochrane 协作网建立合作,为社会、心理、教育、司法犯罪、国际发展政策等非医学领域提供科学严谨的系统评价和决策依据。Campbell 系统评价被更广泛地用于政策制定与支持实践。

4. CEE 系统评价　CEE 系统评价是在环境证据协作网组织管理指导下生产的系统评价,优先发表于 CEE 图书馆及其官方刊物 *Environmental Evidence*。该协作网于 2007 年创建于英国,是全球可持续环境和保护生物多样性领域中的科学家和管理工作者组成的开放性社区组织,致力于合成与环境政策和实施最相关的证据。

（四）Cochrane 中国协作网

2021 年 1 月 21 日，Cochrane 协作网宣布 Cochrane 中国协作网正式成立。该协作网致力于促进中国循证医学实践和循证决策的新的区域协作网的发展，由北京大学循证医学与临床研究中心、四川大学华西医院的 Cochrane 中国中心、香港中文大学医学院那打素护理学院 Cochrane 香港中心、北京中医药大学循证医学中心、武汉大学第二临床学院循证医学与临床流行病学教研室、复旦大学循证医学中心、兰州大学健康数据科学研究院、重庆医科大学公共卫生与管理学院循证医学中心、宁波诺丁汉大学循证医学中心 9 家机构共同组成。Cochrane 中国协作网将与临床医生、专业协会、政策制定者、患者、医疗保健机构及媒体合作，为卫生政策和临床决策提供可信的证据，并为中国的 Cochrane 系统评价作者提供支持和培训。

二、系统评价的分类

根据不同的要素，系统评价有不同的分类。可以根据研究主题分为病因、诊断、治疗、预后、卫生经济学等类型的系统评价；可以根据原始研究的试验设计类型分为随机对照试验、队列研究、病例对照研究、横断面调查等类型系统评价；可以根据是否采用统计分析方法分为定性系统评价和定量系统评价两种；可以根据纳入研究的方式和数据类型分为前瞻性、回顾性、累积性、网状、系统评价再评价等类型。不同的系统评价制作步骤相似，不同之处仅在于原始研究特点及研究目的不同所带来的资料提取、方法学质量评价工具、报告内容、结果解读上的不同，故系统评价的分类并非绝对独立，在不同分类中存在交叉现象。下面简要介绍几种常见的系统评价。

（一）防治性研究系统评价

治疗疾病和预防疾病恶化是临床医学的主要目标，干预措施是医学实践中疾病预防和治疗的主要手段，防治性研究是指评价干预措施用于疾病的预防和治疗结局的研究类型。随着经济的发展和人们对健康需求的增加，医学模式逐步从传统的经验医学模式发展到循证医学模式，寻求最佳临床证据成为越来越多医务工作者关注的焦点，采取何种干预措施、如何早期防治疾病和如何有效治疗疾病是临床医学研究的最大热点，然而，并非所有的干预措施一定能达到预期的效益，而很多干预措施可能导致不良事件的发生，甚至造成危害。因此，严格评价干预措施的效果和危害，探索客观、真实、有效的防治性研究结果，并用于临床医疗实践，对于循证医学实践有着十分重要的意义。

防治性研究系统评价是指针对某项干预措施在疾病预防或治疗实践中产生的效果或者危害的某一具体问题，全面系统地收集相关文献，严格按照筛选文献标准，对合格的研究进行方法学评价，并采用统计学方法将单个研究的同类结果定量合成为单一合并效应量的过程。最常见的类型为随机对照试验系统评价。随机对照试验是一种对医疗卫生服务中的某种疗法或药物的效果进行检测的手段，常用于医学、药学、护理学研究中，在司法、教育、社会科学等其他领域也有所应用。随机对照试验的基本方法是将研究对象随机分组，对不同组实施不同的干预措施，以对照效果的不同。在研究对象数量足够的情况下，这种方法可以确保已知和未知的混杂因素对各组的影响相同。随机对照试验的特征为:①随机分组;②设置对照;③施加干预;④具有前瞻性。目前公认的 Cochrane 系统评价也主要源于随机对照试验结果。值得注意的是,在临床实践中,并非所有的治疗性问题都可以找到基于随机对照试验的证据。

(二)观察性研究系统评价

观察性研究又称为非试验研究,该研究方法对观察对象不进行任何干预措施,仅通过观察或访问的方法,如实记录观察对象的特征、状况和变化,从而描述疾病或健康问题分布规律并加以分析。按是否设立对照组分为描述性研究和分析性研究两大类。由于医学实践对象多为人类,受伦理学及客观现实的影响,多数研究只能进行观察性研究,故其在医学科研中数量占比很大,但是目前已经发表的观察性研究系统评价则相对较少。

(三)诊断试验系统评价

诊断试验主要应用于疾病诊断、筛查,疾病随访,疗效考核及药物毒副作用的监测。与干预性临床试验相比,诊断试验的样本量往往较小,方法学质量不高,容易出现结果不一致的情况,而且不少诊断试验在刚开始应用于临床时,作者往往过于夸大其临床价值,但随着经验的积累,逐渐获得了较正确的认识,发现有些诊断试验并不理想。系统评价对多个相同的小样本诊断试验,遵循一定的原则和方法,按照特定的程序和步骤,收集尽可能多的研究资料,进行定性和定量合成技术指标和临床效果,探索出目前最佳的综合结论,是很有必要且有效的二次研究。

(四)基础研究系统评价

基础研究是与临床治疗及具体应用对应的研究,是指以体现全周期的健康服务为导向,研究目的主要是获得疾病和健康现象、规律的实验或理论研究。医学基础研究特征主要包括:①研究以认识医学相关的现象、解释现象背后隐含的本质和变化规律、提出和验证各种假说为主要目的。②基础研究通常表现为一般规律、原则、理论等形式,有特定的应用目的,但当时尚不能确定达到目的的技术途径和方法。

(五)卫生政策研究系统评价

近几十年来卫生政策原始研究数量增长很快,特别是党的十九大以来数量迅猛发展。党的十九大报告提出,新时代人民群众的需要已经从"物质文化需要"发展到"美好生活需要",从曾经"落后的社会生产"发展到"不平衡不充分的发展"。报告中提到,要完善国民健康政策,为人民群众提供全方位全周期健康服务。所谓全方位全周期健康服务,不光包括医疗方面,还有基本公共卫生服务、医养结合养老、残疾人康复治疗等方面,就是对人的健康给予全面的呵护。资源的稀缺性与人们对健康的需求之间的矛盾日益突出,推动了卫生政策决策向循证决策方向转变。而获得最佳证据是循证决策最重要的环节之一。系统评价对大量分散的、质量参差不齐的单个研究进行综合探索,提炼出高质量的证据,是一种卫生政策研究的方法学工具。同时,也需要注意,卫生政策干预效果不仅存在测量困境,卫生政策的制定和实施效果广泛受社会、经济、文化、风俗习惯、执政者和人民群众认知的影响,系统评价的方法应用于卫生政策研究受到很大局限,目前仍处于尝试和探索阶段。

第二节　系统评价的研究方法

　　系统评价结果是高级别证据之一,有助于某一具体疾病的诊治,有利于解决原始研究、传统综述和专家述评之间可能存在的分歧,为临床实践、医疗决策和医学研究提供导向。为达到此目的,必须采用严格、系统的方法进行,如果评价方法和步骤不正确,则无法保证其结果和结论的真实性、可靠性。因此,系统评价和单个研究一样,也必须遵循特定的步骤和流程。不同系统评价的制作步骤也不尽相同,而且处于不断发展之中。目前最常用的 Cochrane 系统评价,其指导手册提出系统评价研究步骤一般分为确定系统评价题目、制定系统评价方案、完成系统评价全文和更新系统评价4 个阶段,还可细分为 9 个步骤:①确定系统评价题目;②制定系统评价方案;③依据检索策略检索文献;④根据标准筛选文献;⑤评价文献质量;⑥提取数据并分析;⑦分析和报告结果;⑧解释结果并撰写报告;⑨完善和更新系统评价。

一、确定系统评价题目

　　系统评价的目的是为临床实践、医疗决策和医学研究提供证据,特别适用于靠单个临床研究结果难以确定的问题,或者临床实践中存在较大争议问题的探讨。因此,系统评价多源于存在争议、效果不肯定的重要临床问题。系统评价题目应遵循 PICO 原则,明确以下要素:①研究对象的类型,包括患病类型和诊断标准、研究人群特征和场所等;②研究的干预措施和进行比较的措施;③主要研究的设计方案;④研究的结果。系统评价的题目从主要目的开始陈述,不需要强调 PICO 每个部分,最好用一句话完成,如 β-冠状病毒相关呼吸道疾病治疗措施有效性的系统评价、本拉珠单抗治疗重症嗜酸粒细胞型哮喘的系统评价、正念训练对广泛性焦虑症患者干预效果的系统评价等。

二、制定系统评价方案

　　系统评价的方案是设计具体、周密并有很强可操作性的系统评价研究计划,详细规范产生系统评价的全过程。

(一)研究方案及注册

　　1993 年 Cochrane 协作网成立之初就要求研究者注册系统评价题目,并提交计划方案,这种模式一直沿用至今。目前四大系统评价均要求从标题开始进行注册,撰写系统评价方案并发表在相应的图书馆,而且只有在研究方案发表后才开始撰写全文。一般期刊发表的系统评价目前未做强制要求。

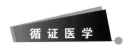

(二)研究背景及目的

在制定系统评价研究方案时,要先介绍研究背景及目的,阐述该项系统评价的实践由来、当前状态、未来意义等,主要回答为什么要制作此系统评价,研究者要明确指出系统评价的立题依据;要阐述该系统评价是为了解决或预测某一具体问题,明确回答该系统评价要达到的主要目的。

(三)研究方法

在制定研究方案时,要明确包括制定文献检索策略,明确筛选的纳入和排除标准,以及评估文献质量、提取数据、分析数据、解释结果和撰写报告等制作系统评价的具体方法和过程。设计研究方案一般遵循 PICOS 原则。PICOS 原则的每一项内容,都值得在研究设计阶段认真思考和界定。

P:patient/population,是指特定的患者或人群,即研究对象。应根据研究目标确定相应的研究对象,特别应注意明确诊断标准,考虑来自不同人群的差异及其对研究结果的可能影响。同时,还要考虑研究对象的一般特征、获取方式、治疗环境等因素对研究结局的影响,确保研究人群构建的合理性。

I:intervention/exposure,是指干预措施。

C:comparison/control,是指对照组或另一种可以用于比较的干预措施。应明确定义所给的干预措施及对照措施,应充分考察剂量、疗程、时机、频率、剂型、给药方式等因素对结局可能造成的影响,制定相应的纳入标准及分析策略。当针对某一类干预方法而非单一措施完成研究时,则更有必要充分考虑其干预能力和安全性特征的同质性及构建合并分析的合理性。

O:outcome,是指结局指标。应包括对于临床有效性评价具有核心意义的主要终点指标,如生存情况、重要结局事件的发生特征、症状及体征的改善情况、生存质量评价等,同时需要考察其安全性特征,必要时对医疗经济学特征给予评价。

S:study design,是指研究设计。应根据分析目标确定所纳入的研究类型,如随机对照试验、队列研究、病例对照研究等。

需要注意的是,P 和 I 是必需的要素,C 和 O 可选。对于干预效果评价,应特别注重随机对照试验的临床意义。

三、完成系统评价全文

(一)制定检索策略并检索文件

检索文献前要确定检索词、制定检索策略和选择数据库或可能的数据源,如果是 Cochrane 评价小组注册的系统评价,还可请小组信息专家协助检索。系统全面收集所有相关文献资料是系统评价的重要特征,是与传统文献综述的重要区别之一。应围绕研究目的,采用多种渠道和系统的检索方法,避免发表偏倚和语言偏倚。另外,除了公开发表的论著外,还应尽可能收集尚未发表的内部资料。

(二)筛选文献

筛选文献是指根据研究方案拟定的纳入和排除标准,从检索到的所有文献中挑选能够回答研究问题的研究。文献筛选典型过程包括初筛、阅读全文筛选、联系作者(如果需要)、确认信息后再筛选。

1. 初筛 对于检索到的所有文献,可先借助文献管理软件合并检索结果,并删除相同报告的重复记录。然后阅读文献题目、摘要,剔除明显不符合要求或不合格的文献,对肯定的文献再阅读全文,或不能确定的文献阅读全文后再进行筛选。

2. 阅读全文筛选 对可能合格的文献资料,阅读全文并进行质量评价,确定是否纳入系统评价。

3. 联系作者 文献一旦排除,不再纳入后续分析。如果文献提供的信息不全面、有疑问或者有分歧,应与作者联系,获得相关信息后再取舍。

4. 确认信息后再筛选 文献的筛选过程多用流程图表示,列出搜到的文献总量、根据初筛排除的文献量、根据全文排除的文献量及原因,以及最后纳入研究的文献数量、主要结局指标等。

(三)评价文献质量

多数系统评价是针对已完成的研究进行综合,原始研究的质量直接影响系统评价结果的真实性和可靠性。评价文献的质量要充分评估纳入系统评价的原始研究,防止和减少偏倚和误差的程度,分析和解释纳入单个研究对系统评价结果的影响。

评价文献质量主要是指识别和评价偏倚。偏倚是指研究结果偏离真实值的现象,存在于研究全过程。常见偏倚类型如下。①选择偏倚:发生在选择和分配研究对象时,可夸大或低估干预措施的疗效,常用随机方法避免。②实施偏倚:在实施过程中,两组干预措施不一样。③测量偏倚:是指两组指标测量方法不一致,如指标是主观判断指标。测量偏倚和实施偏倚常用标准化和盲法避免。④随访偏倚:因失访造成组间人数或特征不一样。⑤报告偏倚:文章报告的结果与实际分析结果存在系统差异,要尽量避免随访和报告偏倚。评价文献质量和偏倚风险的方法很多,常见的有条目法、清单法、量表评分法,但缺乏共识。下面简要介绍 Cochrane 系统 2019 年修订的随机对照试验偏倚风险评估工具(RoB2)。

RoB2 由 Cochrane 系统于 2016 年首次公布,并分别于 2018 年和 2019 年进行修改。RoB2 延续 RoB1 框架,设置了 5 个评价领域:随机化过程中的偏倚、偏离既定干预措施的偏倚、结局数据缺失的偏倚、结局测量的偏倚和选择性报告结果的偏倚。每个领域下有多个问题,每个问题有 5 个选项:是、可能是、很可能否、否、没有信息。个别问题不允许回答"没有信息"。每个领域的偏倚风险分为"低风险""有一定风险""高风险"3 个等级。如果所有领域的偏倚风险评价结果都是"低风险",那么整体偏倚风险就是"低风险";如果有的领域的偏倚风险评价结果为"有一定风险"且不存在"高风险"的领域,那么整体偏倚风险为"有一定风险";只要有一个领域偏倚风险评价结果是"高风险",那么整体偏倚风险就是"高风险"。

此外,RoB2 对每个领域还给出了预计偏倚方向(predicted direction of bias)的选项,以此来评价偏倚的大小和方向:对试验组有利(favours experimental)、对对照组有利(favours comparator)、趋于零(towards null)、远离零(away from null)、无法预计(unpredictable)、不适用。如果无法评价偏倚的大小和方向,则应该选择"无法预计"。

(四)提取数据

在系统评价方案设计阶段,应设计完成数据提取表,以避免遗漏有意义、重要的信息。如果数据提取表设计不合理,有可能造成反复修改表格和反复提取信息,导致时间和精力的极大浪费。整理数据时多用计算机录入方式,将生产系统评价需要的信息填入数据提取表。

不同研究类型的系统评价,需要提取的数据不完全相同,但要求充分反映研究的特征,记录一些基本信息。①纳入文献的基本信息:纳入的单个研究的编号、题目、数据提取者姓名、日期和引文信息等。②原始研究的试验设计特征:如研究的设计方法和质量、研究对象的特征、干预措施的具体内容、结局指标测量方法等信息。③原始研究的结果:如记录每个原始研究的病例数、计数资料的结局事件发生率、计量资料的均数和标准差等。此外,还应记录随访期限、失访和退出情况等。

常用的数据资料类型有计量资料和计数资料。

1. 计量资料 描述计量资料的指标有两类:一类是集中趋势指标,反映一组数据的平均水平,常用均数、中位数、几何均数等;另一类是离散程度指标,反映一组数据变异的大小,常用标准差、四分位数间距、极差、变异系数等。两类指标联合应用才能全面描述一组数据基本特征。符合正态分布或近似正态分布的数据用(均数±标准差)表示。

2. 计数资料 描述计数资料的指标分为基本指标、防治效果指标和不利结局指标 3 类。①基本指标:包括 EER、CER、RD、RR、OR 及 CI。②防治效果指标:包括 ARR、NNT、RRR、ABI、RBI。③不利结局指标:包括 ARI、NNH 和 RRI。各指标的具体含义见前文。

(五)分析和报告结果

分析包括定性分析和定量分析两部分。定性分析是明确针对该系统评价的目的,采用定性描述的方法,将分析的原始研究特征按一定的顺序总结。多用图表形式表示,图表内容一般包括原始研究对象、干预措施、研究结果、偏倚风险、设计方法等。定性分析是定量分析前的准备步骤。定量分析包括异质性检验、敏感性分析和 Meta 分析。下面具体介绍一下定量分析。

1. 异质性检验 异质性检验是 Meta 分析前的必要准备,用来判断纳入系统评价的多个原始研究之间是否存在差异。确定异质性常用作图法和 χ^2 检验法。

(1)作图法:一般以原始研究编号为纵坐标,以原始研究效应量为横坐标,绘制原始研究效应量值及 CI,并观察 CI 重叠情况。如果 CI 差异过大,应解释可能原因或考虑是否需要合成。

(2)χ^2 检验法:常用 Q 检验法。Q 检验 H_0 假设为原始研究同质,如果 $P>0.05$,不拒绝 H_0,说明满足同质性,能进行定量合成。如果 $P<0.05$,拒绝 H_0,说明存在异质性,不能直接定量合成;此时,需要借助 I^2 定量估计异质性的大小,I^2 越大表示异质性越大。Cochrane 协作网建议采用百分率区分异质性严重程度:I^2 在 0~40%,表示异质性可能不重要;I^2 在 30%~60%,表示有中度异质性;I^2 在 50%~90%,表示有显著异质性;I^2 在 75%~100%,表示有很大异质性。一般 $I^2>50\%$ 就要考虑放弃定量合成(Meta 分析)。

2. 敏感性分析 敏感性分析是指排除某个可能导致异质性的研究后重新做 Meta 分析,再与未排除前 Meta 分析结果比较,探讨去除的研究对合并效应量的影响,通过比较了解其异质性的来源。敏感性分析主要方式:改变纳入标准(特别是尚有争议的研究)、偏倚风险、失访情况、统计模型、效应量等。在排除某个低质量的研究后,重新估计合并效应量,与未排除前进行比较,探讨该研究对合并效应量的影响程度及结果稳定性。如果排除后结果未发生较大的变化,说明敏感性低,结果较稳定;反之,若排除前后结果差别较大甚至结论截然相反,说明敏感性高,结果稳定性低,在解释结果和下结论时就要非常慎重,提示存在与干预措施相关的、潜在的、重要的偏倚因素,需要进一步明确争议的真实来源。

3. Meta 分析 Meta 分析的证据总是通过一定的效应量指标来表示,这里的效应量也称合并统计量。合并统计量是指用于反映多个同类研究的综合效应,即多个原始研究统计量的加权平均值。常见指标:RR 合并、OR 合并、RD 合并、MD、标准化均数差(SMD)等。OR、RR 服从对数正态分布。不能用单个研究的 OR 值直接平均计算合并 OR 值。两组均数之差值有两种形式:①终点指标的均数之差;②干预前后变化值均数间的差值。合并均数差常见两个指标:加权均数差(WMD),用于 Meta 分析中所有研究具有相同连续性结局变量(如体重)和测量单位时。每个原始研究均数差的权重为方差的倒数。SMD 为两组估计均数差除以平均标准差而得。由于消除了量纲的影响,因而结果可以被合并。每个原始研究均数差的权重一般由方差或标准差等来决定。

(六)解释结果和撰写报告

系统评价的目的是提供证据,而不是提供推荐意见。因此,研究结果陈述清晰、深入讨论和明确的结论是系统评价重要的组成部分。解释和报告系统评价时,必须以研究结果为限,内容如下。①解释临床价值:总结和分析系统评价结果时,应同时考虑干预措施的利弊,以及效应量的点估计值和 95% CI。点估计值主要表示效应值的方向和强度,95% CI 则反映效应值的变动范围和精确性,相互结合可提供更全面的信息,有助于解释结果的临床价值。②解释结果的证据质量:Cochrane 协作网推荐采用 GRADE 分级评估系统评价的总体质量。GRADE 质量评价系统将系统评价的证据质量分为高、中、低、极低 4 个等级。详见本书相关章节。③解释结果的适用性和局限性。

常见的四大系统评价均有自己独特的报告格式。报告随机对照试验系统评价,目前常用 PRISMA 声明,即系统评价和 Meta 分析优先报告的条目(preferred reporting items for systematic reviews and meta-analyses,PRISMA)。PRISMA 声明于 2009 年首次发表,2020 年修订。PRISMA 2020 摘要清单如下。

(1)将报告确定为系统评价。

(2)明确说明评价要解决的主要目标或问题。

(3)确定评价的纳入和排除标准。

(4)确定用于检索研究的信息源(如数据库、登记册)及上一次检索研究的日期。

(5)在纳入的研究中确定用于评估偏倚风险的方法。

(6)确定用于呈现和综合结果的方法。

(7)呈现所纳入的研究和参与者的总例数,并总结研究的相关特征。

(8)呈现主要结果,最好指出纳入的研究总例数及每个研究的参与者,如果进行了 Meta 分析,需要报告合并效应量值和 CI。对于比较组,请指明结果的方向,即哪个组更有效。

(9)简要概述评价中所包含证据的局限性(如研究偏倚,不一致和不精确的风险)。

(10)对结果及其重要含义进行常规解释。

(11)确定评价的主要资金来源。

(12)提供注册名称和注册号。

其中项目(6)是 PRISMA 2020 声明新增内容。

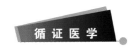

四、更新系统评价

更新系统评价是指系统评价发表以后,定期收集新的原始研究,按照基本步骤重复分析、评价,以及时更新和补充新的信息,完善系统评价,并根据需要循环重复。如果系统评价无确切结论或针对该题目有新的研究不断出现,需要考虑是否重做系统评价,以便更新系统评价。如 Cochrane 系统评价明确要求每 2 年更新 1 次。

第三节　系统评价的质量评价和应用

一、系统评价的质量评价

目前,针对系统评价质量的评价工具主要分为两类:方法学质量评价工具和报告规范评价工具。方法学质量是指系统评价研究过程是否遵循科学的标准和规范,有效地控制混杂和偏倚,使结果真实、可靠;而报告规范则反映系统评价报告文献内容的完整性和全面性,是质量评价的重要组成部分。报告规范可以缩小实际研究结果和发表结果之间的偏倚,从而提高系统评价本身的报告文献质量。方法学质量和报告规范之间既有联系又有区别,系统评价方法学质量越高,系统评价的重复性就越好,其证据强度就越高,结果也越可靠。报告规范的系统评价不一定方法学正确,文献撰写不好的系统评价也有可能有较好的真实性,但是文献撰写不好将影响结果的真实性。

(一)评价系统评价的原则

近年来,系统评价和 Meta 分析的文献数量急剧增多,系统评价类型也日趋丰富,对医学临床实践和卫生行政决策产生了极大影响。但是系统评价是对多个原始研究进行综合、分析和评价,其研究质量受原始研究质量、原始研究文献撰写质量、系统评价研究者采用的系统评价方法,以及本人专业知识、认识水平和观点的制约,因此,在阅读和应用系统评价的结果和结论指导临床实践时,一定要持慎重的态度,对系统评价的方法和步骤进行严格的评价,以确定系统评价的结论是否真实、可靠,是否适用于自己的患者,不能盲目被动地接受,否则有可能被误导。以防治性研究类型的系统评价为例,评价系统评价的质量包括以下几个方面。

1. 真实性评价

(1)系统评价的原始研究类型是否为随机对照试验? 用于评价干预措施疗效的随机对照试验是目前公认的"标准设计方案",如果通过相应的方法,有效地控制各种偏倚因素的影响,合并同质性好的原始研究,制作出符合真实情况的系统研究,那么这种系统评价是级别最高的研究证据。相反,如果合并的单个原始研究同质性不好、异质性较大或者研究类型为非随机对照试验的系统评价,则容易受到偏倚因素的影响,其证据强度会降低。

(2)文献检索策略是否科学合理? 是否恰当评估偏倚? 系统评价文献中,根据作者对于检索方法、检索数据库、检索关键词、检索流程的描述,我们可以判断作者的检索策略是否科学合理,可以判断检索到的文献是否全面、详尽。目前多数期刊均要求系统评价作者按照 PRISMA 声明规范报告系统评价全文,包括检索流程图、描述检索结果和文献筛选流程,有助于读者判断文献检索的完整性和文献筛选的合理性。

(3)纳入的单个原始研究是否真实? 系统评价多为对原始研究文献资料进行再分析和总结,原始研究的真实性至关重要。系统评价报告中应详细描述单个研究的方法,评估单个研究文献的质量,而且最好可以 2 人以上同时独立评价,如果出现分歧,讨论解决或由第三方解决。

(4)纳入定量分析的数据是单个病例资料还是对每个原始研究的合成结果? 采用单个病例资料的 Meta 分析被认为是 Meta 分析的标尺,它要求收集纳入研究中每例患者的原始数据资料,因此,具备其他形式 Meta 分析所不具体的优势。例如:能从患者水平分析异质性并进行生存分析;用通常确定的亚组进行分析以检验和提出假设;通过与试验者联系可详细核查和反复校正资料,以明确随机化和随访资料的质量;通过现有病例记录系统更新随访信息等,将系统偏倚和机遇影响减至最低程度。

2. 重要性评价

(1)不同原始研究的结果是否一致? 若纳入系统评价的原始研究质量较高,其治疗效果相似或至少方向一致,则此合成结果的可信度较高。因此,系统评价作者必须对原始研究进行异质性检验并评估各研究结果间的相似性,若检验结果有统计学意义,则应解释差异的原因并考虑合成结果是否恰当。

(2)不同原始研究的治疗效果大小如何? 系统评价合成结果时不能仅简单地比较阳性研究结果和阴性结果的研究个数来确定系统评价结论,还应该根据原始研究样本量的大小赋予不同的权重值,采用恰当的指标(如 *OR*、*RR*、*SMD*、*NNT* 等)和统计模型合成结果,并计算指标的可信区间。

3. 适用性评价 系统评价的结果是对所有原始研究进行综合合并,相当于原始研究所有研究对象的“加权平均效应”,而临床实践中患者的特征各异,可能与系统评价所纳入的研究对象并不一致,因此,在考虑系统评价的结果是否适应当前患者时,应从 4 个方面综合评价。

(1)评估当前患者的特征与系统评价中研究对象是否存在差异。如果差异过大,导致系统评价结果不适用,可通过比较当前患者与系统评价中的研究对象在性别、年龄、疾病严重程度、合并症、病程、依从性、文化背景、社会因素、生物学和临床特征等方面的差异,并结合临床专业知识,综合判断系统评价结果能否推广应用。

(2)评估系统评价中的干预措施在当地医院是否可行。某项干预措施能否应用于临床,受到该措施需要的技术力量、设备设施等条件的限制,有时系统评价中的干预措施尽管有效,但在当地的医院无法实施,该干预措施也难应用于自己的患者。

(3)评估当前患者从干预措施中获得的利弊。任何临床决策必须经过利弊和费用的权衡,只有利大于弊且费用合理才对患者有价值。例如很多慢性病,越早告诉患者病情变化和转归,越有利于其配合提高长期疗效;同时,患者的个性特征、对相关医学知识认知有限,会增加患者的心理负担,降低当下生存质量。

(4)评估患者当前的态度,以及患者对于干预措施的疗效和不良反应所持有的价值观和选择。循证医学强调的是结合当前最佳证据、医生的专业知识和经验、患者的主观意愿3方面进行综合考虑,从而科学决策,某种程度上更重要的是"以患者为中心",强调患者的主观感受,而不单单是生物学上单纯治病。即使同一干预措施,不同患者因自身疾病影响程度、经济条件、文化水平、环境支持、对疗效的期望和对不良反应的承受能力也不尽相同,最终选择也不一定相同,因此,目前越来越强调患者参与,综合医疗资源、自身特点和患者价值观综合做出最佳医疗决策。

(二)评估系统评价质量的工具

评估系统评价质量的工具比较多,常见的工具有 CASP 评价清单、AMSTAR 和 AMSTAR 2 量表、OQAQ 量表、JBI 系统评价质量评价工具、系统评价偏倚风险工具(ROBIS 工具)、NICE 清单、SIGN 清单、最佳推荐意见的质量评价工具(AGREE-REX)等。下面对这些工具做简要介绍,详细资料及使用指导手册可查询其官网。

1. CASP 评价清单 CASP 评价清单由英国牛津循证医学中心文献严格评价项目(Critical Appraisal Skills Programme,CASP)公布,CASP 是研发方法学质量评价工具的机构,CASP 评价清单适合用于应用系统评价和 Meta 分析结果进行实践时的评价。CASP 清单包括 A、B、C 3 个部分,共12 个条目。A 部分有 4 个条目,旨在探讨系统评价结果是否有效;B 部分有 5 个条目,旨在判断系统评价的结果是什么;C 部分有 3 个条目,旨在探讨系统评价结果是否适用。所有条目均用"是""未报告""否"判定。前 2 个条目为筛选问题,如果判定结果都为"是",则继续进行后续条目。后续 10个条目均为细节问题。CASP 清单自推出以来就一直在不断修订和更新。

2. AMSTAR 和 AMSTAR 2 量表 AMSTAR(assessment of multiple-systematic review)是实用性较好的评估系统评价质量的工具,于 2007 年首次发表,共 10 个条目。AMSTAR 于 2017 年修订,修订后的量表称为 AMSTAR 2。AMSTAR 2 对原有的 10 个条目进行了修订,并增加至 16 个条目,涉及系统评价的选题、设计、注册、数据提取、数据统计分析、讨论等全过程。主要包括研究问题、纳入标准的 PICO 要素、系统评价计划书、纳入的研究设计类型、文献检索策略、文献筛选、数据提取、排除文献的具体细节、纳入研究的偏倚风险评估、统计分析是否合理、结果解释是否准确及资金支持和利益冲突几个方面。AMSTAR 2 的评价框删除了原版中的"不适用"和"不能回答"评价框。若该条目回答正确且依据充分,此项判断为"是";若该条目回答正确但依据不充分,此项判断为"部分是";若该条目无相关评价内容或评价不当,此项判断为"否"。

3. OQAQ 量表 OQAQ 量表是用于评价系统评价真实性的最常用工具,共有 9 个方面 10 个题目,评价结果为"一般有明显缺陷""大的缺陷""小的缺陷""缺陷可以被忽略"4 个级别。OQAQ 量表不涉及发表质量和研究的重要性,主要针对系统评价中容易产生偏倚的几个关键环节进行评估:是否进行了全面的文献检索? 如何减少在文献选择、数据提取和质量评价过程中偏倚的产生? 对原始研究的质量评价是否采取恰当的评价工具和方法? 研究数据合并是否恰当? 研究结论是否客观?

4. JBI 系统评价质量评价工具 JBI 系统评价质量评价工具由澳大利亚 JBI 循证卫生保健中心于 2016 年发布,该工具包括 11 个条目,从循证问题、检索策略、文献质量评价、资料提取及合成、发表偏倚等方面对系统评价或 Meta 分析进行质量评价。每个条目均采用"是""否""不清楚""不适用"进行判定。此外,JBI 对文献质量的评价,要求评价者应具有良好的科研、统计等知识及一定的专业知识,并要求至少两位研究者对文献质量进行独立评价,对评价不一致的条目,经过小组协商达成一致意见。

5. ROBIS 工具 ROBIS(risk of bias in systematic review)工具是 2017 年由英国布里斯托尔大学社会医学部制定的一种评价工具,其针对系统评价的偏倚风险,不仅用于评估干预性、诊断性、病因性、预后性等多种系统评价制作过程和结果解释过程中的偏倚风险,还用于评价系统评价问题与其使用者要解决的实践问题的相关性。应用 ROBIS 评估系统评价偏倚风险的过程包括 3 个阶段:①评估相关性(根据情况选择);②确定系统评价制定过程中的偏倚风险程度;③判断系统评价的偏倚风险。ROBIS 工具的主要使用人群包括:①系统评价再评价的作者;②指南制定者;③系统评价作者,可以在系统评价完成后评价其质量,或在系统评价研究设计阶段参考该工具以减少偏倚。其他可能的使用者包括决策支持机构,如英国国家卫生与临床优化研究所、对循证医学感兴趣的临床医生、期刊编辑和评审人员等。

6. NICE 清单和 SIGN 清单

(1)NICE 清单:NICE 清单是英国国家卫生与临床优化研究所(National Institute for Health and Clinical Excellence,NICE)制定的评价工具,共有两部分,包括 20 个条目。第一部分有 8 个条目,用于评价研究的适用性;第二部分有 12 个条目,用于评价方法学质量。所有条目均用"是"、"部分"、"否"、"不清楚"或"不适用"判定。第二部分最后一个条目为总体评价。

(2)SIGN 清单:SIGN 清单是由苏格兰校际指南协作网(Scottish Intercollegiate Guidelines Network,SIGN)制定的评价工具,包括两部分,共有 12 个条目。第一部分有 9 个条目,用"是"、"否"、"未报告"或"不适用"判定;第二部分有 3 个条目,条目 1 用"高质量(++)""可接受(+)""拒绝"判定,条目 2、条目 3 用"是""否"判定。在使用清单进行判定之前,评价者需先行确认:①研究是否为经济学研究;②使用 PICO 原则分析确认研究是否与关键问题相关,若均判定为"是",则开始进行评价。SIGN 和 NICE 为当前国际主流临床实践指南研发机构。

7. AGREE-REX AGREE-REX 是由加拿大卫生研究院(Canada Institute of Health Research,CIHR)资助研发的评价工具。AGREE-REX 是评价指南推荐意见质量的有效且可靠的工具,提供了制定和报告推荐意见的策略,旨在提升指南推荐意见的质量,确保其在临床上的可信性、可靠性和可实施性,是对 AGREE II 的补充。高质量指南推荐意见必须具备的要素包括:①推荐意见的临床可信性应基于现有证据,以及推荐意见对目标用户、使用环境、患者或人群的适用性;②形成推荐意见的过程中,应考虑所有利益相关者的价值观;③推荐意见的可实施性。AGREE-REX 可应用于与临床或卫生主题相关的指南,也可以用于与医疗卫生保健各环节(改善健康、预防、筛查、诊断、治疗/干预、随访)相关的指南。AGREE-REX 评价工具共 3 个领域、9 个条目,聚焦影响指南推荐意见质量的不同因素,评价临床适用性、价值观和偏好、可实施性 3 个领域。AGREE-REX 用于评价指南制定者对推荐意见质量的优化程度,也用于说明指南制定和报告的要求。

（三）系统评价的局限性

系统评价目前是级别最高的证据之一，但医学实践中的具体问题并非都进行系统评价研究，也并非所有的具体问题都能从目前的系统评价中找到答案，其应用受到很大的局限。例如：①因为医学对象的特殊性和伦理学要求，某些临床问题目前已经有研究者做出系统评价研究，但因纳入的研究质量不高或相关研究缺乏，尚无确切的结论；②经济和技术的发展，新治疗方案层出不穷，新干预措施应用时间短，缺乏足够的研究用于制作系统评价；③对某些罕见病的研究，原始研究本身样本量小，缺乏足够的质量，更难进行系统评价；④评估不良反应时，原始单个研究往往研究期限有限，难以发现潜伏期长、发生率低却对患者有严重危害的不良反应，因此，其结果很难为系统评价提供全面的信息。

二、系统评价的应用

系统评价被认为是循证医学中级别最高的证据，广泛应用于医学临床实践、医学科研、反映学科动态、医学教育和卫生决策等方面。

（一）医学临床实践的需要

循证医学强调的"以患者为中心"，强调患者的主观感受，结合当前最佳证据、医生的专业知识和经验进行综合考虑，为每个患者做出科学诊疗决策。高质量的系统评价可以弥补临床工作者、各级管理者因时间精力有限而无法阅读大量医学文献的不足，为临床工作提供可靠的证据，指导和规范临床行为。例如，伦敦大学圣乔治医院根据 Cochrane 系统评价结果修改了急性哮喘的治疗方案，1 年可节约上万英镑。

（二）科研工作的需要

临床科研主题常源自临床重大或特殊的实际需求，同时要兼顾科学研究先进性、创新性和价值性原则，因此，制订研究计划前必须首先查阅和评价相关文献，了解拟研究课题的现状、历史、未来发展趋势、存在的问题、当前的热点和矛盾，提出选题和立题的依据，明确研究方向和背景信息，避免重复。目前，很多国家都高度重视高质量系统评价在临床科研中的价值，如行动最早的英国国家医学研究会资助的临床试验，要求申请者提供相关的系统评价资料。

（三）反映学科新动态

高质量的系统评价是人们深入了解本专业研究进展和最新信息的重要途径。系统评价往往针对某一具体问题，遵循一定的原则和方法，按照特定的程序和步骤，收集尽可能多的研究资料，进行定性和定量合成，探索得出目前最佳的综合结论，有助于使用者深入理解某一具体问题或某一具体疾病的诊治，有利于使用者解决原始研究、传统评价和专家述评之间可能存在的分歧。

（四）医学教育的需要

教科书记载着各种疾病的共同规律和特性方面的知识，是进行医学教育的重要媒介。而医学教育还应及时传授某一疾病最新进展、新药物、新技术的发展情况，但由于教科书出版周期比较长，常难及时反映最新动态,此时,高质量的系统评价正好进行有效补充。高质量的系统评价是快速了解相关知识的途径之一,甚至有些国家的作者开始把高质量系统评价的结果编入教材,或作为附录进行拓展阅读。另外,广大的基层医务工作者由于工作繁忙,时间有限,可以将阅读有使用价值、真实、可靠的系统评价作为继续教育的形式,不断学习新知识。

(五)卫生决策的需要

要完善国民健康政策,为人民群众提供全方位、全周期的健康服务,不光包括医疗方面,还有基本公共卫生服务,医、养结合养老,以及残疾人康复治疗等方面,就是对人的健康给予全面的呵护。随着社会老龄化、人口结构变化、新技术和新药物的不断应用,医疗卫生资源的稀缺性与人们对健康的需求之间的矛盾日益突出,各级卫生行政人员在制定卫生政策时需要合理分配卫生资源,提高有限资源的利用率,有效推动卫生政策决策向循证决策方向转变。目前,许多国家在制定卫生政策时都以医学文献特别是高质量系统评价结论为依据。早在 20 世纪 90 年代,加拿大魁北克卫生技术评估委员会发表了一篇关于使用造影剂后发生副作用的 Meta 分析。该报告指出,虽然严重副作用的发生率稍有增加,但是没有明确的证据说明使用高渗造影剂比低渗造影剂会增加生命危险。而高渗造影剂成本比低渗造影剂的成本要低很多。此结果一公布,1990—1992 年使用低渗造影剂的费用明显降低,保守估计节约上千万美元。21 世纪加拿大预防保健工作组发表了一篇针对不同年龄组女性人群乳腺 X 射线片筛查措施降低乳腺癌死亡率的 Meta 分析。该研究结果显示,过度诊断和不必要的活检对年轻女性的伤害明显大于年龄大的女性。根据此项研究结果,美国、加拿大、英国、澳大利亚等国家均改变了乳腺癌筛查政策:一般风险者40～49 岁时,不必进行乳腺癌例行 X 射线筛查;50～74 岁时,可 2～3 年接受一次筛查。这一循证调整改善了卫生设施的覆盖率,节约了不必要的投入,优化了卫生保健制度。

采用科学、严谨的方法制作出来的高质量系统评价能为医学临床实践、医学科研、反映学科动态、医学教育和卫生决策等提供真实、可靠的信息。但是系统评价由于存在局限性,应用其结论时要综合考虑,进行严格的评估。

第八章

Meta 分析

第一节 Meta 分析概述

一、Meta 分析的起源

1904 年,著名统计学家 Karl Pearson 在研究"血清接种预防肠热病的疗效"时,将接种肠热病疫苗与生存率之间的关系系数进行了合并,这被认为是 Meta 分析的起源;1920 年,Ronald Fisher 提出"合并 P 值"的思想,被认为是 Meta 分析的前身;1955 年 Beecher 发表医学领域第一篇真正意义的Meta 分析,用以评价安慰剂的疗效,首次提出 Meta 分析的初步概念;1976 年,英国心理学家G. V. Glass首先将医学文献中多个同类研究统计量的合并方法称为"Meta analysis"。从 20 世纪80 年代中期开始,Mata 分析被引入临床随机对照试验及观察性的流行病学研究。20 世纪 80 年代末,该方法被引入我国,中文译名为荟萃分析、汇总分析等。Huque 及多数专家认为,Meta 分析是一种统计分析方法,将多个独立、可以合成的临床研究综合起来进行定量分析,但若无明确、科学的方法去收集、选择、评价临床研究资料,仅单纯采用统计方法合成多个临床研究并不能保证结论的真实性和可靠性。

目前系统评价与 Meta 分析两个名词常被混用,但系统评价不一定都包括 Meta 分析,而 Meta 分析也不一定是系统评价。

二、Meta 分析的定义

Meta 分析是对相同主题的一组同质性符合要求的文献量化分析,即以同一主题的多项独立研究的结果为研究对象,在严格设计的基础上,运用适当的统计学方法对多个研究结果进行系统、客观、定量的综合分析。狭义的 Meta 分析是指一种单纯定量合成的统计学方法。广义的 Meta 分析包括针对某个主题提出问题、检索相关研究文献并逐个严格评价和分析、制定文献纳入与排除标准、描述基本信息、定量综合分析、经统计学处理得出综合结论的全过程。目前广义 Meta 分析应用较普遍。

医学上的 Meta 分析是用统计的概念与方法,去收集、整理、分析之前学者、专家针对某个主题所做的众多实证研究,收集已发表文章中的研究数据,希望能够找出该问题或所关切的变量之间的明确关系模式,可弥补传统的文献综述的不足。Meta 分析已被广泛应用于流行病学、心理学、教育学、循证医学、遗传病学等领域。

三、Meta 分析的意义

(1)通过综合同类主题中多个小样本研究结果,能达到增大样本量和提高检验效果的目的,增加统计学检验效能。

(2)定量估计研究效应的平均水平:当多个同类研究的结果在程度和方向上不一致时,通过 Meta 分析可得到研究效应的平均水平,对有争议甚至相互矛盾的研究结果得出一个较明确的结论,而且使效应估计的有效范围更精确。

(3)评价研究结果的不一致性:由于纳入研究的质量、对象、试验条件和样本量等不同,多个同类研究的结果可能存在差异。通过 Meta 分析,我们可以发现单个研究中存在的不确定性,考察不同研究结果之间异质性的来源,估计可能存在的偏倚。

(4)探索新的假说和研究思路:通过 Meta 分析,我们可以探讨单个研究中未阐明的某些问题,发现以往研究的不足之处,提出新的研究假说和研究方向。

四、Meta 分析的优点和局限性

(一)Meta 分析的优点

(1)能评价同一主题多项研究结果的一致性。

(2)系统评价和定量总结同一主题的多项研究结果。

(3)提出新的研究问题,为进一步研究指明方向。

（4）当受时间或研究对象的限制，大样本多中心干预研究缺乏时，Meta 分析不失为一种很好的选择。

（5）从方法学的角度，对现阶段某课题的研究设计进行评价。

（6）发现某些单个研究未阐明的问题。

（7）对小样本的临床试验研究，Meta 分析可以提高统计效能和效应值估计的精确度。

（二）Meta 分析的局限性

（1）没有纳入全部相关研究。

（2）不能提取全部相关数据。

（3）有发表偏倚。

（4）用于合并统计的临床终点定义不明确。

因此，设计合理、严密的 Meta 分析文章能更客观地评价定量证据，更准确、客观地评估效应指标，并能解释不同研究结果之间的异质性。

第二节　常见 Meta 分析类别

随着循证医学的飞速发展，Meta 分析方法在医学领域得到了广泛的传播与应用，也出现了很多 Meta 分析的类别。

按照研究目的进行分类，Meta 分析分为病因、筛检、诊断、治疗、不良反应、预后研究 Meta 分析。

按照原始研究的设计类型进行分类，Meta 分析包括随机对照试验、非随机对照试验、交叉试验、病例对照研究、队列研究 Meta 分析及基于横断面调查的单组率 Meta 分析等。目前选取随机对照试验进行 Meta 分析，其方法学发展得比较完善，特别是 Cochrane 协作网对该类型的系统评价制定了规范和详细的步骤和要求，并有专业的临床流行病学、统计学和临床专家进行指导，得到的研究证据是目前评价临床疗效的金标准。

根据数据来源不同，Meta 分析可以分为发表数据 Meta 分析和新近出现的个体患者数据（individual patient data，IPD）Meta 分析。IPD Meta 分析是收集每个原始研究中每个研究个体信息进行 Meta 分析。建立在 IPD 基础上的 Meta 分析称为系统评价的金标准方法。

根据研究证据进行比较的方式不同，Meta 分析可以分为直接比较、间接比较、合并了直接与间接证据的网状 Meta 分析。在临床实践中，如果没有直接比较的研究证据，研究者可以获得间接证据来指导临床实践。如果需要从众多的治疗措施中选择最佳的干预方法指导临床实践，这时可以使用网状 Meta 分析。网状 Meta 分析又称为混合治疗比较 Meta 分析或多处理比较 Meta 分析。主要的统计分析方法包括频率学法和贝叶斯法。频率学法主要使用方差倒置法和广义线性模型。贝叶斯法是基于贝叶斯定理，利用后验概率对所有干预措施进行排序，是当前推荐使用的一种方法。目前人们多联合使用 R 软件、Stata 软件和 WinBUGS（windows Bayesian inference using Gibbs sampling）软件进行网状 Meta 分析。最新出现的 ADDIS（aggregate data drug information system）软件处在不断完善之中，有可能成为更有效的统计分析工具。

此外，Meta 分析还有累积 Meta 分析、前瞻性 Meta 分析、患者报告结局的 Meta 分析、遗传关联性研究的 Meta 分析、Meta 分析的汇总分析等类型。

第三节　Meta 分析步骤与方法

Meta 分析需要遵循科学研究的基本原则，包括提出问题、检索相关文件、制定文献纳入与排除标准、提取资料信息、统计学处理和报告结果等基本研究过程。与一般研究不同的是，Meta 分析利用已经存在的（发表与未发表）各独立研究结果资料，而不需要分析各独立研究中的每个观察对象的原始数据。

一、提出问题并制订研究计划

Meta 分析研究的问题一般来自生物医学研究领域中不确定或有争议的问题。Meta 分析课题的研究计划包括研究目的、现状、意义、方法、数据收集与分析、结果解释、报告撰写等。

二、资料检索

资料检索的目的是多途径、多渠道、最大限度地获取此前所有的相关研究，这样才能更好地评估不同干预措施间的疗效差异。根据研究问题确定所有相应的检索词并明确之间的搭配关系，制定检索策略和检索范围。对检索结果，必须分析评价是否查全、查准，否则会影响 Meta 分析结论的可靠性和真实性。Meta 分析检索资源清单见表 8-1。

表 8-1　Meta 分析检索资源清单

检索资源	举例
综合性文献数据库	PubMed/Medline、Google 学术、Web of Science、Cochrane 图书馆等
会议论文与学位论文	中国知网、万方数据库、国家科技图书文献中心等
与研究课题相关的专题数据库	Campbell 协作网、PsycINFO、Allied and Complementary Medicine（AMED）、British Nursing Index（BNI）、Cumulative Index to Nursing and Allied Health literature（CINAHL）等
在研究检索	世界卫生组织国际临床试验注册平台、美国临床试验注册平台（ClinicalTrials. gov）等

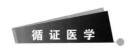

续表 8-1

检索资源	举例
手工检索	通常不被电子数据库收录(数据库收录时间以外)的期刊;纳入研究、综述、Meta 分析所附参考文献;未被电子化会议论文汇编
其他检索	已发表的 Meta 分析/系统评价;国际或国家一级医学研究机构和对国际或全国性学会/协会网站进行检索;中华人民共和国国家卫生健康委员会、美国疾病预防控制中心、英国卫生部等相关政府/部门网站;UBC Library Catalog 和 BC Ministry of Health Library 等主要的在线书目;与研究主题相关的研究者、相关领域的专家或医药企业联系以获取有关研究

三、筛选纳入文献

文献筛选是根据制定的文献纳入和排除标准,从检索获得的所有文献中收集能够回答临床问题的研究。筛选纳入文献要考虑研究对象、设计类型、处理因素、结局效应、样本大小、观察年限、文献发表时间和语种等方面的问题。用明确的纳入与排除标准从检索出的文献中筛选合乎要求的文献。

对于任何一篇潜在的相关研究都要求逐一阅读并进行全文分析,在文献筛选过程中如发现多个数据库之间有重复收录期刊时,应当用文献管理软件将初检文献归类、整理,排除重复文献。

四、提取纳入文献的数据信息

制作特征表时应详细和充实,把所有文献的所有信息整合到一个表中,便于读者理解。Meta 分析所用的数据信息一般包括基本信息、研究特征、结果测量等内容。先确定和选择需要分析和评价的效应变量,再列出各个数据库检索结果,以及根据题目和摘要排除的文献量、获取全文文献量、阅读全文后排除的文献量和原因及最终纳入研究数量等。必要时还可以从原文作者处获取未发表或阴性结果的原始数据。

五、纳入文献的质量评价

Meta 分析主要考察各研究是否存在偏倚(如选择偏倚、随访偏倚、发表偏倚等)及其影响程度。质量高低可用相应质量评估工具评价。制作质量评价表对入选文献打分,主要方法有 Cochrane 手册(最常用)、Jadad 量表、Delphi 共识。

六、资料的统计学处理

（一）效应量的选择

1. 效应量Meta分析　需要将多个同类研究的结果合并（或汇总）成单一效应量（effect size）或效应尺度（effect magnitude），即用某个合并统计量反映多个同类研究的综合效应。

2. 效应量的选择　数据类型不同决定了效应量的表达方式有所不同。效应量的表达方式见表8-2。

表8-2　效应量的表达方式

资料类型	效应量
二分类变量资料	选用存活或死亡、复发或不复发等描述临床结局时,可以选择比值比（OR）、相对危险度（RR）和率差（RD）等作为效应量
计量资料	对于血压、尿糖、CD4/CD8等,效应量通常选择试验组与对照组的均数差（MD）/加权均数差（WMD）和标准化均数差（SMD）表示
等级资料	疗效判定用痊愈、显效、有效、无效等表示时,效应量使用均衡机会比,通常实际分析中,较长的分类等级资料被处理成连续性变量,较短的分类等级资料被处理成二分类变量进行分析
计次和率资料	同一个体在一定观察时间内可发生多次不良事件,如心肌梗死、骨折、多次入院等,统计这些事件的次数可能比简单地统计每一个患者是否发生不良事件更好。对于稀有事件的分析常用率,对于多发事件计次资料常用与连续性资料相同的方法来处理
生存资料	同时观察两类数据,即是否发生不良事件及发生不良事件的时间

（二）合并效应量的估计

Meta分析常用的合并效应量估计方法有Mantel-Haenszel（M-H）法、Peto法、方差倒置法（IV法）、DerSimonian-Laird（D-L）法等。前3种方法适用于固定效应模型,后1种方法适用于随机效应模型。近年来还出现了最大似然比估计法、非参数策略等一些新的统计分析方法。

当异质性检验无统计学意义时,选择固定效应模型。如果是计数资料,可以选择M-H法或Peto法,它们只用于小概率事件的合并效应量计算。M-H法适用于纳入研究数量较少或事件发生率较低的研究。Peto法是M-H法的改良,仅适用于OR值的分析。如果是计量资料,采用IV法计算其合并效应量。IV法同样适应于分类资料,但当数据较小时没有M-H法得到的结果稳定。

当异质性检验有统计学意义或$I^2 > 50\%$时,可以选择随机效应模型,多采用D-L法。它既可以用于计数资料,又可以用于计量资料合并效应量的校正。D-L法通过权重（W_i）对效应量进行校正,它通过增大小样本研究的权重、减小大样本研究的权重来处理研究间的异质性,但该方法可能增大了质量较差的小样本信息,降低了研究质量较好的大样本的信息。因此,对随机效应模型的结论应慎重解释。

基于不同数据类型及其合并效应量的模型选择见表8-3。

表8-3 基于不同数据类型及其合并效应量的模型选择

数据类型	效应量	异质性检验无统计学意义（固定效应模型）	异质性检验有统计学意义（随机效应模型）
计数资料	OR	M-H法	D-L法
		Peto法	—
		IV法	—
	RR	M-H法	D-L法
		IV法	—
	RD	M-H法	D-L法
		IV法	—
计量资料	MD	IV法	D-L法
	SMD	IV法	D-L法

（三）异质性检验

将不同国家或地区实施的同类研究合并在一起进行Meta分析,不可避免地会存在差异,比如不同人种对同一干预措施的敏感性的差异,同一干预措施给药途径的差异,以及研究设计和实施的差异等,不同程度地会对结果产生不同的影响。异质性检验(又称为同质性检验)的目的是检查各个独立研究的结果是否具有可合并性。

1. 产生异质性的原因　①临床异质性(概念上的异质性):如对象特征、诊断、干预、对照、研究地点、评价结局等不同。②方法学异质性:研究设计与质量不同。③统计学上的异质性:不同试验中观察得到的效应,其变异性超过了机遇(随机误差)本身所致的变异。

2. 异质性分析　主要用Q检验和异质指数(I^2)来评价。$I^2 = Q-(k-1)/Q \times 100\%$。$I^2 > 50\%$,认为存在显著异质性。使用RevMan软件和Stata软件可以更快捷、方便地进行异质性检验。使用RevMan软件制作森林图时,在图的左下方会直接给出异质性检验的统计量和P值。例如,结果显示为"heterogeneity:$Chi^2 = 5.4, df = 14, P = 0.98, I^2 = 0\%$"。$I^2 < 50\%$,提示各独立研究间效应量是同质的。若异质性检验结果为$P > 0.1$,可认为多个同类研究具有同质性,可以使用固定效应模型计算合并统计量。当异质性检验结果为$P \leq 0.1$时,则应首先分析导致异质性的原因。

3. 异质性的处理　如果异质性是由设计方案、干预措施、测量方法、对照选择、性别、年龄等因素所致,可以使用亚组分析或Meta回归。亚组分析即分层分析,是将所有数据按照可能影响结果的因素分成更小的单元,进而在各个亚组内进行比较,从而判定研究结果的不同是否因这些因素存在而导致。亚组分析中如果影响因素是分类变量,则同一类别的划为同一亚组;如果影响因素是连续变量,分亚组时则应考虑分组节点的确定问题。进行亚组分析后每个组内样本量变小,可能得出否认干预措施有效的假阴性结论或者有害的假阳性结论。只有当亚组的样本量足够大时,得到的结论才比较可靠,因此,必须谨慎使用亚组分析。

异质性的处理流程见图 8-1。

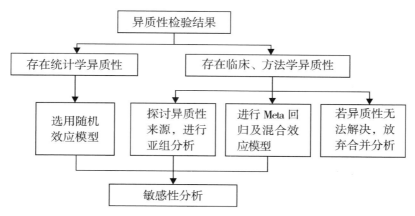

图 8-1　异质性的处理流程

(四)固定效应模型和随机效应模型

固定效应模型是指在 Meta 分析中假设研究间所有观察到的变异是由偶然机会引起的一种合并效应量的计算模型,即按各研究的实际权重进行合并,这些研究假定为测量相同的总体效应。

随机效应模型是当多个研究不具有同质性时,Meta 分析中统计研究内抽样误差(方差)和研究间变异以估计结果的不确定性(可信区间)的模型。当包括的研究有除偶然机会外的异质性时,随机效应模型将给出比固定效应模型更宽的可信区间。随机效应模型只是一种对异质性资料进行Meta 分析的统计学方法,不能控制混杂、校正偏倚和消除异质性产生的原因。目前随机效应模型多采用 1986 年 DerSimonian 和 Laird 提出的 D-L 法,该方法同时适用于二分类变量和数值变量。

模型的选择原则:经异质性检验,若各独立研究的结果同质,可采用固定效应模型计算合并后的综合效应;若各研究结果不同质,但有必要计算合并后的统计量,则可采用随机效应模型;若异质性检验的统计量在界值附近,最好同时采用上述两种模型分别进行计算后做出分析判断。

(五)合并效应量的假设检验

合并效应量都需要用假设检验判定是否具有统计学意义。常用 Z 检验,根据 Z 值计算该效应量的 P 值。当 $P \leqslant 0.05$ 时,合并效应量有统计学意义;反之,当 $P > 0.05$,合并效应量无统计学意义。

Meta 分析结果通常用森林图(图 8-2)表示。森林图是以统计指标和统计分析方法为基础,用计算结果绘制的图形。在平面直角坐标系中,以一条垂直的竖线代表无效线,即横坐标为 0 或 1;每条与横坐标平行的线条代表一个研究的 95% CI,线条中央的小方格代表研究结果的效应量大小。方块大小则代表该研究在合并统计中的权重大小。而图下方的菱形表示多个研究合并分析的综合效应大小及其 95% CI。图上一般还标出异质性检验的统计量及其 P 值和总合并分析的统计量及P 值。它非常简单和直观地描述了 Meta 分析的统计结果,是 Meta 分析中常见的结果表达形式。

Study	TE	SE	Weight	Odds Ratio IV, Random, 95% CI
Fei et al-2009	−0.51	0.1226	8.4%	0.60 (0.47, 0.76)
Vestergaard et al-2012	−0.08	0.1788	5.8%	0.92 (0.65, 1.31)
Jorgensen et al-2014a	−0.14	0.1521	6.9%	0.87 (0.65, 1.17)
Jorgensen et al-2014b	0.08	0.2136	4.7%	1.08 (0.71, 1.64)
Jorgensen et al-2014c	0.04	0.1889	5.5%	1.04 (0.72, 1.51)
Bach et al-2015	0.10	0.0854	10.4%	1.10 (0.93, 1.30)
Bach et al-2015	−0.25	0.0847	10.4%	0.78 (0.66, 0.92)
Velez et al-2015	−0.12	0.0317	13.0%	0.89 (0.84, 0.95)
Whitworth et al-2016	0.04	0.0734	11.1%	1.04 (0.90, 1.20)
Crawford et al-2017	0.14	0.2841	3.1%	1.15 (0.66, 2.01)
Lum et al-2017	−0.36	0.2011	5.1%	0.70 (0.47, 1.04)
Bach et al-2018a	−0.08	0.1159	8.7%	0.92 (0.73, 1.15)
Bach et al-2018b	−0.46	0.1541	6.8%	0.63 (0.47, 0.85)
Total (95% CI)			100.0%	0.88 (0.78, 0.98)

Heterogeneity: $Tau^2 = 0.0242$; $Chi^2 = 32.29$, $df = 12$ ($P < 0.01$); $I^2 = 62\%$

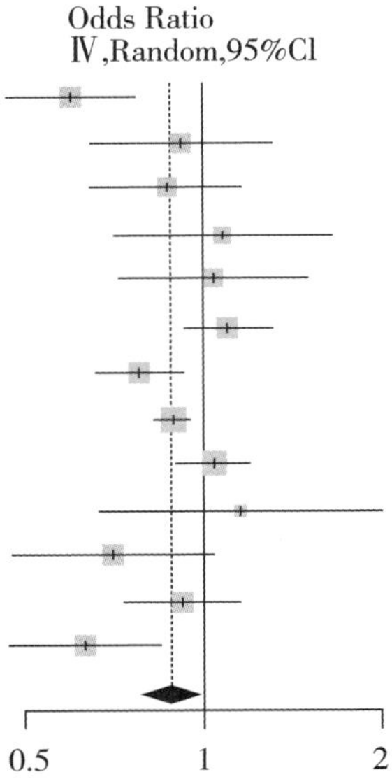

图 8-2 森林图

二分类变量森林图是临床研究中最常见的资料类型,RR 和 OR 是其中使用频率较高的统计学指标。连续性变量的森林图,当分析指标是连续变量时,可以选择 WMD 或 SMD 为合并统计量。WMD 为两均数的差值,消除了多个研究间绝对值大小的影响,以原有单位真实地反映了试验效应。SMD 可简单地理解为两均数的差值再除以合并标准差的商,它不仅消除了多个研究间绝对值大小的影响,还消除了多个研究测量单位不同的影响,尤其适用于单位不同或均数相差较大资料的汇总分析。但 SMD 是一个没有单位的值,故对 SMD 分析的结果解释要慎重。

七、敏感性分析与亚组分析

敏感性分析是指排除可能导致异质性的某研究后重做 Meta 分析,再与未排除前的 Meta 分析结果比较,探讨去除的研究对合并效应的影响,通过比较了解其异质性的来源。敏感性分析的目的是发现影响 Meta 分析研究结果的主要因素,解决不同研究结果的矛盾性,发现产生不同结论的原因。

敏感性分析的主要方式包括改变纳入标准(研究质量、随访情况等)、采用不同统计模型分析同一资料、排除低质量的研究等,观察不同研究的异质性和合并结果是否发生变化,从而判断结果的稳定性。若敏感性分析未从实质上改变结果,说明结果较稳定;若敏感性分析得到不同结论,说明敏感性高,结果的稳定性较低,表明在解释结果和下结论时要非常慎重,提示存在与干预措施效果相关的、重要的、潜在的偏倚因素,需要进一步明确争议的来源。

八、Meta 分析结果评价

(一)报告偏倚分析

纳入研究的完整性是影响 Meta 分析结果和结论准确性的重要因素。目前,纳入研究的完整性主要通过报告偏倚来衡量。报告偏倚包括:①发表偏倚,也称为阳性结果偏倚,是指有统计学意义的研究结果比无统计学意义的研究更容易投稿和被发表,因此而产生的偏倚;②滞后偏倚,是指研究成果快速发表或延后发表造成的偏倚;③重复发表偏倚,是指研究成果发表多次或仅发表一次造成的偏倚;④发表位置偏倚,是指研究结果发表的期刊不同,而不同的期刊被获取的程度和被标准数据库索引的水平不同而造成的偏倚;⑤引用偏倚,是指研究结果的被引用与不被引用而造成的偏倚;⑥语言偏倚,是指研究结果以某种语言发表而造成的偏倚;⑦结局报告偏倚,是指研究结果的性质和方向导致选择性报告某些结局而不报告其他结局造成的偏倚。此外,还有检索文献数据库偏倚、纳入标准偏倚和选择者偏倚。

(二)发表偏倚及其评价

在可能影响 Meta 分析结果的偏倚中,以发表偏倚的影响程度较大且较难控制,因而备受关注。发表偏倚可以使 Meta 分析过分夸大治疗效应量或危险因素的关联程度,导致临床个体治疗和卫生决策的失误。比较简单的发表偏倚衡量方法包括漏斗图法、线性回归法、秩相关法及剪补法。

1. 漏斗图法　它是基于样本量(或效应量标准误的倒数)与效应量(或效应量对数)所做的散点图,效应量可用 RR、OR、RD、死亡比或其对数值等。漏斗图的前提假设是效应量估计值的精度随着样本量的增加而增加,其宽度也随精度的增加而逐渐变窄,最后趋于点状,其形状类似一个对称倒置的漏斗,故称为漏斗图。即样本量小的研究数量多、精度低,主要分布在漏斗图的底部,呈左右对称排列;样本量大的研究精度高,分布在漏斗图的顶部且向中间集中。利用漏斗图可以直接观察原始研究的效应量估计值是否与其样本量有关。当存在发表偏倚时,则表现为漏斗图不对称,呈偏态分布。需要注意的是,绘制漏斗图时需要纳入较多的研究个数,原则上要求 5 个点才能绘制漏斗图。

2. 线性回归法和秩相关法　实质上是用统计学方法对漏斗图的对称性进行检验。线性回归法是 Egger 等提出的,效应量与其对应 SE 的线性加权回归分析,如果存在不对称性,小样本研究显示的效应将系统地偏离大样本研究,回归线将不通过起点。其截距代表不对称的程度,它偏离 0 越大,说明不对称的程度就越明显。秩相关法是由 Begg 等提出的,原理是首先减去权重平均值并除以 SE 将效应量标准化,然后通过校正秩相关分析来检验效应量的大小是否与其 SE 存在相关性。

3. 剪补法　其基本思想是在漏斗图不对称的基础上,剪去不对称部分,然后沿中心两侧粘补上被剪切部分及相应的遗漏部分,最后基于剪补后的漏斗图进行效应量合并。观察剪补前后效应量的改变,估计发表偏倚对 Meta 分析结果的影响。

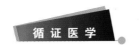

第四节　Meta 分析的质量评价和更新

一、Meta 分析的质量评价

Meta 分析是对原始文献的二次综合分析和评价,受原始文献质量、Meta 分析的方法及评价者本人的专业知识、认知水平和观点的制约,因此,在阅读和应用 Meta 分析观点和结论时,一定要持谨慎的态度,必须对其方法和每一个步骤进行严格评价,以确定其结论是否真实、可信。

(一)真实性评价

Meta 分析真实性评价主要包括是否根据随机对照临床试验进行 Meta 分析,是否采用广泛和详细的检索策略检索相关文献,是否评估纳入的单个研究的真实性,是否采用单个病例资料进行 Meta 分析。

(二)重要性评价

不同研究的结果是否一致,是影响其合成结果可靠性的重要因素。如果纳入的每个临床研究异质性检验没有统计学差异,则其合成的结果可靠性较高;如果异质性检验有统计学差异,则应解释差异的原因并考虑结果合成是否恰当。除此之外,还要考虑 Meta 分析合成时所采用的指标是否恰当、统计方法的选择是否合适、结果的可信区间精度如何。

(三)适用性评价

Meta 分析的结果是所有研究对象的"平均效应",在应用于具体患者时应从 4 个方面进行考虑。①考虑自己的患者与 Meta 分析中的研究对象是否存在较大的差异。如性别、年龄、并发症、疾病严重程度、病程、依从性、社会因素、生物学及临床特征等,要结合临床专业知识综合判断结果的推广应用性。②考虑干预措施在自己医院是否可行。由于受技术力量、社会经济因素、硬件环境的限制,即使 Meta 分析的干预措施效果明显,也不能在自己医院实施,难以应用于患者。③考虑自己患者从治疗中获得的利弊。任何临床决策必须权衡利弊和费用,只有利大于弊且费用合理时才有应用于患者的必要。④对于治疗的疗效和不良反应,考虑自己的患者的价值观和选择。任何临床决策的制定应结合医生个人的专业知识和经验、当前最佳的研究证据、患者的选择等进行综合考虑,以患者为中心,引导患者参与医疗决策。

二、Meta 分析的更新

Meta 分析的更新是指发表后的 Meta 分析需要随时接受反馈意见和收集新发表的原始研究,并进行不断更新。在更新过程中,应该按前述步骤重新进行检索、分析和评价,以及时更新和补充新的信息,使系统评价更完善。

第九章

病因/危险因素循证医学实践

　　研究和探讨疾病发生的病因,是临床流行病学研究的重要内容,也是全部医学研究的主线之一。任何疾病的发生、发展均有其原因。通过开展病因和危险因素的循证分析和评价,明确疾病发生的原因和危险因素,才有可能对其做出正确的诊断、治疗,并采取有效的干预对策和措施,从而预防、治疗和控制疾病。本章将基于具体临床病例,诠释如何运用循证医学的基本原理和方法,解答临床病因和危险因素问题。

第一节　病因/危险因素研究概述

　　美国约翰·霍普金斯大学流行病学教授 A. M. Lilienfeld 提出的病因定义是:那些能使人群发病概率增加的因素,其中某个或多个不存在时,人群疾病发生频率就会下降。流行病学一般将病因称为危险因素,是指那些使人群疾病发生概率即风险升高的因素,如吸烟、高血压、高胆固醇血症等为脑卒中的危险因素。

　　病因的致病效应非常复杂,有单一病因引起一种疾病,即单因单果,但是现代病因理论认为,单因单果的病因关系几乎不存在,即使存在必要病因的传染病,其病因也不是单一的,因为除病原体外,还需要宿主易感性等因素,疾病才能发生。例如,结核分枝杆菌感染后是否患结核病,还取决于个体的体质、营养和健康状态等。也有一种病因引起多种疾病,即单因多果。例如,乙型溶血性链球菌感染可以引起猩红热、急性风湿热、肾小球肾炎等多种疾病;又如吸烟可以引起肺癌、心脏病、慢性支气管炎等疾病的发生。单因多果揭示了病因的多效性,提示当阻断或控制某个病因后,可以预防多种不同疾病。还有多个病因可以引起一种疾病,即多因单果。例如,高血压、高脂血症、糖尿病、吸烟、肥胖等均可以引起缺血性心脏病;又如服毒、车祸、疾病等均可以导致死亡。多因单果揭示了疾病的多因性,提示控制某种疾病的发生发展可双管齐下。最后,多因多果的因果关系也是存在的,如高血压、高脂血症、吸烟既可以引起冠心病,也会引起脑卒中等其他疾病。多因多果的病因现象揭示了病因研究的复杂性和不确定性,提示多种途径防控疾病的可能性。

第二节 提出和构建临床问题

【例9-1】11岁男孩体检时发现血压为125/85 mmHg,不吸烟、不喝酒,无心脏病等病史,体重指数为28 kg/m²。患儿前来咨询:"我的血压偏高,将来成年时有无可能发展成高血压?"

为了明确临床问题的性质和方便检索,下面按照PICO原则重新构建和转化临床问题。

P:血压升高者。

I/E:对病因问题常是exposure(暴露因素),即血压在(120~130)/(80~90)mmHg。

C:血压低于120/80 mmHg。

O:高血压发病率。

由此将患者提出的问题转化为可以回答的临床问题:儿童期血压升高者[(120~130)/(80~90)mmHg],其血压水平是否与成年期高血压发病率呈正相关?

第三节 证据检索

从理论上讲,应按信息资源分类的"6S"模型(Haynes,2009年)进行证据检索,即证据系统(system)、证据总结(summaries)、系统评价摘要(synopses of syntheses)、系统评价(syntheses)、原始研究摘要(synopses of studies)和原始研究(studies),一旦在某一步获得的证据能回答提出的临床问题,而且质量较高、更新时间新,则可考虑停止检索。但在实际工作中,可将数据库选择单划分为summaries类和非summaries类。因为summaries类的证据资源通常需要单独检索,而非summaries类的证据资源可通过PubMed、Embase等索引数据库一站式检索。

一、选择数据库

最佳数据库的选择与多种因素有关,如临床问题类型、可获得性、时间等。

循证解决临床问题,首先选择经他人评估和筛选过的循证数据库,即summaries类数据库(如BestEvidence、Cochrane图书馆、UpToDate、ClinicalEvidence、Evidence-Based Mental Health等),可以

提高检索效率,但循证数据库均收费,而且证据的覆盖面相对较小。当所在单位没有订购循证数据库或在循证数据库中未检获相关证据时,免费或证据范围更全面的非 summaries 数据库(如 PubMed、Embase、Biosis、ISI Web of Knowledge、中国生物医学文献数据库等)是次佳选择。

二、确定检索词和检索式

检索时,常从 PICO 四要素中提炼检索词并进行检索词的组合,以形成检索策略。必要时,还需包含所提临床问题的类型和所查证据的设计类型。上述案例检索词可包括 prehypertension or elevated blood pressure、hypertension、children、adult。

三、检索数据库

针对上述临床病例,以"elevated blood pressure""prehypertension""hypertension""children""adult"为检索词,首先检索循证数据库,找出相关的专题筛选和记录。再检索未经筛选类数据库,以 PubMed 为例,可以使用主题词检索,在索框中输入"(prehypertension or elevated blood pressure[Title/Abstract])AND(hypertension[Title/Abstract])AND(children)",获得 152 篇文献(检索日期:2022 年 3 月 21 日),具体情况由数据库决定。

经过阅读摘要和全文筛选,进一步缩小检索范围,最后综合判断两库的检索和筛选结果,发现 1 篇发表在 *Journal of Hypertension* 的系统评价"YANG L L,SUN J H,ZHAO M,et al. Elevated blood pressure in childhood and hypertension risk in adulthood:a systematic review and meta-analysis[J]. J Hypertens,2020,38(12):2346-2355"。该系统评价直接评估了儿童期血压升高与成年期高血压发病风险的关系,结果提示,儿童期血压升高可以增加成年期高血压发病风险。但该结论(即非 summaries 数据库中检索出的原始文献和系统评价)用于具体病例之前,还应评价证据的质量,即检出证据的真实性、重要性和适用性。为了展示病因/危险因素研究证据的全过程,本文选取 PubMed 检索结果中的一篇原始研究"DU T T,FERNANDEZ C,BARSHOP R,et al. 2017 pediatric hypertension guidelines improve prediction of adult cardiovascular outcomes[J]. Hypertension,2019,73(6):1217-1223"作为第四节讲解证据评价的例子。

第四节　证据评价

病因学研究证据只有经过严格评价,表明其具有内部真实性、临床重要性和适用性(表 9-1),才能应用于循证临床实践或人群疾病防治,对疾病的防治产生积极作用。

表9-1　病因学研究证据评价内容与原则

评价内容	评价原则
内部真实性	（1）组间除所研究的暴露因素不同外,其他重要特征是否可比
	（2）组间对暴露因素和结局的测量方法是否一致
	（3）随访时间是否足够长,是否随访了所有研究对象
	（4）研究结果是否符合病因推断标准:①联系的时序性;②联系的剂量-反应关系;③联系的可重复性;④联系的生物学合理性
临床重要性	（1）关联强度的大小
	（2）关联强度的精度
适用性	（1）关注的人群与证据中研究对象是否有差异
	（2）关注人群中该暴露因素和研究中的暴露因素是否有重要不同

一、内部真实性评价

内部真实性评价是指该证据本身的研究设计是否科学严谨、研究方法是否合理、统计分析是否正确、结论是否可靠等。病因学证据的内部真实性评价主要从以下4个方面进行评价。

（一）组间除所研究的暴露因素不同外,其他重要特征是否可比

在一项有关住院对死亡率的影响研究中,研究者通过比较同一社区的住院患者与年龄、性别相似的非住院患者的死亡率,发现住院患者的死亡率高。但此结果并不真实,因为住院患者病情往往比非住院患者更严重,因而住院患者死亡风险更大。两组间病情的不平衡,导致暴露因素（住院）与结果（死亡）间的虚假联系。显然,评价某一研究结果的真实性时,应首先考虑暴露组与非暴露组之间基线特征是否可比,即除暴露因素外,其他可能影响结果的重要特征在两组之间是否可比。基线资料是否可比应评价证据来自何种研究设计类型,以及结果分析中是否调整了相关混杂因素。

不同类型研究设计证实病因的能力存在明显差别。在对病因学研究证据进行评价时,必须考虑证据来自何种研究设计类型（表9-2）。

表9-2　病因学研究设计的可行性与论证强度

研究设计类型	性质	可行性	论证强度
随机对照试验	前瞻性	差	++++
队列研究	前瞻性/回顾性	较好	+++
病例对照研究	回顾性	好	++
横断面调查	回顾性	好	+
个案报告、病例分析、生态趋势研究	前瞻/回顾性	好	±

1. 随机对照试验　随机对照试验是将来自同一总体的研究对象随机分为试验组和对照组,对试验组施加某种干预措施,对对照组给予标准措施或安慰剂,随访并比较两组的结局差异,从而判断干预措施效果的一种前瞻性研究方法。在随机对照试验中,研究对象被随机分配到试验组或对照组。随机分配可以使混杂因素在两组之间均衡分布,保证比较组之间的可比性,消除混杂因素对结局的影响,这是其论证强度高的原因之一。随机对照试验最常用于验证某干预措施的疗效,也可以用于研究干预措施的潜在不良反应。但由于伦理问题,只能人为地向人群施加有益因素(如治疗或去除一个致病因素的干预),不能施加有害因素,因此,随机对照试验只能用来评估治疗和干预的效果,不能用来直接研究疾病的病因。例如,研究吸烟与肺癌的关系,将研究对象随机分配至吸烟组和不吸烟组显然不可行。此外,在研究干预措施的少见、严重和潜伏期长的不良反应时,需要极大样本量和很长的观察期,可行性较差。故当不良反应发生率<1%时,进行随机对照试验的难度极大,需要大量研究对象和巨额经费。例如,氯吡格雷的使用导致血栓性血小板减少性紫癜的发生未能通过随机对照试验证实,而是通过观察性研究证实的。随机对照试验的系统评价因可以纳入尽可能多的相关随机对照试验,形成足够大的样本量,从而提高结果的真实性。

2. 队列研究　队列研究是将某一特定人群按是否暴露于某可疑因素或暴露程度分为不同的亚组,随访观察一定的时间,追踪其各自的结局,比较各组疾病结局的差异,从而判定暴露因素与结局之间有无因果关联及关联强度的一种分析性研究方法。

队列研究与随机对照试验的区别在于被观察人群的暴露与否不是随机分配形成,而是自然形成的,因此,不像随机对照试验存在伦理问题,不需要控制,随访所需的人力、物力较少,可行性较好。前瞻性队列研究是在人类自然状态下进行的,暴露因素自然存在于人群中,研究者无法控制,暴露人群的某种与结局有关的重要特征可能与对照人群不同,因而影响结果的真实性。例如:研究发现使用非甾体抗炎药可以导致消化道出血的发生。但进一步分析发现,老年人更容易使用非甾体抗炎药,导致暴露组纳入了更多的老年人,老年人比年轻人更容易出现消化道出血。此时年龄成为一个混杂因素,导致这种因果联系有待考证,提示队列研究容易受到混杂因素的影响。故研究者必须测量和报告两个队列的基线特征,并评价其可比性,或用统计学方法调整已知混杂因素。即便如此,一些研究不知道或未记录的重要影响因素仍可能在两组间不平衡,从而导致结果异常。因此,队列研究的真实性和论证强度次于随机对照试验,基于多个队列研究的系统评价的真实性优于单个队列研究。

3. 病例对照研究　病例对照研究是以当前已经确诊患有某特定疾病的患者作为病例组,以不患有该病但具有可比性的人作为对照组,通过询问、实验室检查或复查病史,收集研究对象既往各种可能的暴露因素的暴露史,测量并比较病例组与对照组中各因素的暴露比例,从而判定该因素与疾病之间是否存在关联。病例对照研究适用于罕见病和潜伏期长的研究,研究时间短、省钱省力、对患者无害,可较容易地同时探索多种暴露因素和研究结局之间的可能关系,被广泛用于不良反应研究。例如,1976 年 Mack 等对子宫内膜癌危险因素进行探索,若用随机对照试验或前瞻性队列研究来证实这种因果关系,则完成至少需要 20 年。因疾病发生率低,实施随机对照试验或队列研究将需要成千上万的患者参加试验。病例对照研究只需将那些子宫内膜癌的女性设为病例组,而未出现该病的女性设为对照组,回顾性调查其既往外源性雌激素暴露情况。通过病例对照研究发现激素和子宫内膜癌之间存在强的联系($OR=9.67$),而且这种联系不大可能是偶然造成。这一发现只纳入 63 对女性且不会用 20 年时间研究。但病例对照研究是一种回顾性研究方法,其受混杂因素的潜在影响比队列研究更大。从医院选择患者时,有暴露经历的患者比没有暴露经历的患者入院率更高,结局和暴露间的关系被夸大;而对照组选择不当也会导致虚假关联,因此,对可疑的危险因素,对照组与病例组应有相同的暴露机会。

4. 横断面调查　在某一特定人群中,应用普查或抽样调查等方法收集特定时间内某种疾病或健康状况及有关因素的资料,以描述该疾病或健康状况的分布,从而为病因研究提供线索,这种方法称为横断面调查。寻找病因时常见横断面调查文章,这类研究比病例对照研究更易出现偏倚。例如,研究者可以同时观察两组人群,一组血压在(120~130)/(80~90)mmHg,一组血压<120/80 mmHg,观察两组受试者高血压的患病情况。因同时测量暴露与结局,因此,难以确定先有暴露还是先有结局。和队列研究及病例对照研究一样,横断面调查也需要调整混杂因素。

5. 其他　若结局事件极罕见或由罕见原因引起,如服用沙利度胺的女性生出海豹样儿,个案报告、病例分析或生态趋势研究也可作为参考。但因此类研究缺少对照组,通常只能用于产生假设,还需进一步开展其他研究才能验证因果关系。

(二)试验组和对照组的暴露因素和结局的测量方法是否一致(是否客观或采用盲法)

一个研究对暴露和结局的测量方式一致,才可能产生可信的研究结果。病例对照研究在明确受试者处于病例组和对照组后,回顾性调查过去暴露于某个因素的情况,因此,应特别注意病例组和对照组间对暴露因素的测量方法是否相同。对于随机对照试验和队列研究,暴露组和非暴露组已事先确定,因此,应特别注意暴露组与非暴露组间结局指标的测量方法是否一致。若研究采用了盲法,如前瞻性研究中调查者不知道暴露情况,或回顾性病例对照研究中调查者或被调查者不知道研究对象的结局和研究假设时,则研究结果可信度更高。例如,用队列研究探讨血压水平和高血压的发生情况,研究者对血压水平相对较高者可能检查更仔细,从而导致结果偏倚。实际上,当调查者知道暴露情况时,他们关心暴露组的结局是否发生,确实可能检查得更仔细,使一些原本可能忽略的结局或早期结局被检查出来,导致暴露队列该结局发生增加的结果(监测偏倚)。假设有一个病例对照研究,也是研究血压水平和高血压的关系,若调查者知道结局或研究假设,则他们询问高血压患者之前的血压水平时可能更仔细(调查者偏倚)。同样,高血压患者在回忆自己的药物暴露史时也会更仔细,对可能的暴露更敏感,更可能回忆起自己的暴露情况(回忆偏倚),从而导致结果偏倚。

上文检索到的证据中,暴露组和非暴露组血压水平检测方法和结局指标(高血压发病率)在两组间一致,相对客观。文中虽未提及是否采用盲法评定高血压发病情况,但高血压是基于血压水平判定,比较客观。

(三)随访时间是否足够长及是否随访了所有研究对象

随访时间是否合适是影响研究结果真实性的重要因素之一。随访时间太短易得到假阴性结果,从而影响研究结果的真实性。随访时间的确定与暴露因素引起结局的自然病程相关。

以"吸烟是否增加肺癌的发病风险"为例,若仅随访几周或几个月,结果发现吸烟和肺癌之间没有关系。这种情况下我们不能确定是吸烟不会引起肺癌,还是观察时间太短,吸烟的致病作用尚未表现出来。观察期的长短应根据疾病发生的自然史确定。

理想的研究状态是所有研究对象都完成随访,无失访。有的失访研究对象在某些重要研究特征方面与随访到的病例有很大差别,从而影响研究结论,即失访偏倚。失访数量直接影响研究结果的真实性。病例对照研究不涉及失访,前瞻性队列研究或随机对照试验要考虑失访对结局指标的影响。一般要求随访期间丢失的对象不应超过总观察例数的10%;一旦超过20%,很可能影响研究结果的真实性。

(四)研究结果是否符合病因推断标准

1.联系的时序性　研究病因/危险因素时,若能明确暴露因素的出现早于不良反应发生,则研究结果的真实性高。但若暴露因素和结果同时被调查,推断因果关系时必须慎重。在时间顺序的可信度上,随机对照试验、队列研究、病例对照研究和横断面调查依次降低。

上文我们检索到的证据队列研究,研究对象在进入队列观察时进行血压检测,此后,依据血压情况将队列分为不同组别(血压正常组、血压升高组和高血压组),再在队列随访过程中观察成人高血压发生情况,该研究中血压水平与高血压发生前因后果的时间顺序尚属确定。

2.联系的剂量-效应关系　暴露因素与结局间是否有剂量-效应关系是指致病效应与暴露剂量或暴露时间是否具有显著相关性。当暴露因素和结局呈现剂量-效应关系时,结果的真实性较高。

上文我们检索到的证据显示,随着血压水平的升高,高血压发病率增加,提示可能存在剂量-效应关系。

3.结果的一致性　结果的一致性是指同类研究结果的一致性,一致性越高,因果关系的可能性越大。评估一致性需要比较不同的研究,不能在一个研究内得出一致性的结论。一致性,又称为可重复性,是不同时间、不同地点、不同人群、不同研究者使用类似的研究方法重复获得相同或类似结果的可能性。被重复的次数越多,一致性越高。上文检索到的证据包含了9个以横断面调查为基础的队列研究(美国 Bogalusa 心脏病研究),其结果一致发现儿童期血压水平与成年时高血压发病率呈正相关。但这9个队列研究均是美国人群,需要进一步查询全球其他国家地区有关儿童期血压水平与成年时高血压发病风险的研究是否与美国人群研究一致。因此,如能获得全面收集了相同性质、高质量的研究结果的系统评价,得出的结论真实性更高。我们的检索发现来自不同国家和不同研究者的多个研究都提示相似的结果,但没有更高质量的队列研究提示相似的结果。

4.生物学合理性　若病因学研究揭示的因果关系有生物学合理性(如存在合理的病理、生理学机制等),则可以增加因果联系的证据,结果的真实性高。

上文我们检索到的证据提及了未提供生物学合理性的解释和讨论,可进一步查询更多相关证据进行说明。但根据专业知识分析,这种相关性有其生物学合理性。

总之,评价病因学研究证据真实性的指标中前3条最重要。若文献不能满足前3条,说明结果的真实性较差,不能作为指导临床医疗实践的证据,应继续寻找其他文献。

二、临床重要性评价

所评价文献满足了真实性评价原则后,需要进一步明确暴露与结局的因果关系是否有足够的强度和精确度,即临床重要性评价。病因学研究以联系强度来评价证据的临床意义。

(一)联系强度

联系强度以相对危险度(RR)或比值比(OR)来测量。RR 或 OR 越远离 1,则该研究因素与疾病存在因果联系的可能性越大(表9-3),重要性也越大。因为客观世界事物间存在的联系绝大多数属于一般性联系或弱联系,因此,联系强度弱并不能否定因果关系。

表9-3　相对危险度与关联的强度

相对危险度(RR)		关联的强度
0.9 ~ 1.0	1.0 ~ 1.1	无
0.7 ~ 0.8	1.2 ~ 1.4	弱
0.4 ~ 0.6	1.5 ~ 2.9	中
0.1 ~ 0.3	3.0 ~ 9.9	强
<0.1	≥10	很强

RR 或 $OR>1$ 说明有暴露史的人群发生所研究结局的危险性增加;RR 或 $OR=1$,说明有暴露史的人群发生结局的危险性和没有暴露史的人群无差别;RR 或 $OR<1$,说明暴露于可疑因素的人群发生所研究结局的危险性小于无暴露史的人,为其保护因素;RR 或 OR 离 1 越远,则关联越强。

以"儿童期血压升高是否会导致成年期高血压发生率增加"为例,若采用队列研究探讨血压与高血压发生的关系,其研究结果的四格表见表9-4。若采用病例对照研究探讨血压与高血压的关系,其研究结果的四格表见表9-5。

表9-4　血压与高血压发生的关系

暴露	高血压		合计	累计发病率
	发生	不发生		
血压高	a	b	$a+b=n_1$	a/n_1
血压正常	c	d	$c+d=n_0$	c/n_0
合计	$a+c=m_1$	$b+d=m_0$	$a+b+c+d=t$	

表 9-5 高血压组与对照组既往血压水平比较

暴露	高血压组	对照组	合计
血压升高	a	b	$a+b=n_1$
血压正常	c	d	$c+d=n_0$
合计	$a+c=m_1$	$b+d=m_0$	$a+b+c+d=t$

在队列研究中,若在 2 000 名有某种暴露的人群中,40 人出现某种结局,则 $a=40$,$a/(a+b)=$ 2%。若在 1 000 名没有这种暴露的人群中,4 人出现该不良结局,则 $c=4$,$c/(c+d)=0.2\%$。则相对危险度 $RR=2\%/0.2\%=10$。暴露人群发生这种结局的危险性是非暴露人群的 10 倍。

在病例对照研究中,调查者是按患病或不患病选择研究对象,而不是暴露与否,故不能计算"发病率",只能用 OR 来间接估计关联强度。计算方法是:$OR=(a/c)/(b/d)=ad/bc$。若纳入 100 个有某结局的患者为病例组,其中 80 人有暴露史,则 $a=80$,$c=20$;同时收集 100 个无该结局者为对照组,其中 40 人有暴露史,则 $b=40$,$d=60$。则 $OR=ad/bc=(80\times60)/(40\times20)=6$。即有暴露史的患者发生该结局的可能性是没有暴露史者的 6 倍。

上文我们检索到的证据相对危险度 RR。相对于儿童期血压正常组(非暴露组),儿童期血压升高组和高血压组(暴露组)发生成年期高血压的 RR 值分别为 1.49 和 1.71,结果表明儿童期血压升高组和高血压组分别是儿童期血压正常组的 1.49 和 1.71 倍。可见儿童期血压升高与成年期高血压的发病有关。

评估因果关联强度时,需要同时考虑研究设计的论证强度。例如:一个高质量的随机对照试验比队列研究、病例对照研究产生偏倚的机会小,因此,在随机对照试验中,即使关联强度比队列研究和病例对照研究稍小,也能确定其因果联系。此外,结局的严重程度也影响因果关联强度的评估。对某种轻微有害的结局,病例对照研究得到的 $OR<4$,可能不会引起重视。但当结局的严重程度增加时,可能需要引起重视的 OR 值会相应降低。相比病例对照研究,队列研究出现偏倚的可能性稍小,故对于较严重的结局,若 $RR>3$ 就需要引起重视。

(二)联系强度的精确度

联系强度指标的 95% CI 范围大小能反映精确度高低。95% CI 范围大说明精确度低;反之,精确度高。研究的精确度与研究结果的重要性关系密切,高精确度的研究重要性大。95% CI 范围越小,表明其精确度越高,95% CI 不包含 1 时有统计学意义。

上文检索到的证据中,给出了 RR 的 95% CI。儿童期血压升高:$RR=1.49$,95% $CI(1.34,1.65)$。儿童期高血压:$RR=1.71$,95% $CI(1.48,1.98)$,儿童期血压升高和儿童期高血压的 95% CI 均不包含 1,说明儿童期血压升高和高血压的 RR 有统计学意义。

三、适用性评价

证据的适用性,即外部真实性,是指研究结果与推论对象或目标人群以外的其他人群真实情况的符合程度,即研究结果在目标人群及日常临床实践中能够重复再现的程度。病因学证据的适用性主要从以下两个方面进行评价。

一是关注人群与证据中研究对象的人口学特征(年龄、性别、种族等)、病理生理学指标(不良反应产生的危险程度、对治疗的反应等)、社会学特征(文化程度、经济收入等)是否相似。可以从研究人群的纳入和排除标准判断自己的患者与研究中的研究对象的相似性。

二是关注人群中该暴露因素和研究中的暴露因素是否有重要不同。若证据中的暴露因素在暴露的剂量、持续时间或暴露比例等重要方面都与自己的患者不符合,则证据不适用。若关注人群中该暴露因素的暴露比例很低,则即使该暴露因素的 RR 值很大、精确度也甚高,它对关注人群的病因作用也微乎其微。如 19 世纪 70 年代的研究资料显示,口服避孕药可以增加血栓性静脉炎的发生。该证据不能用于 21 世纪的患者,因为目前口服避孕药中的雌激素含量较以前低。

本章例 9-11 为 11 岁男孩,与证据中的研究对象情况相似,因此,该男孩发展为成年期高血压的风险可参考证据中的结论,即儿童期血压升高者发生成年期高血压的风险是儿童期血压正常者的 1.49 倍 $[95\% CI(1.34,1.65)]$。

第五节　证据应用

将经过严格评价获得的真实、可靠并具有重要临床应用价值的最佳证据应用于指导疾病的临床诊治和人群防治决策,可以显著提高防治工作水平和成效。对于经过严格评价为无效甚至有害的防治措施则应予以否定,停止执行。对于尚难以确定并有期望的防治措施,可作为进一步研究的内容。

将最佳证据应用于关注的人群或患者进行决策时,务必遵循个体化原则,结合人群所处的自然与社会环境,或患者接受相关诊治决策的价值取向及具体的医疗环境和技术条件,才能实现最佳决策并顺利实施,取得预期成效。

在查询证据、评价证据、应用证据后,循证临床实践还不算完成。在实施临床决策后,我们还需要定期观察决策实施后的效果并做出相应评价。根据实施后的效果来检验我们的临床决策是否正确,不断改善和丰富我们未来的临床决策,从而不断提高和更新我们的专业知识和临床技能,更好地服务于患者。

例如,我国在对乙型肝炎病毒与肝癌的病因学问题进行 10 多年的系统研究后,于 20 世纪 90 年代中期开始推行易感人群接种乙肝疫苗预防乙型病毒性肝炎和肝癌,且取得了很好的防治效果。同时,关于某些人对乙肝疫苗反应性不好、免疫维持时间短等问题也依然在研究中。

针对本章例 9-1,医生需告知患儿相比正常者,儿童期血压升高者有发生成年期高血压的风险,但是只要积极进行身体锻炼、控制体重和注意饮食,可以降低成年期高血压的发生危险。

因此,可以给咨询者以下几点建议:①积极锻炼身体、控制体重;②树立信心,消除不良情绪;③科学、合理饮食,减少食物中食盐摄入量。

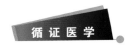

第六节 实践举例

在临床研究与临床实践中,对未知病因的疾病探索和研究一般从个案报告或病例分析开始,在此基础上提出病因假设;进而针对所提出的假设病因,收集历史资料,做回顾性病例照研究及回顾性队列研究以验证可能的病因;如获得较可靠病因的结论,则再行前瞻性队列研究或随机对照试验,以证实有关的病因假设。本节以吸烟史与肺癌发病之间的关系为例,从临床发现开始并进一步地深入探索、升华认识,直至获得真实的结论,用以展示病因证据的研究与评价过程。

一、提出问题与证据检索

通过检索,我们发现各国学者发表了大量不同类型的流行病学研究证据,经过阅读文献的题目、摘要和全文,最后选定文献"TINDLE H A,DUNCAN M S,GREEVY R A,et al. Lifetime smoking history and risk of lung cancer:results from the framingham heart study[J]. J Natl Cancer Inst,2018,110 (11):1201-1207"。

二、证据评价与应用

(一)内部真实性评价

1. 组间除所研究的暴露因素不同外,其他重要特征是否可比 在本例中,相关证据是队列研究文章,其论证强度高于病例对照研究。此外,在结果分析中,调整了年龄、性别、文化程度、饮酒等因素,即除暴露因素外,暴露组与非暴露组之间基线特征是可比的。

2. 暴露组和非暴露组对暴露因素和结局的测量方法是否一致(是否客观或采用盲法) 本例中,暴露组和非暴露组吸烟状态均采用问卷调查的方法,结局指标肺癌发病率是依据医疗记录、病理和实验室报告等,在两组间一致,相对客观。文中虽未提及是否采用盲法评定肺癌发病情况,但肺癌诊断是依据医疗记录、病理和实验室报告,比较客观。

3. 随访时间是否足够长及是否随访了所有研究对象 本例中队列研究随访期为28.7年,对全部研究对象进行随访,原始队列和其后代队列随访率分别为86%(3 905/4 541)和98%(5 002/5 122)。通过专业知识分析随访期是合理的。

4. 研究结果是否符合病因推断标准

(1)联系的时序性:研究对象在进入队列观察时未患肺癌,在进入队列之时进行吸烟状态的评

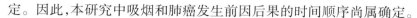

定。因此,本研究中吸烟和肺癌发生前因后果的时间顺序尚属确定。

(2)联系的剂量-效应关系:本队列研究均采用定性方法评估吸烟状况,因此,不能确吸烟与肺癌之间是否有剂量-效应关系。

(3)结果的一致性:检索发现,来自不同国家及不同研究者的多项研究都提示相似的研究结果,包括几项 Meta 分析。

(4)生物学合理性:本队列研究提及了未提供生物学合理性的解释和讨论,可进一步查询更多相关证据进行说明。但根据专业知识分析,这种相关性有其生物学合理性。

(二)临床重要性评价

1. 证据的关联强度 本研究使用的统计学指标是风险比(hazard ratio,*HR*),一般认为 *HR* 和 *RR* 具有相同的意义。现在吸烟者和曾经吸烟者患肺癌的 *HR* 分别为 7.55 和 6.47。肺癌在现在吸烟者、曾经吸烟者和从不吸烟者中的累计发病率分别为 1.97/1 000 人年、1.61/1 000 人年和0.26/1 000 人年。

2. 联系强度的精确度 本研究中现在吸烟者和曾经吸烟者患肺癌 *HR* 的 95% *CI* 分别为(4.94,11.55)和(4.20,9.96)。由此可见,95% *CI* 不包含 1,有统计学意义。

(三)适用性评价

本例中两项研究均在美国健康人群中进行,包括原始队列和其后代队列,平均年龄分别为 50 岁和 36 岁。在实践中,可通过评估临床患者与研究中的对象是否相似来判断证据是否适用于患者。

第十章

疾病诊断循证医学实践

在临床实践过程中,疾病的诊断是复杂且不确定的过程,临床医生不仅需要掌握正确诊断的相关技能,还要阅读大量的文献,结合个人的临床经验,运用多种诊断方法,最终做出正确诊断。疾病诊断通常采用两种办法:一种是模式识别法,或称为非分析法,是将患者情况与之前类似患者进行比较,发现二者相似之处,根据经验快速做出诊断;另一种是分析推理法,通过总结患者的病史特点并回顾和利用已有的知识来分析、演绎患者的诊断。优秀的临床医生会同时应用两种诊断方法,先采用快速的非分析法进行诊断,若不能解决问题,则采用较慢的分析推理法。本章介绍的概率方法就是重要的分析推理法。

第一节 定义及评价指标

一、诊断试验及金标准的定义

诊断试验是指临床上用于疾病诊断的各种试验,涉及临床采用的各种诊断手段和方法。主要作用包括:①为疾病正确诊断及其鉴别诊断提供重要依据;②判断疾病的严重程度;③估计疾病的临床过程、治疗效果及预后;④筛选无症状的患者、检测药物不良反应等。

金标准,又称为标准诊断试验、参考标准等,是指当前医学界公认的诊断疾病最可靠的诊断方法,或被广泛接受的具有高敏感度和高特异度的诊断方法。金标准的选择应结合临床具体情况,如肾脏病诊断应选用肾脏病理检查,胆石症以手术发现结石为金标准。金标准选择不当,会造成对研究对象"有病"和"无病"的错误分类,从而影响对诊断试验的正确评价。

二、评价指标

评价诊断试验准确性的指标包括敏感度、特异度、似然比、受试者操作特征曲线等。诊断试验临床应用性指标包括阳性预测值、阴性预测值等。为了便于理解,根据诊断试验和金标准的结果建立一个四格表(表10-1)。

表 10-1　评价诊断试验的四格表

诊断试验	金标准		合计
	有病	无病	
阳性	a(真阳性)	b(假阳性)	$a+b$(阳性人数)
阴性	c(假阴性)	d(真阴性)	$c+d$(阴性人数)
合计	$a+c$(患病人数)	$b+d$(非患病人数)	$a+b+c+d$(受检总人数)

(一)敏感度与假阴性率

1. 敏感度　敏感度(sensitivity,SEN),又称为真阳性率,是实际患病且诊断试验结果阳性的概率。敏感度反映被评价诊断试验发现患者的能力,该值越大越好,敏感度只与患病组有关。能够诊断出尚处于初期或早期的目标疾病的诊断试验,或能够反映目标疾病微小变化的诊断试验为敏感性诊断试验。敏感度的计算公式如下。

$$SEN = \frac{a}{a+c} \times 100\%　　　　　　　（式10-1）$$

2. 假阴性率　假阴性率(false negative rate,FNR),又称为漏诊率,是实际患病但诊断试验结果为阴性的概率。其与敏感度为互补关系,也是反映被评价诊断试验发现患者的能力,该值越小越好。FNR的计算公式如下。

$$FNR = \frac{c}{a+c} \times 100\% = 100\% - SEN　　　　　（式10-2）$$

(二)特异度与假阳性率

1. 特异度　特异度(specificity,SPE),又称为真阴性率,是实际未患病且诊断试验结果为阴性的概率,反映鉴别未患病者的能力,该值越大越好。特异度只与未患病组有关。用于鉴别诊断的诊断试验特异度达到85%以上者可称为高特异度的诊断试验。特异度的计算公式如下。

$$SPE = \frac{d}{b+d} \times 100\%　　　　　　　（式10-3）$$

2. 假阳性率　假阳性率(false positive rate,FPR),又称为误诊率,是实际未患病而诊断试验结果为阳性的概率。与特异度为互补关系,也是反映鉴别未患病者的能力,该值越小越好。假阳性率的

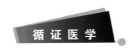

计算公式如下。

$$FPR = \frac{b}{b+d} \times 100\% = 100\% - SPE \qquad (式10-4)$$

(三)似然比

似然比(likelihood ratio,LR)在应用敏感度和特异度评价诊断试验时,两者彼此需独立进行。但实际诊断试验中两者的关系存在本质的联系,相互牵制,不可截然分开。不同的诊断试验临界值具有不同的敏感度和特异度。敏感度升高,特异度下降;特异度升高,敏感度下降。因此,评价诊断试验时仅描述敏感度和特异度远不能反映诊断试验的全貌。似然比是反映敏感度和特异度的复合指标,可全面反映诊断试验的诊断价值,而且非常稳定,比敏感度和特异度更稳定,更不受患病率的影响。

1. 阳性似然比 阳性似然比(positive likelihood ratio,LR+)为出现在金标准确定患病的受试者阳性试验结果与出现在非患病受试者阳性试验结果的比值大小或倍数,即真阳性率与假阳性率之比,因此,LR+越大,表明该诊断试验误诊率越小,也表示患目标疾病的可能性越大。LR+的计算公式如下。

$$LR+ = \frac{真阳性率}{假阳性率} = \frac{SEN}{1-SPE} \qquad (式10-5)$$

2. 阴性似然比 阴性似然比(negative likelihood ratio,LR−)为出现在金标准确定患病的受试者阴性试验结果与出现在非患病受试者阴性试验结果的比值大小或倍数,即假阴性率与真阴性率之比,因此,LR−越小,表明该诊断试验漏诊率越低,也表示患目标疾病的可能性越小。LR−的计算公式如下。

$$LR- = \frac{假阴性率}{真阴性率} = \frac{1-SEN}{SPE} \qquad (式10-6)$$

(四)准确度与约登指数

1. 准确度 准确度(accuracy,AC)表示诊断试验中真阳性例数和真阴性例数之和占全部受检总人数的百分比,反映正确诊断患病者与非患病者的能力。准确度高,真实性好。准确度的计算公式如下。

$$AC = \frac{a+d}{a+b+c+d} \times 100 \qquad (式10-7)$$

2. 约登指数 约登指数(Youden index,YI),又称为正确诊断指数,是一项综合性指标。该指数常用来比较不同的诊断试验。约登指数在0~1范围变动。判断诊断试验能正确判断患病和非患病的总能力,约登指数越大,其真实性越高。约登指数的计算公式如下。

$$YI = (SEN+SPE) - 1 \qquad (式10-8)$$

(五)患病率与预测值

1. 患病率 患病率(prevalence,P)是指金标准诊断的阳性患者占全部受检总人数的比例,不是自然人群中的患病率。患病率的计算公式如下。

$$P = \frac{a+c}{a+b+c+d} \times 100\% \qquad (式10-9)$$

2. 预测值　预测值(predictive value, PV)是反映应用诊断试验的检测结果来估计研究对象患病或不患病可能性大小的指标。根据诊断试验结果的阳性和阴性,将预测值分为阳性预测值和阴性预测值。

阳性预测值(positive predictive value, PV+)是指诊断试验结果为阳性者中真正患者所占的比例。对于一项诊断试验来说,阳性预测值越大,表示诊断试验阳性后研究对象患病的概率越高。阳性预测值的计算公式如下。

$$PV+ = \frac{a}{a+b} \times 100\%$$ （式10-10）

阴性预测值(negative predictive value, PV−)是指诊断试验结果为阴性者中真正无病者所占的比例,阴性预测值越大,表示诊断试验阴性后研究对象未患病的概率越高。阴性预测值的计算公式如下。

$$PV- = \frac{d}{c+d} \times 100\%$$ （式10-11）

在影响预测值的因素中,除诊断试验的敏感度、特异度外,还有该人群中疾病的患病率。预测值与三者的关系如下。

$$PV+ = \frac{P \times SEN}{P \times SEN + (1-P) \times (1-SPE)}$$ （式10-12）

$$PV- = \frac{(1-P) \times SPE}{P \times (1-SEN) + (1-P) \times SPE}$$ （式10-13）

当患病率固定时,诊断试验的敏感度越高,则阴性预测值越高;当敏感度达100%时,若诊断试验结果阴性,则可肯定研究对象无病。诊断试验的特异度越高,则阳性预测值越高;当特异度达100%时,若诊断试验结果阳性,则可肯定研究对象有病。

当诊断试验的敏感度和特异度确定后,阳性预测值与患病率成正比,阴性预测值与患病率成反比。一般人群中某病的患病率越高,所诊断的病例数就越多,阳性预测值也就越高。但对患病率低的疾病,即使诊断试验的敏感度和特异度均较高,其阳性预测值也不高。所以将诊断试验用于普通人群疾病筛查时,因患病率很低,会出现很多假阳性,阳性预测值也会很低。

(六)验前概率和验后概率

验前概率(pre-test probability)是指被金标准确诊的全部阳性病例占该诊断试验总病例的百分率,验前概率也是该试验的患病率。注意:该"患病率"并不是真正意义上的患病率,两者不能混为一谈。

验后概率(post-test probability)主要指诊断试验结果为阳性或阴性时,对患者患目标疾病可能性的估计。验前概率和验后概率常被用来评价诊断试验。临床医生希望了解当诊断试验为阳性时,患目标疾病的可能性有多大,阴性时排除某病的可能性有多大,这就需要用验后概率来进行估计。如果验后概率相对验前概率改变越大,则该诊断试验被认为越重要。

验前概率(患病率) = (a+c)/(a+b+c+d) （式10-14）

验前比 = 验前概率/(1-验前概率) = 患病率/(1-患病率) （式10-15）

验后比 = 验前比×阳性似然比 （式10-16）

$$验后概率 = 验后比/(1+验后比) \qquad (式10-17)$$

(七)诊断比值比

诊断比值比(diagnostic odds ratio, DOR)是指患病组中诊断试验阳性的比值(真阳性率与假阴性率之比)与非患病组中诊断试验阳性的比值(假阳性率与真阴性率之比)。诊断比值比计算公式如下。

$$DOR = \frac{a/c}{b/d} \qquad (式10-18)$$

(八)受试者操作特征曲线下面积

诊断试验结果以连续分组或计量资料表达结果时,将分组或测量值按大小顺序排列,随意设定出多个不同的临界值,从而计算出一系列的敏感度/特异度(至少5组),以敏感度为纵坐标,"1-特异度"为横坐标绘制的曲线称为受试者操作特征(receiver operator characteristic, ROC)曲线。因ROC曲线由多个临界值相应的敏感度和假阴性率(1-特异度)构成,曲线上各点表示相应临界值的敏感度和特异度,故ROC曲线综合反映了诊断试验的特性,即诊断试验对目标疾病的诊断价值,也可以确定诊断试验最佳临界点。当患病率接近50%时,最佳临界值最接近左上角那一点。当患病率极低或甚高时,最佳临界值点不在最接近左上角那一点。ROC曲线下面积(area under curve, AUC)可以反映诊断试验的准确性。ROC AUC 在 0.5 ~ 1.0。若 AUC 为 0.5,说明该诊断试验没有诊断价值;若 AUC 在 0.5 ~ 0.7,说明该诊断试验准确性较低;若 AUC 在 0.7 ~ 0.9,说明该诊断试验有一定的准确性;若 AUC>0.9,说明该诊断试验准确性较高。AUC 可以用于比较不同诊断试验的诊断效率。可根据梯形原理直接地计算 AUC,目前常用估计 AUC 及其 SE 的是非参数统计方法,AUC 的 95% CI 为 (AUC±1.96SE)。

第二节　提出和构建临床问题

面对越来越多的实验室诊断技术,临床医生应怎样科学快速地选择呢?为避免盲目选择和应用,临床医生需要了解不同诊断技术和方法诊断某种疾病的准确性、安全性、适用性和经济性。如血清抗-PPD 抗体对结核病的诊断价值,肿瘤标志物对肿瘤的诊断价值,以及血清铁蛋白诊断缺铁性贫血的价值等。临床工作中医生常通过查询他人的研究结果来解决这些临床问题。

【例10-1】　患者,男,45岁,泡沫尿、双下肢水肿 2 个月。入院后完善相关检查。尿常规:蛋白(++++),红细胞数正常;尿蛋白定量 7.8 g/24 h。血浆白蛋白 20 g/L。肾功能:尿素氮 5.6 mmol/L,肌酐 75 μmol/L,尿酸 361 μmol/L。血清抗磷脂酶 A_2 受体抗体阳性。既往体健。拟诊断特发性膜性肾病,建议患者肾穿刺活检以明确诊断。患者明确拒绝肾穿刺活检。那么此时,根据临床表现及实验室检查是否能明确诊断患者为特发性膜性肾病呢?

为了明确临床问题和方便检索,下面按照 PICO 原则重新构建和转化临床问题。

P:怀疑特发性膜性肾病者。

I:实验室检查。

C:肾脏穿刺。

O:特发性膜性肾病诊断。

由此将问题转化为可以回答的临床问题:能否通过血清抗磷脂酶 A_2 受体抗体检测来确诊特发性膜性肾病?

第三节　证据检索

一、选择数据库

经过循证评估和筛选的诊断信息资源有 UpToDate、Best Evidence、EBM Guideliness、Medion 数据库、国际临床化学联合会(IFCC)数据库、Cochrane 图书馆。

未经过循证评估和筛选的诊断信息资源有 PubMed、Embase 和中国生物医学文献数据库。

二、制定检索策略

以 Web of Science 为例介绍例 10-1 问题数据库检索过程,输入"PLA2R AND membranous nephropathy",共检出相关原始文献 631 篇,未检出系统评价。仔细阅读题目和摘要,选择"WU X P,LIU L,GUO Y L,et al. Clinical value of a serum anti-PLA2R antibody in the diagnosis and monitoring of primary membranous nephropathy in adults[J]. Int J Nephrol Renovasc Dis,2018,11:241-247"回答所提出的临床问题(以下简称该研究)

第四节　证据评价

通过检索发现了可能有用的资料,必须考虑研究证据是否真实、可靠,还要评估该结果能否用于当前的患者。为此需要评价研究结果的真实性、临床重要性和适用性,具体条目见表 10-2。

表 10-2 诊断试验证据评价条目

评价项目	条目
真实性	是否与诊断目标疾病的参考标准或金标准独立地进行了盲法比较
	是否纳入适当的研究对象(这些研究对象与临床实践中的对象是否相似)
	诊断试验的检测结果是否会影响金标准(或参考标准)的实施
	诊断试验的方法在另一组研究对象中是否也能得到可靠的结果
重要性	诊断试验准确性评价
	诊断试验临床应用价值评价
适用性	自己的患者与研究中的研究对象是否存在较大的差异而导致不能直接应用研究结果
	自己的患者对诊断试验的期望和选择如何
	诊断试验结果是否改变了自己对患者的处理

现将各条评价标准的主要内容汇总如下。

一、诊断试验的真实性评价

循证医学对诊断试验的要求,首先在于它的真实性,即能及时对患者做出正确的诊断。在众多的诊断试验中,筛选具有真实性的试验,必须有严格的条件,目前国际上通用的评估原则如下。

(一)是否与诊断目标疾病的参考标准或金标准独立地进行了盲法比较

在诊断试验的研究过程中,每个患者要进行两项试验,然后将新诊断试验结果与金标准诊断结果比较,才能判断新诊断试验是否可靠、是否具有真实性。做这项新诊断试验的技师或医生,事先不应知晓金标准对患者检测的结果,应在盲法之下进行试验,这样可避免人为的偏倚,使该试验更具有科学性,其结果更具有真实性。最后列出四格表计算各项指标,根据敏感度、特异度及阳性似然比确定该项诊断试验有无临床应用价值。

以该研究为例,金标准和新诊断试验如下。

金标准:肾穿刺活检。由一名经验丰富的临床医生完成肾穿刺活检操作,肾组织由一名不知道实验室检查结果的病理科专家诊断。该研究符合第一条评价原则。

新诊断试验:采用酶联免疫吸附试验法检测患者血清抗磷脂酶 A_2 受体抗体水平。

(二)是否纳入了适当的研究对象

研究和使用新诊断试验的目的,就是既要提高目标疾病的诊断水平,又要提高临床疑似目标疾病的良好鉴别诊断水平。因此,在选择与确定试验的对象方面,应该在"金标准"诊断的条件下,设置两组研究对象:目标疾病组即被金标准肯定的研究病例,为了使研究结果具有对该病的代表性和适用性,理应选择病程不一、损害程度不一的病例。至于性别与年龄,则不宜做特别限制,而对具有多种合并症的目标病例,则不宜纳入。对照组即纳入与目标病例相对照的、非目标疾病且临床往往不易鉴别诊断的病例,这就是新诊断试验的另一个重要功能。因此,设置对照组的重要价值是:其研究对象必定是临床上与目标病例相似的疾病患者,而不能选择无疾病的健康人作为对照,这点非常重要。用健康者做诊断试验,其结果必然是试验的特异度很高,但实际诊断价值却不大。倘若是以建立某种正常参考值为目的,用健康者作为对照则是可以的。

以该研究为例,目标疾病组和对照组如下。

目标疾病组(原发性膜性肾病):除系统性红斑狼疮、乙型肝炎病毒、肿瘤、药物性继发性膜性肾病等临床因素外,肾组织病理诊断为原发性膜性肾病。

对照组(继发性膜性肾病):①膜性狼疮性肾炎。根据2012年系统性狼疮国际合作诊所修订的系统性红斑狼疮分类,肾组织病理诊断为膜性肾病。②乙型肝炎病毒相关性肾小球肾炎。血清乙型肝炎表面抗原(HBsAg)阳性,除系统性红斑狼疮、肿瘤、药物等临床因素外,肾组织病理诊断为膜性肾病,肾组织HBsAg和(或)乙型肝炎核心抗原(HBcAg)阳性。③非典型膜性肾病。除肾小球基底膜增厚外,光镜下还有系膜细胞和系膜基质增生;电镜显示肾小球上皮细胞、基底膜、内皮下、系膜等区域有IgG、IgA、IgM、C3、C1q等类型的电子致密沉积物。

根据作者描述,该研究纳入的目标疾病组的研究对象为连续性病例,包括了各种情况的特发性膜性肾病患者,而且对照组研究对象临床上与目标病例相似。

(三)诊断试验的检测结果是否会影响金标准(或参考标准)的实施

如果标准诊断(或参考标准)是确切可靠的金标准,那就不会顾及新开展的诊断试验结果如何,这对诊断都不会有所改变。如果本来使用的诊断标准就不可靠,一旦发现新诊断试验结果与原来的诊断有所不同,有时就会难以取舍,必须继续观察以明确患者的诊断,然后进一步判断原来的标准诊断是否存在问题,以及新诊断试验是否真正可靠,这对我们提高临床诊断水平是有益的。因此,在评价时,一方面要考虑金标准的选择是否恰当,另一方面要考虑新诊断试验是否真有新的发现。

以该研究为例:纳入的64例目标疾病组患者和40例对照组患者均经过肾穿刺活检。根据作者描述,该研究纳入的研究对象均进行了同样的金标准检测。

(四)诊断试验的方法在另一组研究对象中是否也能得到可靠的结果

在判断一项可靠的诊断试验的真实性时,应考虑该试验的重复性,如重复测定同一标本的结果接近,说明测定数值稳定、结果可靠。因此,只要是疾病相同,不论在何处应用该项试验,其结果都应是一致的。即使在另一组病例中,对特定目标疾病的诊断也应具有同样的真实性。在评价诊断试验时,应了解作者是否采用同样的试验对不同组的病例进行了检查,并且能否得到同样的结果。

二、诊断试验的重要性评价

诊断试验的重要意义在于它能够正确地诊断和鉴别受试者是否有特定的目标疾病,试验的结果能够让医生做出的诊断更可靠。下面从两方面对这些内容予以阐述。

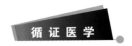

（一）敏感度、特异度和似然比

诊断试验的敏感度越高,则假阴性(c)越小。c在临床上相当于漏诊,当敏感度接近100%时,c接近0,即不会漏诊;c越小,阴性预测值[$d/(c+d)$]越大,阴性结果的价值越大。因此,高敏感度的试验在临床上用于:①阴性结果排除诊断;②当漏诊会造成严重后果时,如烈性传染病的筛查、献血员经血传播疾病的筛查等;③无症状患者的早期筛查,如肿瘤的早期筛查等。

诊断试验的特异度越高,则假阳性(b)越小。b在临床上相当于误诊,特异度越高,误诊越少。随着b减小,阳性预测值[$a/(a+b)$]增加,阳性结果价值增大。因此,高特异度的试验在临床上用于:①疾病确诊;②疾病预后严重,假阳性结果会造成严重精神负担,或疾病的治疗措施会对患者造成严重伤害时,如恶性肿瘤的诊断。

诊断试验不能只看敏感度或特异度,有些诊断试验敏感度很高,但特异度很低,应用价值不大。似然比可被看作反映敏感度、特异度的综合指标,反映验后概率和验前概率的差别。一般认为:①似然比>10或<0.1能使验后概率发生较大改变,往往能确诊疾病或排除疾病;②似然比在5~10或0.1~0.2,验后概率较验前概率有中等程度改变,很可能能够确诊或排除疾病;③似然比在2.0~5.0或0.2~0.5,验后概率较验前概率有一定改变;④似然比在1.0~2.0或0.5~1.0,验后概率近似于验前概率,试验价值很小;⑤若似然比=1,则验后概率等于验前概率,试验完全无价值。

以该研究为例:血清抗磷脂酶A_2受体抗体诊断特发性膜性肾病的敏感度为87.5%,特异度为80%,阳性预测值为87.5%,阴性预测值为80%,阳性似然比为4.375,阴性似然比为0.156(表10-3)。

表10-3　评价诊断试验的四格表　　　　　　　单位:例

血清抗磷脂酶A_2受体抗体	肾穿刺活检		合计
	特发性膜性肾病组	对照组	
阳性	56(真阳性)	8(假阳性)	64(阳性人数)
阴性	8(假阴性)	32(真阴性)	40(阴性人数)
合计	64(患病人数)	40(非患病人数)	104(受检总人数)

（二）该试验有用吗

诊断试验敏感度、特异度、似然比越大,其价值越大、越有用。如果诊断试验的敏感度、特异度之和为1,即约登指数(敏感度+特异度-1)为0,则验后概率等于验前概率,诊断试验无价值。约登指数>0.5,诊断试验才可能有价值。

从ROC曲线也可以判断诊断试验的重要性。若AUC较大,则试验较理想;ROC曲线越靠近45°对角线,则曲线上各临界点的似然比越小,试验的价值也越小。

以该研究为例:约登指数为0.675。血清抗磷脂酶A_2受体抗体诊断特发性膜性肾病的$AUC \approx$0.74(图10-1)。

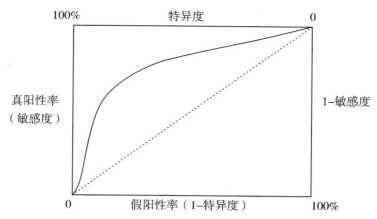

图 10-1 血清抗磷脂酶 A_2 受体抗体诊断特发性膜性肾病的 ROC 曲线

三、诊断试验的适用性评价

经过证据评价,确定其真实、有效后应考虑如下问题:该证据能否用于当前的患者? 如何将证据用于当前的患者? 证据的适用性如何?

(一)该试验能否在本单位运用并能进行正确检测

评价在报道的资料中,是否明确地叙述了试验试剂、操作步骤与方法、检测对象与注意事项,以便医生结合本单位情况考虑能否开展该项试验,以及有无经济效益等。例如,在设有专科门诊的医院开展肾动脉造影检查,诊断青年性高血压;或在血液专科门诊开展血红蛋白电泳检查,对长期贫血的患者,阳性率较高,诊断价值较大。但是上述检查在基层医院诊断一般的高血压及贫血患者时,则阳性率很低,开展后实用价值不大,经济效益明显受到影响。

(二)该试验在临床上是否能够合理估算患者的验前概率

这个问题与 3 个因素有关:一是医生本人有无足够的临床经验,二是该病在当地的发生情况(群体的患病率),三是诊断试验检测的范围是否符合本医院的病例。临床医生在掌握以上基本情况后,发现新诊断试验确实可靠,能够及时对目标疾病进行检测,这样对患者的验前概率做出恰当的估计后,通过检测就可能达到早期诊断的目的,体现出诊断试验的临床实用价值。

(三)该试验得到的验后概率是否有助于医生对患者的处理

计算验后概率后,要了解该值是否已跨越诊断—治疗阈值。如已跨越,说明诊断已明确,就应该及时治疗,使患者及早获得最佳效果。如果验后概率没有超越诊断—治疗阈值,仍在阈值 A、B(图 10-2),则应进一步检查并给予适当治疗,以免延误病情。因此,验后概率的计算有利于患者尽早达到治疗的目的,对患者的处理肯定也有实用性。

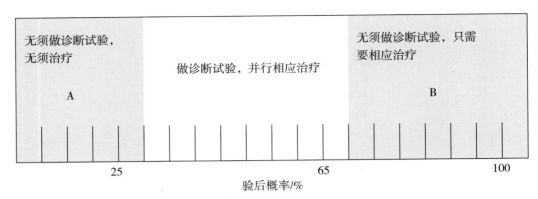

图 10-2 诊断试验的验后概率与临床决策

以该研究为例,计算验前概率、验后概率等指标。

验前概率(患病率)= $(a+c)/(a+b+c+d)\times100\% = 61.5\%$ 。

验前比 = 验前概率/(1−验前概率) = 1.60 。

验后比 = 验前比×阳性似然比 = 7 。

验后概率 = 验后比/(1+验后比)×100% = 87.5% 。

根据此结果,若患者血清抗磷脂酶 A_2 受体抗体阳性,则可不行肾脏穿刺活检,直接按照特发性膜性肾病进行相应治疗。

综上所述,对诊断试验的评价标准,比临床流行病学应用的评价标准更严格,评估的难度也有所增加。要从真实性、重要性、实用性 3 个方面进行评估,然后提供循证医学在诊断方面的最佳证据。

第十一章

疾病治疗循证医学实践

临床治疗的目的是通过最有效且最安全的治疗措施(或证据),获取相关疾病治疗的最大预期效果。在医学治疗实践中,如何选择与应用最新最佳的研究证据指导自己对患者的治疗决策,是一个极大的挑战。治疗在循证学中更确切的表述是"干预",它包括药物治疗、手术治疗、生活方式干预(如戒烟、运动、饮食等)和社会活动(如健康教育计划);干预不仅针对个体医疗活动,还针对群体医疗行为,既包括治疗也包括预防,可以表述为"干预性研究证据"。

第一节 治疗性研究概述

临床上对任一疾病的治疗或干预措施往往十分丰富,因而临床医生采用的治疗性证据也可能是多样化的。治疗疾病和防治疾病恶化是临床医学的基本目标。治疗性研究与评价是指在临床实践中以人为研究对象,应用医学科研的理论和方法,通过科学严谨的设计和精确的测量对所研究或选择治疗的效果进行客观的评价,以达到提高治愈率、降低病残率及病死率、提高生存质量、改善人体健康的目的。简言之,考察防治性措施疗效和安全性的研究称为治疗性研究,由治疗性研究提供的临床证据称为治疗证据。临床医生要关注治疗目的,通过最有效且最安全的治疗措施(或证据),获取相关疾病治疗的最大预期效果。临床医生只有在明确某一疾病最佳治疗目的的前提下,针对患者的某一特殊问题,检索与掌握相应文献资料,方可有的放矢。

一、治疗性研究常用的设计方案

防治问题和防治性研究是临床中最活跃的部分,提高治疗性研究的科研设计水平,有助于提高临床的治疗水平。临床研究的许多设计方案可以用于治疗性研究。按方法划分,临床研究可以分为两大类:试验性研究和观察性研究。试验性研究包括随机对照试验、前后对照试验、交叉对照试验等。观察性研究包括描述性研究、病例对照研究和队列研究,其中病例对照研究与队列研究均设立对照组进行比较,论证强度比描述性研究高,又称为分析性研究。按时向划分,临床研究可以分为前瞻性研究(如随机对照试验、交叉对照试验、前瞻性队列研究等)、回顾性研究(回顾性病例分析、回顾性队列研究等)及描述性研究(横断面调查、个案报告等)。

随机对照试验是在人群中进行的前瞻性、用于评估医学干预措施效果的试验性对照研究,是目前评估医学干预措施效果最严谨、最可靠的科学方法,被国际公认为评价干预措施的金标准。它把研究对象随机分配到不同的比较组,每组施加不同的干预措施,然后通过适当时间的随访观察,比较组间重要临床结局发生频率的差别,以定量估计不同措施的作用或效果的差别。随机对照试验是先因后果,与病例对照的先果后因不同,它的逻辑是正序。

随机对照试验的优点:①随机化分组方法可以最大限度地避免临床试验设计、实施中可能出现的各种偏倚;②可以平衡混杂因素,使组间的可比性好;③显著性检验合理且统计方法简单,统计学检验的有效性高;④研究对象诊断明确。

随机对照试验的缺点:①使用安慰剂不当可以导致医德方面的问题;②样本量大,研究周期长;③患者由纳入标准和排除标准选择,代表性较差。

设计研究方案时应遵循以下原则:①科学性原则,即选择控制因素是合理的,符合假设中的理论框架,保证研究方案的有效性;②可行性原则,即调查方案内容的设计必须从实际出发,具有可行性;③有效性原则,即在一定的经费约束下,研究结果的预期精度可以满足研究目的的需求。

随机对照试验的设计要遵循 3 个基本原则,即随机化分组、设置对照组和应用盲法。

1. 随机化原则　随机化是临床科研的重要方法和基本原则。随机化原则就是所有研究对象都有相同的机会被分配到干预组或对照组,而不受研究者或研究对象主观意愿左右。常用的随机分配方法有简单随机法、分层随机、区组随机法等。

2. 对照原则　所谓对照,即设立条件相同及诊断一致的一组对象,接受某种与试验组不一样的试验措施,目的是与试验组的结果进行对照性的比较,以证明两组(或多组)间结果的差异及其程度。对照可分为空白对照、自身对照、安慰剂对照、配对对照、阳性药物对照、历史性对照、同期随机对照等。

3. 盲法原则　所谓盲法原则,是指在临床研究中,如果参加研究的研究者或受试者都不知道受试者分配的所在组别及其接受的是研究措施还是对照措施,这种研究的方法称为盲法研究。盲法研究可以有效地避免研究者或受试者的测量偏倚和主观偏见。盲法可以分为单盲法、双盲法和三盲法。

二、影响治疗性研究的常见偏倚

偏倚(bias):即系统误差,是指由研究人员、设备或研究方法等因素导致研究结果系统地偏离了真实值。与机遇不同,偏倚的存在总是造成研究结果高于真实值或低于真实值,因而具有方向性。在研究工作中定量估计偏倚大小很困难,而确认偏倚方向相对较容易。当偏倚使研究结果高于真实值时,称为正偏倚;反之称为负偏倚。偏倚可发生于研究的各个阶段。

治疗性研究中的偏倚一般分为 3 类:选择偏倚、测量偏倚和混杂偏倚。三者分别存在于研究的设计阶段、实施阶段和分析阶段。偏倚主要通过严格的设计加以避免,随机分配就能最大限度地避免选择偏倚。

(一)选择偏倚

选择偏倚(selection bias)是指选择研究对象和分组时由人为干预导致的偏倚。选择偏倚在治疗性研究和观察性研究中有不同的表现。在治疗性研究中,选择偏倚主要表现在分组方面,如研究者有意将病情轻、病史短、治疗反应好、依从性好的患者分为一组,而将相反情况的患者分为另一组,由于两组患者在观察开始时就存在除干预措施以外的差异,其治疗效果必然会偏离真实值,两组比较就失去真实性。

(二)测量偏倚

测量偏倚(measurement bias)是指测试观察指标时,受人为倾向的影响而造成的偏倚,由于测量的非规范化操作、测量仪器的差异、测量频度与强度的差异及对影像资料判断或量化的差异,歪曲了真实性,从而产生测量偏倚。

(三)干扰

干扰(intervention)是指试验组的患者额外地接受了类似试验药物的某种有效制剂,从而人为地造成一种夸大试验组疗效的假象。

(四)沾染

沾染(contamination)是指对照组的患者额外地接受了试验组的药物,从而人为地造成一种夸大对照组疗效的虚假现象。

(五)霍桑效应

在治疗性研究中,研究者对自己感兴趣的研究对象较对照者往往更关照和仔细;而被关照的患者对研究人员又极可能报以过分的热情,从而对治疗反应报喜不报忧。这是人们因为成了研究中特别感兴趣和受注意的目标而改变其行为的一种倾向。这种人为地引起夸大客观效果的现象称为霍桑效应(Hawthorne effect)。这与干预的特异性无关,是一种心理、生理效应,对疗效产生正向效应的影响。

(六)安慰剂效应

安慰剂效应(placebo effect)是指研究对象使用了与有效药物在外形、颜色、味道和气味上难以区别的安慰剂(模拟剂)后,产生一些类似于治疗药物的作用,包括治疗效应或不良反应。

(七)向均数回归现象

向均数回归现象(regression to the mean)是指某些具有异常测量指标的患者即使不接受治疗,在其后的连续测量中,这些指标也有向正常值接近的趋势。如患者血压或某些生化指标在初试时处在异常水平,然而,在未干预或无效治疗的条件下复试,可能有些恢复到正常水平。这种现象可能因测量值围绕均数值上下波动引起,也可能是测量指标的生理波动而并非干预所致。向均数回归现象可以造成治疗有效的假象。对同一个体的相关测量指标在相同条件下、不同时间多次测量后取其均数,可以减小其对结果的影响。

(八)机遇

机遇(chance),即随机误差或抽样误差所致的偏倚。其大小可以用系统学方法进行估计,即这种误差表现为研究结果随机地高于或低于真实值。随机误差在抽样研究时不可避免,我们只能将其发生控制在一定的范围内。

(九)依从性

依从性(compliance)是指患者执行医嘱的客观应答反应的程度。全面认真地执行医嘱,按规定方案接受治疗和检查者,称为依从性好,反之,则是不依从(non-compliance)或依从性不好。患者的依从性影响研究质量,一般力争将依从率控制在10%以内。提高患者依从性的措施:加强患者依从性的教育,尽量选择简单、易行的治疗方案,提高医务人员的服务态度和医疗技术水平,及时处理药物不良反应等。

偏倚的产生不可避免,但可以使其影响程度最小化,如采取扩大样本量、多次取值平均化、双盲及三盲法设计、改进服务态度、提高医疗质量等措施防治偏倚的发生。

第二节 提出和构建临床问题

一、提出临床问题

治疗性研究问题可以由患者提出,也可以由医生根据患者的临床情况提出。提出一个好问题,用可靠方法来回答这个问题,是提高临床研究质量的关键。提出一个构建很好的问题对临床医生非常重要:①将有限时间集中在与患者需要直接相关的证据上(患者角度),集中在直接与自己临床实践相关的证据上(医生角度);②提高针对性,帮助制定高产出的证据收集策略;③形成一种回答问题时可采用的、有用的模式;④转诊患者或与同事交流时临床问题更清晰;⑤教学时使学员更容易理解所教内容,形成终身学习模式;⑥综合新旧知识,强化好奇心,有利于帮助自己更好、更快地决策。

【例11-1】患者,男,50岁,以"活动后心慌、胸闷、气短乏力1月余"就诊。患者在1个月前于活动后出现胸闷、气短、乏力症状,活动耐量降低。体格检查:心浊音界扩大,二尖瓣听诊区闻及收缩期Ⅱ/6级吹风样杂音,双下肢轻度凹陷性水肿,双肺呼吸音尚清。心脏彩超:节段性室壁运动异常,左心室增大,左心收缩功能减低(射血分数40%)。心电图:前壁陈旧性Q波。既往史:3年前患急性心肌梗死,并行冠状动脉支架置入术及依那普利、倍他乐克等常规抗心力衰竭药物治疗。临床诊断:冠状动脉粥样硬化性心脏病陈旧性前壁心肌梗死合并心力衰竭。抗心力衰竭药物治疗问题:目前已经给予患者充分常规抗心力衰竭药物治疗,但疗效欠佳,新型抗心力衰竭药物沙库巴曲缬沙坦的疗效是否优于依那普利?

二、构建临床问题

医生在医疗实践中遇到上述具有临床意义的问题,并且该问题可通过检索当前可得的最佳证据来帮助临床决策,应对能回答该临床问题的信息需求进行分析和整理,并构建临床问题。通常这类临床问题可以分解为PICO原则4个要素。下面按照PICO原则构建例11-1的临床问题。

P:心肌梗死合并心力衰竭的中年男性患者。

I:应用沙库巴曲缬沙坦治疗。

C:将常规抗心力衰竭药物依那普利作为对照。

O:死亡或因心力衰竭住院。

由此可见,临床问题就是:患者服用沙库巴曲缬沙坦或依那普利治疗心力衰竭,疗效孰优孰劣?

第三节　证据检索

一、循证医学文献检索的特点

根据循证医学实践提出的患者特定临床问题,采取PICO策略进行检索。临床医生要通过证据检索的方法解决临床问题,事先要问自己4个问题:①该问题能否通过检索解决? ②我期望得到什么样的答案? ③哪种类型的资料可能包含这些答案? ④哪里有这样的资料?

原始研究证据的分级依次为随机对照试验>队列研究>病例对照研究>病例系列和专家意见。临床证据主要来自设计良好的随机对照试验和*CI*较窄、基于随机对照试验的系统性评价或Meta分析。

选择数据库时,优选summaries类数据库,如Clinical Evidence、DynaMed、BestPractice(适合年轻

医生）、UpToDate（专注于中国医生的数据库）、Essential Evidence Plus。检索结果不佳时，可以选择非 summaries 类数据库，如 PubMed、Embase、Cochrane 图书馆、OVID EBM。

二、制定检索策略

在治疗性研究中，确定检索策略的第一步是对所提出的临床问题进行仔细分析，通常选择 PICO 中的分解词汇作为关键词。参考将要检索的数据库词典，选择与已分解的独立词汇最相适应的词汇进行转化。根据需要采用 And、Or 或 Not 对词汇进行最佳组合，然后进行检索。数据库为检索者提供了很多检索限定项目，可根据需要进行选择，如出版年限、出版类型、语言、年龄组、性别等。例 11-1 的检索词为 myocardial infarction、heart failure、sacubitril valsartan sodium tablets、enalapril 等。根据检索词，我们选择最佳数据库进行检索，检索出随机对照试验或系统评价，再结合患者的具体情况进行评价。同时要评价其真实性、重要性和适用性。

第四节　治疗性研究的证据评价

一、治疗性研究证据的真实性评价

（一）研究对象是否进行随机化分组

随机化（randomization）是临床科研的重要方法和基本原则之一。在抽样研究中，抽取或分配样本时，每一个研究对象或观察单位都有完全均等的机会被抽取或分配到某一组，而不受研究者或研究对象主观意愿左右。随机化的目的是使每一病例进入试验组或对照组的概率相同，排除选择偏倚，使被抽取的研究对象能最好地代表其所来源的总体人群，或使各比较组间具有最大限度的可比性，避免偏倚，使研究结论更可靠。随机化包括随机抽样与随机分配（组）。

随机化的意义：①避免主观因素的参与；②控制系统的误差；③对于试验中意想不到的因素起平衡作用；④随机化是统计推断的基础。

在治疗性研究中，研究对象对治疗的反应不仅受治疗因素的影响，还受许多其他因素的影响，如年龄、性别、体重、病情严重程度、并发症等。这些已知和未知的影响因素通常称为混杂因素。有很多办法可以消除影响研究结果的已知混杂因素，如采用随机分层配比、抽样分层分析等方案；而未知因素的影响很难被消除，随机分组原则就能很好地避免未知混杂因素给统计学结果带来的影响。一般来说，所采用的随机分配方案会清楚地标识在文章的题目和摘要里。

例如：PARADIGM-HF 是一项随机双盲的大型Ⅲ期临床试验，平均随访时间长达 27 个月，是心力衰竭指南里程碑式的研究，对临床实践的影响非常深远。该研究共纳入了 8 399 名纽约心脏病学会（NYHA）心功能分级为Ⅱ～Ⅳ级的心力衰竭患者。患者被随机分配到沙库巴曲缬沙坦组和依那普利组。该研究旨在评估沙库巴曲缬沙坦片对射血分数降低的慢性心力衰竭患者的作用。结果显示：与目前的标准治疗依那普利相比，沙库巴曲缬沙坦片能显著降低射血分数降低的慢性心力衰竭患者心血管死亡风险 20%、因心力衰竭住院风险 21%、全因死亡风险 16%。

（二）分配方案是否进行了隐藏

分配方案隐藏（allocation concealment）是指研究者按随机化设计的序号纳入研究对象，研究对象和参与分组的研究人员均不能预先知道分配方案，以防研究人员在纳入研究对象时产生选择偏倚。即对符合纳入标准的患者，负责入组的医生不能知道患者将会分在何组，从而保证患者进入试验组或对照组的机会均等。

为什么要隐藏随机分配方案呢？

研究人员为了让具有某种特征的研究对象接受某种干预措施以获得有益于该种干预措施的结果，就有可能改变随机分配序列，不按照事先产生的分配序列分配研究对象，导致选择偏倚。为此引入了随机分配方案隐藏的概念。一般认为，只有采用随机方法产生的分配方案结合方案隐藏才是完全随机，才能有效避免选择偏倚，而且分配方案的隐藏比采用随机方法产生的分配方案更重要。有学者分析，无分配隐藏方法的试验结果与采用完全的随机分配方案隐藏方法的试验结果比较，前者 OR 值可被夸大 30%~41%。

进行随机分配方案的隐藏，首先要求产生随机分配序列和确定研究对象合格性的研究人员不应该是同一个人；其次（如果可能）产生和保存随机分配序列的人员最好是不参与试验的人员。隐藏随机分配方案常用的方法有以下 4 种：①中心电话随机系统；②药房控制随机分配方案；③编号或编码的容器；④按顺序编码，密封，不透光的信封。

（三）试验前试验组和对照组的基线情况是否一致

"基线"并无严格的定义，它是研究人群在前瞻性研究中最开始时的健康状况，是研究对象在接受试验组或对照组干预措施前的"0"时刻。药物的安全性和有效性可以从基线数据的变化中评估，基线数据组间分布的差异可能对结果评估造成偏倚。通常所说的"基线"实则相对"随访"而言，专用于前瞻性研究设计，不过其他研究设计类型也可用"基线"泛指研究人群的基本情况。基线信息包括两方面内容：①研究对象的纳入、排除过程。先用纳入标准粗略圈定分析人群，再用排除标准修正分析人群。②研究对象基线特征的描述与比较。基线特征常包括社会人口学特征、临床特征、实验室检查指标、疾病史、用药史等内容。

基线可比性是考察在试验前除干预措施外，其他已知影响预后的因素在试验组和对照组是否一致。一般来讲，随机分配后试验组和对照组影响预后的因素在理论上是一致的，但是由于机遇的影响，实际情况可能有差距，尤其是小样本量时。这个时候我们可以采用分层随机法，将影响预后的重要因素作为分层因素（如年龄、病情严重程度、并发症等）对研究对象进行分层，再将分层后的研究对象随机分组，以维持组间平衡。

(四)对研究对象的随访是否完整及随访时间是否足够

随机入组后的研究对象无论接受试验组还是对照组的治疗措施,都有机会表现出不同的治疗反应或发生不同的事件。在理想状态下,所有的研究对象都应该完成所有的治疗并进行结果分析,因为每个研究对象都会影响研究的最终结论。但实际上只有部分研究对象完成了试验或研究者不能获得所有的相关数据,这就造成了失访。

所谓失访,是指在一个较长的追踪观察期内,总会有研究对象迁移、外出、死于非终点疾病或拒绝继续参加观察而退出研究。失访人数越多,研究结果的真实性受到的影响越大。失访率的计算公式如下。

$$失访率 = \frac{(入组病例数-最终纳入分析的病例数)}{入组病例数} \times 100\% \qquad (式11-1)$$

在失访率相同的条件下,事件发生率越高而样本量越小的研究,研究结果越容易被夸大。通常认为,失访率应控制在 10% 以内,特殊情况下失访率不能超过 20%。失访率允许范围与样本量、事件发生频率有关。对于失访率在 10%~20% 的研究,研究者还应该对失访进行必要的统计学处理。要做最差效应分析,即试验组失访的研究对象全部当作无效处理,对照组失访的研究对象全部当作有效处理,这样两组之间的疗效差异将被人为地缩小,然后再进行统计分析。如果结果不改变原来结论,认为失访不影响研究的真实性。但对于失访率>20% 的研究,这种统计学处理的意义不大。

随访时间越短,生存时间越易被高估。在许多肿瘤研究中,评估的主要终点是患者接受干预后到某个事件发生的时间,这段时间通常被称为生存时间。然而生存分析最大的难题在于,在一定时间内并不是所有研究对象都会经历定义的目标事件,以至于研究者并不能确切地知道这些研究对象的生存时间,这种现象称为数据的删失(censoring)。在医学研究中,被删失的生存时间大多会低估真实(但未知)的事件发生时间,为了避免删失对结果的影响,研究者需要有足够有效的随访时间,以获取足够多的目标事件来确保统计检验有足够的效能。例如,某一类型的肿瘤患者在现行干预手段下 5 年生存率有 50%,而现在有一项新药研究,随访时间只有 3 年,那么很有可能在 3 年随访期内不足以获取足够的目标事件(死亡),大多数数据为删失状态。在这种情况下,试验组的生存率会被高估。判断随访时间是否足够,需要研究者具有相关的临床背景和专业知识。

(五)统计分析是否按最初分组进行

随机化分组的任何事件都可能影响研究结果,如研究对象退出研究或转移到其他治疗组,均可导致各组的基线水平不像试验设计之初具有可比性。另外,即使研究队伍只是安慰剂,其研究对象服用或不服用药物的结果也存在差异。为了保证随机化的结果,必须确定所有研究对象(包括那些中途停药或退出治疗组的研究对象)就按照原始分组进入分析过程,这就是意向性治疗分析(intention-to-treat analysis,ITT)。

ITT 是指参与随机分组的对象,无论其是否接受该组的治疗,最终应纳入所分配的组中进行疗效的统计分析。该项原则强调,只要是参与了随机分配的病例,就应当被纳入最后的结果分析。ITT 不是以实际给予的治疗措施为基础进行评价,可以对效果做最好的评定。其结果是分到一个处理组的研究对象,不管其是否依从计划,均纳入统计分析的处理过程。因此,做 ITT 的数据集一定是全分析集,是尽可能接近意向性处理原则的理想的研究对象集。

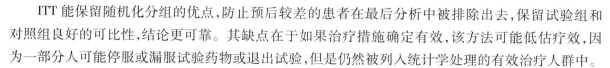

ITT 能保留随机化分组的优点,防止预后较差的患者在最后分析中被排除出去,保留试验组和对照组良好的可比性,结论更可靠。其缺点在于如果治疗措施确定有效,该方法可能低估疗效,因为一部分人可能停服或漏服试验药物或退出试验,但是仍然被列入统计学处理的有效治疗人群中。

与之相对应的是符合方案分析(per-protocol,PP),该方法只分析那些实际完成整个治疗的人,即放弃那些失访或脱组的人。PP 能反映实际按方案完成治疗的结果,减少干扰或沾染造成的影响。两者不同的是,计算疗效时 ITT 包括所有入选人数,而 PP 仅为剔除失访以后完成治疗的人数。失访者越少,两种分析方法的研究结果越接近,结果越可靠。

(六)治疗措施和结果测量是否采用盲法

在临床试验科研设计中,研究对象和研究者的主观因素往往会影响研究信息的真实性,产生信息偏倚。这种偏倚可产生于设计到结果分析的任一环节。如患者的心理因素和医务工作者的主观判断都可能干扰试验结果,产生偏倚。采用盲法试验可避免这种偏倚。所谓盲法,是指参加试验的研究者或研究对象一方和(或)双方都不知道研究对象被分配在哪一组,接受的是试验措施还是对照措施。

1. 盲法的分类

(1)单盲法:单盲(single-blind)是指研究对象不知道自己是在试验组还是对照组,而研究者知道。单盲法优点是操作简单,容易进行,发现临床问题能及时处理,对研究对象的健康和安全有利。单盲法不能避免研究者主观意愿的干扰,尤其是较难客观、定量测量的指标,如神经精神科的各种量表、中医的证候判效等。

(2)双盲法:双盲(double-blind)是指研究对象和研究者双方都不知道分组情况。双盲的优点是可避免来自研究对象和研究者双方的偏倚,使资料的收集和结果的评价真实、可靠;缺点为在管理上缺乏灵活性,有特殊副作用的药物容易被破密,不适用于危重患者。

(3)三盲法:三盲(triple-blind)是指研究对象、研究者和资料分析或报告者都不知道研究对象分配在哪一组和接受哪一种干预措施。三盲的优点是在双盲的基础上还可避免资料收集、结果评价和资料分析时的偏倚;缺点为较复杂,执行进程中有一定困难。

2. 分配方案隐藏与盲法的区别

(1)分配隐藏:试验开始前,指定参与随机序列生成分配应用者由于知道研究对象接受的处理措施而不能参与剩余过程。

(2)盲法:试验开始后,指定实施者、接受者、记录者、统计分析者对研究对象接受的处理措施不知情。

(七)除试验措施外基线治疗是否一致

在治疗性研究中,试验组和对照组结果的差异,理论上应该是单纯由试验措施所致,也就是除了研究对象接受试验组治疗和对照措施外,不接受其他任何治疗,以避免其他治疗措施的干扰。但实际上,由于治疗性研究的研究对象往往是患者,其病情比较复杂,可能需要额外药物治疗。这个时候就需要基础治疗、基线水平是具有可比性的。

二、治疗性研究证据的重要性评价

在治疗性研究中,研究者既要明确治疗性研究的真实性,也要确定治疗性研究的重要性。治疗性研究的重要性就是治疗效果的一个临床价值,既包括其有利的一面,也包括其有害的一面,即药物的有效性和药物的不良反应。证据重要性的评价应在确定其真实性评价的基础上进行,包括评估干预措施效应的大小和精确度。

(一)干预措施效应大小的评估

1.计数资料采用的指标

(1)EER:EER 是指对某病采用某些防治措施后该病的发生率,如心力衰竭患者抗心力衰竭治疗后心力衰竭的死亡发生率。

(2)CER:CER 是指对某病不采取防治措施后该病的发生率,如心力衰竭患者未抗心力衰竭治疗后心力衰竭的死亡发生率。

(3)ARR 和 RR:ARR 可以度量试验组使用某干预措施后,某疗效事件(或称为不良结局)发生率比对照组减少的绝对量。

RR 是前瞻性研究(如随机对照试验、队列研究等)中较常用的指标,是试验组(暴露组)某事件的发生率(p_1)与对照组(非暴露组)某事件的发生率(p_0)之比,用于说明试验组某事件的发生率是对照组的多少倍,也常用来表示暴露与疾病联系的强度及其在病因学上的意义大小。当 $RR=1$ 时,表示试验因素与疾病无关。当 $RR>1$ 时,表示试验组发生率大于对照组。当 $RR<1$ 时,表示试验组发生率小于对照组。

(4)RRR:$RRR=|CER-EER|/CER$,可用百分率表示。例如,"A 药可以使患者的死亡率下降 50%;B 药也可以使患者的死亡率下降 50%",是不是说明两种药物对相应疾病的治疗效果是一样的呢? 显然不是的,还要看另一个指标 ARR。显然 B 药 ARR 更明显。当反映试验组与对照组某病或事件发生率的绝对值时,ARR 较 RRR 更明确,更具有临床意义。

(5)NNT:NNT 是指对患者采用某种防治措施时,比对照组多得到 1 例有利结果需要防治的病例数。NNT 越小,说明某防治措施疗效越好,对患者越有利。例如,A 药治疗 10 个人有 1 个人获益,而 B 药治疗 2.5 个人就有 1 个人获益,说明 B 药疗效更佳。

(6)RRI:当 $EER>CER$ 时,RRI 反映了试验组某事件的发生率比对照组增加的相对量。

(7)ABI:ABI 是指试验组中某有益结果(如治愈、显效、有效等)发生率 EER 与对照组某有益结果发生率 CER 的差值。

(8)ARI:ARI 可以用于度量试验组使用某试验因素后其不利结果(如死亡、复发、无效等)的发生率比对照组增加的绝对量。

(9)NNH:NNH 是指对患者采用某种防治措施时,比对照组多出现 1 例不利结果需要治疗的病例数。NNH 越小,表示某防治措施引起的不利结果(不良事件或不良反应)越大。

(10)LHH:即防治性措施受益与危害的似然比(likelihood of being helped vs. harmed),该指标反

映了防治措施给受试者带来的受益与危害的比例。$LHH>1$ 时,利大于弊;反之,$LHH<1$ 时,弊大于利。$LHH=NNH/NNT$。

2.计量资料采用的指标

(1)加权均数差:加权均数差(weighted mean difference,WMD)用于 Meta 分析中所有研究具有相同连续性结局变量(如体重)和测量单位时。计算 WMD 时,需要知道每个原始研究的均数、标准差和样本量。每个原始研究均数差的权重(例如每个研究对 Meta 分析合并统计量的影响大小)由其效应估计的精确性决定。

(2)标准化均数差:标准化均数差(standardized mean difference,SMD)为两组估计均数差值除以平均标准差而得。计算 SMD 时,也需要知道每个原始研究的均数、标准差和样本量。每个原始研究均数差的权重由其效应估计的精确性决定,一般是由方差或者标准差等决定。SMD 属于一个相对指标,不受基线风险的影响,具有较好的一致性。但某些情况下相对指标并不能反映关注事件的真实风险情况,容易夸大效应。

一般来说,当同一干预措施效应的测量方法或单位完全相同时,宜选择 WMD;当对同一干预措施效应采用不同的测量方法或单位,或者不同研究间均数差异过大时,宜选择 SMD 作为合并统计量。

(二)干预措施效应精确度的评估

常用 CI 评价治疗试验结果的准确度。CI 是指由样本统计量所构造的总体参数的估计区间。CI 展现的是这个参数的真实值有一定概率落在测量结果的周围的程度,是被测量参数的测量值的可信程度。CI 可以提供关于研究结果精确性的信息,有关研究结果的论证强度。95% CI 的含义:被估计的真实值有 95% 的概率包含在这段可信区间中。样本量越大,抽样误差越小,CI 越窄,精确度越高。

三、治疗性研究证据的适用性评价

对治疗性研究证据经过真实性和重要性评价并获得肯定的结论以后,我们还需要考虑这种研究证据的价值是否可应用于临床实践。既结合患者的实际情况,还结合患者及其家属的选择意愿来评估证据的适应性。治疗性证据的主要来源是随机对照试验及其系统评价。我们还应该关注时效性研究及注册研究,这些证据主要来自真实世界的研究,在推广应用时更切合实际。治疗性研究结果的适用性往往从以下几个方面评价。

(一)患者的情况是否与研究中的患者相似

检查样本的代表性:研究人群与患者越接近,应用结果的把握就越大,即评估患者是否与研究证据中纳入的患者特征相似(考虑诊断标准、纳入和排除标准、临床特征等)。如果一项研究入选的患者与自己的患者相同,那么该项研究结果可以应用于自己的患者。如果研究中的患者与自己的患者略有不同,如年龄较大或有并发病等,此时医生需根据自己的经验和其他知识判断这个不同是否足以造成疗效在患者之间的区别。患者特征包括对治疗的依从性,依从性是影响实际效果的因素之一。因此,决策时应分析是否会存在一些因素使自己患者的依从性低于研究中的患者。但是依从性是可以采取措施改进的,可以通过必要的措施使自己患者的依从性接近或高于研究中的患者。这些措施包括良好的医患关系、充分必要的交流和知情、及时的追踪随访等。

当不同亚组的患者出现质的疗效差异时,需要考察以下项目:①差异是否有生物学基础和临床意义? ②差异大小具有统计学显著性和临床重要性吗? ③研究开始前是否考虑可能存在该亚组差异? ④差异是否只存在于少数亚组? ⑤差异的结果有其他独立的试验证实吗? 如答案全为肯定答案,则考虑差异是真实存在的,否则应以研究的整体结果为准,而不要采用亚组结果。

(二)治疗性证据的可行性如何

根据本地区目前的医疗条件,评估该治疗措施的可行性,包括技术的可行性和经济的可行性。适用性还涉及患者及医疗保险系统能否支付该项治疗措施的费用、本人所在的科室与医院有无开展该项技术、有无有关设备及药品、有无能力进行监察和随访。例如,已知肝移植用于终末期肝病可以提高生存率和延长生存时间,但并非每个医院都可以开展肝移植,也并非每个患者及医疗保险系统都可以支付肝移植的费用,也不是每个医院都可以按照研究中的治疗标准进行手术。如不能,就不能将治疗有效地用于自己的患者。

(三)治疗措施对患者的潜在利弊如何

对治疗的益处和害处进行对比分析,应考虑对于自己患者治疗的可能的好处是否大于害处。可以通过计算 LHH 来权衡利弊。通常有两种方法计算患者的 LHH。

1. 通过患者预期事件发生率估算　患者预期事件发生率(patient expected event rate, PEER)是指如果不接受治疗,预期患者可能发生某事件的概率。对一个具体患者某一结局的发生率(indivdiaul CER),称作患者预期事件发生率。如果某个患者的情况完全相似于某类防治性研究的情况,可直接用这一研究的 CER 作为 PEER。或者某个亚组病例与某个研究相似,即可用亚组的 CER 作为 PEER,或参考类似的文献报道来设定某个患者的 PEER。这样,可按下述公式计算自己患者的 NNT 和 NNH。

$$NNT = 1/(PEER \times RRR) \qquad \text{(式 11-2)}$$

$$NNH = 1/(PEER \times RRI) \qquad \text{(式 11-3)}$$

假定某一研究显示某严重疾病的预后为有 80% 患者产生残废(即患者的 PEER 为 80%)。如给予某种治疗在相同的观察期可产生的相对危险度减少率为 22%,则其 $NNT = 1/(80\% \times 22\%) = 6$。

2. 直接估算　可以根据临床经验直接估算个体患者的 NNT 或 NNH。

(四)对欲采用的治疗措施,患者的价值取向和意愿如何

干预措施预期获得的 LHH 越大,患者选择该项干预措施的可能性也越大。LHH 越小,则预期的效益/风险比变得不再确定。不同的患者由于生活背景、教育程度等方面的差异,可能选择截然相反的干预措施。临床医生有义务帮助患者进行临床决策。

对于治疗性二次研究证据的评价与应用如系统评价及 Meta 分析,也遵循原始证据的评价标准,即评价系统评价的真实性、重要性和适用性。

第十二章

疾病预后循证医学实践

　　临床实践中常涉及如何估计疾病的预后,如患者的病情是否严重、能否痊愈或引起残疾、病程将持续多久等,尤其是肿瘤患者存活年限的长短和存活质量如何。这些都是医生、患者及亲属十分关心的问题。要回答预后性问题,临床医生不能仅凭个人的临床经验,必须有真实、可靠的科学依据。疾病预后是对某种疾病的了解,除了其临床表现、实验室检查及影像学检查、病因、病理、病情规律等方面之外,重要的是结合当地医疗条件、技术条件及患者的意愿,将最新、最佳的诊疗证据和研究成果融入自己的临床决策中,对疾病的近期和远期疗效、转归恢复或进展程度进行评估,使患者和家属得到更真实的结果。研究预后的目的是认识疾病发展过程的规律,从而创设和运用有效治疗手段,学会掌握诊疗的制动权;干预不良的自然预后,改善不良的治疗预后,以提高医疗水平和生活质量。这些都属于疾病预后证据的循证评价与应用范畴。

第一节　预后研究概述

　　预后(prognosis)是指疾病发生后,对将来发展为不同后果(如痊愈、复发、恶化、伤残、并发症、死亡等)的预测或估计,通常用概率表示,如治愈率、复发率、病死率、生存率等。预后研究是关于疾病发生后出现各种结局概率及其影响因素的研究。对疾病预后的研究,可以使我们充分认识各种疾病的发生、发展过程的规律性,充分认识疾病对人体造成的各种后果及危害性,为有效的干预提供科学依据,以便更好地治疗和预防疾病,并改善疾病预后。任何疾病发病以后都要经过长短不等的病症过程,逐渐发展为痊愈、残疾、死亡等各种不同的结局。其中有很多影响疾病预后的因素,多数疾病的不良预后因素是可以被发现和研究的,并有可能进行干预。因此,必须探索影响疾病预后的因素,以便采取有效措施,减少防止因素,使其向好的方面转化。

　　疾病预后的研究证据能帮助临床医生做出科学的治疗决策,克服凭临床经验判断预后的局限性;还可以帮助临床医生正确评价某项治疗措施的效果。因此,疾病预后的研究证据具有极其重要的临床意义。预后研究的水平是现代科学技术水平、医学科学水平的真实反映,是医学进步的动力之一。

预后研究的内容涉及4个方面:①将发生什么结果(定性)?②发生不良结局的可能性有多大(定量)?③什么时候会发生(定时)?④影响结局发生的因素是什么(定因)?而回答这些问题不能仅凭医生的临床经验和主观推断,还必须有真实、可靠的科学依据。对目前尚无特殊治疗措施的疾病来说,主要研究其发病的自然转归。对有特殊治疗措施的疾病来说,主要研究干预后的转归情况。

一、预后因素

预后因素(prognosis factor)是指能预测或改变疾病结局的发生时间与概率的因素,广义上包括影响疾病结局的一切因素。它们的存在可以影响疾病病程发展过程中出现某种结局的概率。疾病预后因素的分析,实际上也是一种因果关系的推导,即在某一疾病中,寻找哪些因素会影响疾病的结局。影响疾病预后的因素有很多,不同的疾病影响因素不尽相同,研究者应结合专业知识,尽可能将各种可能与预后有关的因素纳入研究因素,这样预后因素的分析才不会遗漏。一般来说,与疾病关系密切的临床指标往往比较受研究者重视。

预后因素与危险因素有相似之处,即都可以通过队列研究进行评估,但也有本质的区别:预后因素是在已经患病的患者中与疾病过程和结局有关的因素,而危险因素是作用于健康人,能增加患病危险性的因素;预后因素描述的是相对频繁的事件,而危险因素预计的是低概率事件。有些因素可以既是预后因素又是危险因素,有些因素只是预后因素而与疾病的发生无关,有些因素只是危险因素而与疾病的预后无关。

疾病预后还涉及疾病的自然史及病程:疾病的自然史是指在不给任何治疗干预措施情况下,疾病从发生、发展到结局的整个过程。疾病的自然史包括4个时期:①生物学发生期,是指病原体或致病因子作用于人体,引起有关脏器的生物学反应,造成复杂的病理生理改变,常规检查难以发现。②亚临床期,是指病变脏器损害加重,特异性高及灵敏性好的检查手段可以早期发现。③临床期,病变进一步发展,出现解剖学和功能学障碍,临床上可做出诊断。④结局,疾病经历了上述过程,发展到终末的结局(图12-1)。

病程(clinical course)是指疾病的临床期,即从首次出现症状和体征,一直到最后结局所经历的全过程,其中可经历各种不同医疗干预措施,是临床医生最关心的时期。

常见影响预后的因素:①疾病本身特征,如亚型、症状、实验室检查和其他辅助检查结果。②患者的机体状况。③医疗条件、患者及医护人员的依从性。④早期诊断、早期治疗。首先要了解疾病的发展规律。不同疾病的自然史差异很大,了解疾病的自然病史、病程对早期诊断和预防,以及判断治疗效果等都有重要意义。⑤人口学和社会学因素,如性别、年龄、种族、职业、受教育程度及经济状况。⑥生活习惯与嗜好,如饮食习惯等。⑦危险因素作用强度,对于多因素慢性病,危险因素的作用强度往往也影响预后。如肺癌的主要危险因素有吸烟、空气污染、职业暴露石棉(砷及其化合物、氯甲醚等)、电离辐射等。某患者若是在多个危险因素共同作用下发生肺癌,则预后较差。

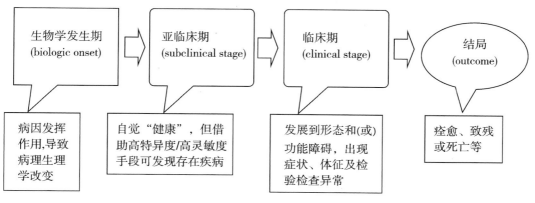

图 12-1　疾病的自然史

二、疾病预后评定指标

(一)评定指标介绍

1.病死率　病死率(fatality rate)是指一定时期内(通常为 1 年),在患某病的全部患者中因该病死亡者的比例。

2.治愈率　治愈率(cure rate)是指患病治愈的患者人数占该病接受治疗患者总人数的比例。治愈率作为预后指标常用于病程短、不易引起死亡的疾病。治愈率=患某病治愈的患者人数/患该病接受治疗的总患者人数×100%。

3.缓解率　缓解率(remission rate)是指进行某种治疗后,进入疾病临床消失期的病例数占总治疗例数的百分比。缓解率可分为完全缓解率、部分缓解率和自发缓解率。

4.复发率　复发率(recurrence rate)是指疾病经过一定的缓解或痊愈后又重复发作的患者数占观察患者总数的百分比。

5.病残率　病残率(disability rate)是指某一人群中,在一定时期内每百(或千、万、十万等)人群中实际存在的病残人数。即指通过询问调查或健康检查确诊的病残人数与调查人数之比,可说明病残在人群中发生的频率,也可对人群中严重危害健康的任何具体病残进行单项统计。它是人群健康状况评价指标之一。

6.生存率　生存率(survival rate)是指从疾病临床过程的某一点开始,一段时间后存活的病例数占总观察例数的百分比。生存率常用于长病程、致死性疾病的研究。如各种癌症,病程较短的癌症可用 1 年生存率表示预后,一般癌症可用 5 年生存率表示预后。

7.生命质量　生命质量(quality of life)是指不同的文化和价值体系中的个体对与他们的生活目标、期望、标准,以及所关心事情有关的生活状态的体验。

8.潜在减寿年数　潜在减寿年数(potential years of life lost)是指某年龄组人群因某病死亡者的期望寿命与实际死亡年龄之差的总和,即死亡所造成的寿命损失。

9. **伤残调整寿命年**　伤残调整寿命年(disability adjusted life year)是指从发病到死亡所损失的全部健康寿命年,包括因早死所致的寿命损失年和疾病所致伤残引起的健康寿命损失年两部分。它是生命数量和生命质量以时间为单位的综合度量。

(二)评定指标的选择

病程短、可以治愈的疾病,预后评定指标用治愈率。

病程短、死亡率高的疾病,预后评定指标用病死率。

病程长、不易治愈的疾病,预后评定指标用复发率、缓解率等,如高血压、糖尿病、冠心病。

严重疾病预后评定指标用病死率(存活率)、致残率,如肿瘤。

慢性病预后评定时常增加生活质量评价。

三、疾病预后研究的设计类型

预后研究方法包括描述性研究(特别是纵向研究)、分析性研究(病例对照研究、队列研究),其中队列研究是最有效的研究方法。

(一)队列研究

队列研究是将某一特定人群按是否暴露于某可疑因素或暴露程度分为不同的亚组,随访观察一定的时间,追踪两组或多组成员结局(如疾病)发生的情况,比较各组结局发生率的差异,从而判定这些因素与该结局之间有无因果关联及关联程度的一种观察性研究方法,是预后研究的最佳设计类型。

队列研究分为前瞻性队列研究和回顾性队列研究。前瞻性队列研究和回顾性队列研究的区别在于对信息获取的时间起点不一样:一个在过去的某个时间点去随访研究对象,一个在现在的时间点去随访研究对象。两类研究都是先获取病因信息,再顺着病因随访获取结果信息的研究,都是符合先有因再有果的时间逻辑顺序。

(二)病例对照研究

病例对照研究是预后研究中常用的一种设计方案,根据疾病的不同结局,而将病例分别作为病例对照研究中的病例组和对照组,进行回顾性分析,追溯产生该种结局的有关影响因素。病例对照研究的设计流程主要包括3个因素:病例、对照和暴露。

(三)随机对照试验

随机对照试验是采用随机分配的方法,将符合要求的研究对象随机分配到试验组和对照组,然后接受相应的试验措施,在一致的条件或环境下,同步进行研究和观察试验效应,并用客观的效应指标测量和评价试验结果。

(四)纵向研究

纵向研究又称为随访研究,是指在不同时间点对同一特定人群的疾病、健康状况和某些因素进行一段时间的调查,即定期随访,观察或测量同一特定人群的疾病、健康状况或某种特征随时间的

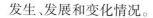

发生、发展和变化情况。

（五）横断面调查

横断面调查一般指的是从较大人群中选出一部分人群，按照某种特征分成不同的亚组，然后比较不同组别的结局。横断面调查最常用于描述疾病分布，从而获得病因线索。横断面调查中有一个非常关键的步骤，叫作抽样，即从一个较大人群中，抽出一部分人群，来代表整个研究对象。这时就面临一个重要问题，样本的代表性，即抽出的人群是否具有代表性。

四、偏倚的控制

预后研究对偏倚的控制是对影响疾病预后的各种混杂因素进行控制，以便得出更可靠的结论。

（一）常见的偏倚

1. **集合偏倚** 由于医院的性质与任务不同，各医院收治患者的病情、病程、临床类型就可能不同，就诊患者的地区、经济收入、职业文化等亦可能不同。由这样的患者集合成队列进行随访，观察到的预后差异往往可能是上述因素差异所导致，而非所研究的预后因素造成。这种因素引起的偏倚，称为集合偏倚（assembly bias），其本质是研究对象的代表性存在问题，属于选择偏倚。

2. **零点偏倚** 由于收集的队列不是起始队列（指由均接近疾病初发时日的病例组成的队列），而是可供研究的病例，都是从该病病程的不同时点进入队列，称为零点偏倚（zero time bias）。

3. **迁移偏倚** 随访期间患者退出、失访或从一个队列迁移到另一个队列等各种变动所引起的偏倚，称为迁移偏倚（migration bias）。

4. **测量偏倚** 对研究所需指标或数据进行测量时产生的系统误差，称为测量偏倚（detection bias）。

5. **回忆偏倚** 研究对象回忆以往发生的经历时，由于在准确性和完整性上出现问题所导致的系统误差，称为回忆偏倚（recall bias）。

6. **报告偏倚** 研究对象有意或无意地夸大或缩小某些信息而导致的偏倚，称为报告偏倚（reporting bias），又称为说谎偏倚。

7. **诊断怀疑偏倚** 研究者若事先知道研究对象的某种预后因素，就怀疑其已具有某种结局，或在主观上倾向于应出现某结局，于是在做诊断或分析时，倾向于自己的判断，此即诊断怀疑偏倚（diagnostic suspicion bias）。此外，若研究对象知道自己存在某种预后因素，或了解研究目的，其主观因素亦可对研究造成影响，亦属于诊断怀疑偏倚。

（二）偏倚的控制方法

①选择具有代表性的研究对象。②采用多种对照。③采取措施提高应答率。④制定详细的资料收集方法和严格的质量控制方法。⑤尽可能采用盲法收集资料。⑥尽量采用客观指标的信息。⑦随机化。⑧配对。⑨标准化。⑩分层分析与多因素分析。

五、预后评价方法——生存分析

在预后研究中，一些医学事件所经历的时间不是短期内可以明确判断的，人们往往希望知道某病患者在任一时点发生某种结局的可能有多大，而临床常用的疗效指标如治愈率、有效率和病死率等并不能反映相关信息。于是生存分析应运而生，它专门用来处理临床随访资料的数据处理与统计分析。

生存分析是将研究对象的随访结果和随访时间结合在一起的统计分析方法，能充分利用所得到的信息，更加准确地评价和比较随访资料，是疾病预后的主要评定方法。

（一）生存分析研究内容

1.描述生存过程　描述生存过程包括：描述生存时间分布特点、估计生存率及平均存活时间、绘制生存曲线；根据生存时间长短，估计各时点生存率，并根据生存率估计中位生存时间；还可根据生存曲线分析生存特点。生存曲线是以时间为横坐标，以生存率为纵坐标，将各个时点的生存率连接在一起的曲线图，如图12-2肿瘤患者生存曲线。

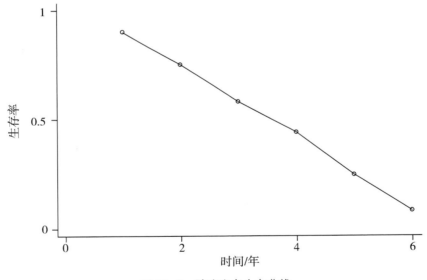

图12-2　肿瘤患者生存曲线

2.比较生存过程　通过比较生存率来探讨总体生存过程的差别。

3.分析影响生存时间的因素　通过生存分析模型来探讨、筛选影响生存时间的因素，以便控制不利因素，延长生存时间。

（二）生存分析涉及的主要概念

1.生存时间　狭义的生存时间（survival time）是指从观察开始到观察对象死亡所经历的时间；广义的生存时间是从规定观察起点到某一特定终点事件出现所经历的时间。生存时间由3个要点确定:观察起点、终点事件和时间度量。

2. 起始事件 起始事件是指反映研究对象生存过程的起始特征的事件,如确诊、手术、开始采取措施、开始观察。

3. 终点事件 终点事件(outcome event)是指研究者关心的特定结局,又称为死亡事件、失效事件,如死亡、复发、痊愈等。

4. 完全数据和截尾数据 生存时间按在研究期内是否观察到终点事件将资料分为完全数据(completed data)和截尾数据(censored data)。完全数据是观察到终点事件;而截尾数据则没有观察到终点事件(失访、退出、人为终止观察等)。

(三)预后因素分析方法

预后因素分析多采用单因素分析 Kaplan Meier 模型、多元线性回归、多因素 logistic 回归分析,最重要的是 Cox 比例风险回归模型(简称 Cox 回归)。该模型以顺序统计量为基础,Kaplan Meier 模型只研究 1 个因素的生存情况。如果有多个因素即多个 X 时,需要使用 Cox 回归,它对生存时间的分布形式无严格要求,可允许存在失访数据及随访时间长短不一的数据,有很强的临床应用价值。

六、疾病预后研究的评价原则

(一)研究对象是否处于疾病的早期或同一阶段

观察时间起点不同,疾病的结局可能不一样。要获得客观真实的研究结果,必须指明研究对象进入研究的时间,研究开始的时间并不一定是疾病发病的时间,但是进入的研究对象必须是疾病发展过程的同一时间点。例如,口腔肿瘤手术后第一天、牙周疾病的第一次就诊、颞颌关节疾病的确诊日等。

(二)是否详细叙述了研究对象的来源

在预后研究中,除必须详细介绍疾病的诊断标准、患者的纳入标准和排除标准外,还必须叙述研究对象的来源。因为所纳入的患者是整个患者群体中的一个样本,它必须有较好的代表性,患者来源不同,疾病预后也不一样。要注意样本来源的 4 种偏倚。

1. 集中性偏倚 专科医院或三级医院往往收治的是危重或疑难患者,即使这些医院的医疗设备、技术力量均较好,但患者的预后可能比基层医院的患者差。此时如果选择这类医院的患者为研究对象,就容易发生集中性偏倚。

2. 倾向性偏倚 一般专科医院的医生更关心专科患者,而对非专科的普通患者则关心较少,在诊断、治疗过程中不够仔细,常可发生倾向性偏倚。

3. 转诊偏倚 如一般基层医院根据医疗条件,需要将重症、难治患者转至上级医院诊治,致使教学医院或省市级医院的重危患者较多。

4. 诊断条件偏倚 能早期诊断、及时治疗的疾病,一般预后较好,而能否早期诊断和治疗疾病,与当地的医疗条件有关,相同的疾病在医疗条件差的乡村医院与条件好的三级医院,其预后不同。

（三）是否随访了全部纳入的病例及随访时间是否足够长

预后因素发生于结果事件发生之前的一段较长的时间内，只有随访时间足够长，才能保证所研究的结果发生与否。假如所研究的结果不恒定或发生多种结果，应增加随访频率及延长观察时间，直到所感兴趣的结果发生。随访的完整性直接影响结果，要尽量随访全部的研究对象，如失访较多，数据不完整，就会导致错误的结论。一般认为，失访率<10%，对研究结果的影响不大，结果基本可靠；如失访率>20%，则严重影响结果的真实性，结论不可靠；如失访率在10%～20%，需要计算最高事件发生率和最低事件发生率，然后进行比较，观察是否对结果有较大的影响。

（四）是否采用客观的指标判断结局

预后研究对结果事件应有明确的定义。观察者之间对结果判断需有统一的评判标准。尽量使用客观的指标来进行结果判断。

（五）判断结局是否采用了盲法

为了客观估计预后因素，应用盲法判断疾病的结局，可避免产生主观偏倚的影响。①疑诊偏倚：如果研究者了解患者具有某种疾病的预后因素，可能竭力去寻找试验组中的这种预后因素，而对对照组则不然，导致偏倚的产生。②预期偏倚：研究者根据文献知识或自己的经验，凭主观印象判断预后而产生偏倚。

（六）是否校正了影响预后的其他重要因素

一种疾病可有多种预后，一种预后可由多种疾病引起，疾病结局可能受到多种可疑预后因素的影响。因此，在对其中一种研究者认为最重要的预后因素进行研究时，应校正其他因素的影响。解决的方法有分层分析法、多因素回归分析、标准化分析等。

第二节　提出和构建临床问题

临床问题包括目标人群（如成人、儿童、急诊患者、长期治疗者等）、重要的干预措施、重要的结果等，并且可能有进行比较的内容（如比较标准治疗与可供选择的新治疗），以及干预措施危害和风险及对临床经济学的影响等。提出和构建预后临床问题的步骤如下：①提出问题；②证据检索；③评价证据；④应用证据；⑤评价后效。

【例12-1】患者，男，38岁，教师，7月份出现大便变细，9月份出现黏液便，遂到医院进行检查。在医生建议下行结肠镜检查，检查后发现降结肠有肿块，活检病理检查提示腺癌。这对患者及家属来说是一个很大的打击，患者马上住院完善各项检查：肝、肺、脾、脑、肾等未见转移，医生与家属及患者沟通之后，实施了结肠癌根治手术。术后病理诊断为溃疡性腺癌，肿块大小为 3 cm×3 cm，累及浆膜层。周围脂肪组织及血管神经未见累及，共清除淋巴结21枚，仅发现肠旁1枚淋巴结有转移。手术后，患者及家属感到真是不幸中的万幸，癌细胞尚未发生远处转移，但很担忧这么年轻就患了结肠癌,以后会不会出现肿瘤扩散和转移,这种病复发的概率有多少。于是,患者和家属就咨询医生:病情进展是否很快?是不是马上要进行相关的化疗?还能活多长时间?

病例分析:本案例中,患者与家属关心的是结肠癌预后性问题。下面先做一个病史小结:38 岁男性患者,TNM 分期为 $T_3N_1M_0$(T:肿瘤原发灶的情况,邻近组织受累范围的增加依次用 $T_1 \sim T_4$ 来表示。N:区域淋巴结受累情况。未受累用 N_0 表示。随淋巴结受累程度和范围增加依次用 $N_1 \sim N_3$ 表示。M:远处转移。无远处转移用 M_0 表示,有远处转移用 M_1 表示),属ⅢB 期,并未合并其他全身疾病。

为解决患者及家属关心的这个预后问题,我们应该认真地将目前所得到的最佳证据用于患者进行健康服务时的决策。结合患者的情况,在临床实践中分析确定患者存在的亟待解决的问题,有针对性地进行文献检索,查找证据并科学评价证据,最终应用于临床实践与提高疗效。为了解决本病例中患者的疑问,需要构建符合要求的临床问题。下面按照 PICO 原则将检索问题分解如下。

P:结肠腺癌年轻患者。

I:手术治疗。

C:中老年患者。

O:复发时间,生存期。

PICO 原则的检索模式的优势:能使我们清楚地记住自己的临床问题;能快速找到我们需要回答临床问题的信息;能把问题转化成可以检索的术语;能形成和修正我们的检索途径。在这个前提下,我们能更快地检索到自己需要的信息文献。

第三节　检索相关研究证据

一、明确预后研究最佳设计方案

结合患者自身病情,例 12-1 需要回答的问题如下:ⅢB 期结肠腺癌术后患者治疗方案是否选择立刻化疗?肿瘤是否会出现扩散和转移?疾病的复发率有多少?疾病的生存期有多长?队列研究是回答预后问题的最佳设计;随机对照试验也能提供预后的信息;罕见疾病用病例对照研究;诊断预后综合信息用临床预测指南。

检索文献的步骤如下:①明确预后研究最佳设计方案;②选择数据库;③确定检索词;④检索数据库,先检索 summarizes 类数据库(循证知识库,提供系统评价的摘要及评论),再考虑非 summarizes 类数据库(提供原始研究的摘要及评论)。

二、选择数据库

首先,使用已经滤过的医学信息库(二次文献数据库)。

(1)系统分析和 Meta 分析:①The Cochrane Database of Systematic Reviews;②The Database of Abstracts of Reviews of Effects(DARE);③Systematic Reviews in PubMed/Medline。

(2)严格审核过主题的数据库:①美国医师协会期刊俱乐部(ACPJC);②Evidence Based Medicine;③Evidence Updates from BMJ;④Embase(Excerpt Medica Database);⑤Clinical Evidence;⑥UpToDate。

其次,选未过滤的数据库(原始文献数据库),如这类数据库有 PubMed/Clinical Queries、Embase、Cochrane 图书馆。

三、制定检索策略

例 12-1 以"结肠腺癌""手术治疗""年轻患者""生存预后"为检索词进行检索,检索到预后的文章后先阅读题目和摘要,根据患者特征、研究问题、设计方案等选择合适的文献。选择较新的、大样本、有治疗方法进行比较的文献,对其质量及研究结论是否真实、可靠进行评价。根据自己的检索能力和时间进行初级检索和高级检索。

四、检索相关数据库

通过 PubMed 的高级检索,19 篇相关文献被检索到,其中 1 篇与例 12-1 检索内容接近 "TASHIRO J, YAMAGUCHI S, ISHII T, et al. Inferior oncological prognosis of surgery without oral chemotherapy for stage Ⅲ colon cancer in clinical settings[J]. World J Surg Oncol,2014,12:145"。

浏览全文后,我们获得了以下相关信息:这是一篇病例对照研究,这项回顾性研究的目的是评估临床 Ⅲ 期结肠癌患者在没有辅助化疗的情况下较低的生存率。2007 年 4 月—2011 年 9 月,259 例接受结肠癌根治性手术的 Ⅲ 期结肠癌患者被回顾性分为辅助化疗组 171 例(66%)和单纯手术组 88 例(34%)。辅助化疗组患者口服氟尿嘧啶衍生物。所有病例的 3 年无复发生存率(RFS)为 74.9%,单纯手术组为 58.3%,辅助化疗组为 83.4%($P = 0.0001$)。辅助化疗组与 ⅢB 期(单纯手术组 57.7%,辅助化疗组 83.9%;$P = 0.0001$)和 ⅢC 期(单纯手术组 18.2%,辅助化疗组 57.3%;$P = 0.006$)患者的生存率显著提高相关。两组的总复发率有显著差异(单纯手术组 35.2%,辅助化疗组 18.1%;$P = 0.002$)。多变量分析确定辅助化疗是减少复发($HR = 3.231, P = 0.004$)和改善 RFS($HR = 2.653, P = 0.001$)的独立预测因素。在临床环境中,辅助化疗是唯一重要的生存预后因素,化疗将使其生存机会提高约 3 倍。

预后研究证据的评估最终都服务于临床,应用真实、准确的证据结果能正确地解决临床病案中提出的问题。临床医生不仅可以从预后研究中获取最佳证据,还可以从基于预后研究及其他疗效评价的综合数据,结合医生自己患者的具体情况,从而做出更准确的预后判断。经过检索的数据结果是否可以拿来回答患者或家属及医生的疑问,我们需要从下面内容评估预后研究的证据在临床上的应用价值。

第四节 预后研究的证据评价

一、预后研究证据的真实性评价

结果真实可信基于以下标准:随访开始时起点状态相同、样本有代表性、随访时间足够、随访的完整性、结果评价标准客观、对重要混杂因素进行了校正等。

(一)确定研究起点

根据研究目的,确定研究起点,即在疾病病程中从什么时点开始对疾病进行追踪,该时点又称为"零点"(zero time)。疾病病程是影响预后的一个重要因素,疾病病程的早、中、晚期的预后差异悬殊。预后研究的研究对象最好是处于临床疾病的早期阶段,至少应该选择在同一病程阶段的患者,预后研究的结果才具有真实性。如脑卒中的预后研究应只包括首次脑卒中患者,而不是多次脑卒中患者。当然,根据研究目的的不同,如果仅想了解疾病的晚期预后,应该收集同一晚期阶段的患者。

(二)确定研究对象

研究对象的来源要具有代表性,即能代表目标患者人群。同一种疾病选择来自不同级别医院的病例,其预后研究结果可以不同;将病情严重程度不同的患者人群作为研究对象,其研究结果也会有差异。研究者对纳入的研究对象有公认的疾病诊断标准、明确的研究纳入标准和排除标准,才能使研究样本具有一定的代表性,才能代表所研究的疾病人群。但从另一角度来说,如果排除标准过多,将难以保证足够的研究样本,并且推广性亦差,即外部真实性将受到影响。

(三)随访

随访中研究对象失访过多,研究的真实性就会受到怀疑。保证随访成功是队列研究成功的关键之一。究竟失访多少会影响研究结果的真实性? 简单的"5 和 20 规则":失访率<5%,产生的偏倚较小;失访率>20%,则将严重影响结果的真实性。招募时选择依从性好的研究对象,可以提高依从性。

(四)偏倚的控制

1.零点偏倚的控制 在疾病预后研究的随访过程中,所有观察对象虽然不能同时发病,但是对每一对象观察的起始时刻应当是该疾病发展的同一起始阶段,入选病例尽可能统一观察的时间。

2. 集合偏倚的控制　①尽量采用随机化原则。②限制(restriction)：即增加排除标准，将已知存在混杂因素的对象不纳入研究，规定各比较组在人口学特征上近似或疾病特征上相同，把纳入研究对象限制在一狭窄特征范围内，以保证其一致性。③配对(matching)：将某些影响预后的重要因素作为配对因素，使两组除研究因素外，其他对预后有影响的因素尽量相同，以此来消除混杂作用。④分层(stratification)分析：它是一种最常用、最易检查有无偏倚的统计方法，尤其适合检查混杂性偏倚。⑤多因素分析(multivariable analysis)：是唯一能同时调整多个变量的统计方法。目前在预后因素的分析中，采用此方法越来越多。

3. 迁移性偏倚的控制　迁移性偏倚也是选择偏倚的一种形式，是指一个队列中的患者离开原有队列，迁移到其他队列或退出试验。如果发生的例数足够大，将影响预后结果的真实性。

4. 测量偏倚的控制　一些客观、明确的疾病终点容易判断，如死亡、癌症等。但是对于特殊死亡原因、亚临床疾病、副作用等，如果概念模糊，没有明确的判断标准，就容易出错，影响研究结果。减少这类偏倚的方法：确保观察者盲法；对结果事件的判断要有明确、仔细的尺度；在研究的全过程中，对所有的患者要用同样的方法去发现结果事件。

二、预后研究的结果和特点

一项完整的预后研究不仅需要生存率、中位生存率的结果，而且需要评估生存曲线。生存曲线其实是生存率最直观的再现。图 12-3 为疾病无复发生存曲线，可以见到复发率其实是较低的，50% 的复发率并未在研究中出现。且同样的结果在图 12-4 中也可以见到，图中两条曲线代表不同的分组。

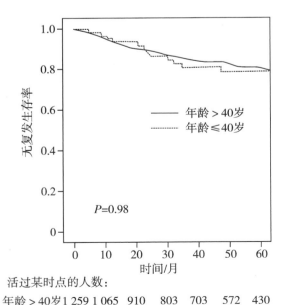

活过某时点的人数：

年龄 > 40 岁	1 259	1 065	910	803	703	572	430
年龄 ≤ 40 岁	68	59	52	45	38	30	26

图 12-3　不同年龄结肠癌患者 5 年无复发生存率比较

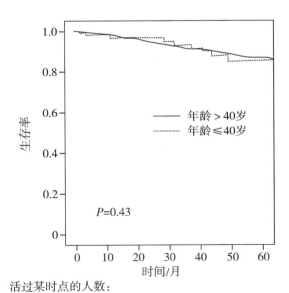

活过某时点的人数：

年龄 > 40 岁	1 259	1 114	1 009	912	821	697	539
年龄 ≤ 40 岁	68	63	58	55	49	40	35

图 12-4　不同年龄结肠癌患者 5 年生存率比较

对于预后研究,还要看其是否对研究结果的发生概率进行了精确估计,即是否提供了相关数据的95% CI 。

上述文献"TASHIRO J, YAMAGUCHI S, ISHII T, et al. Inferior oncological prognosis of surgery without oral chemotherapy for stage Ⅲ colon cancer in clinical settings[J]. World J Surg Oncol,2014,12:145",采用Kaplan-Meier法对Ⅲ期结肠癌患者3年无复发生存率及生存率进行了估计,比较单纯手术组(Surgery组)和辅助化疗组(Adjuvant组)结肠癌患者术后3年无复发生存率(手术组为58.3%,辅助化疗组为83.4%,P<0.0001,图12-5)和生存率(手术组为81.7%,辅助化疗组为93.5%,P<0.001,图12-6)。还对每个临床病理因素(如性别、年龄、有无并发症、肿瘤部位、肿瘤浸润深度、淋巴结是否转移、TNF分期等)进行了单因素和多因素分析。结果显示,高龄与较差的生存率相关,而辅助化疗则与较高的生存率相关。多因素分析可以确定生存的独立预测因子。除肿瘤因素(肿瘤浸润深度和TMN分期)外,化疗是唯一显著提高生存率的预后因素[$HR=0.379$,95% CI (0.214,0.670),$P=0.001$]。随访期间复发62例(复发率为23.9%)。单纯手术组复发的风险(复发率为35%)约是辅助化疗组的2倍(复发率为18%)。每个因素后均有95% CI ,结论是真实可信的。

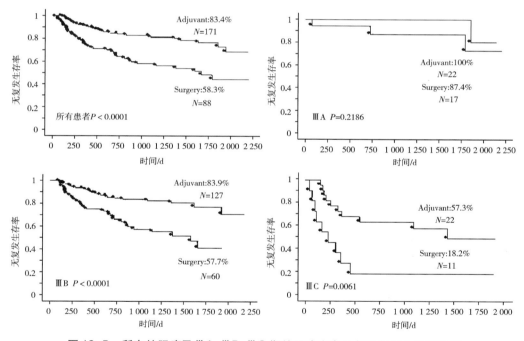

图12-5　所有结肠癌及ⅢA、ⅢB、ⅢC期结肠癌患者3年无复发生存率比较

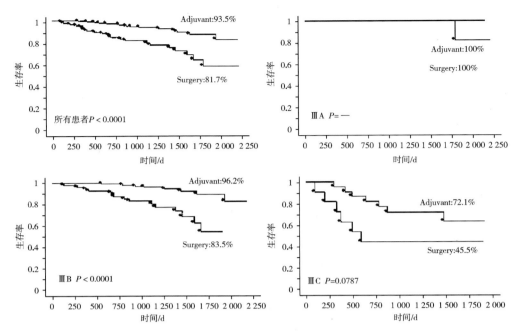

图12-6 所有结肠癌及ⅢA、ⅢB、ⅢC期结肠癌患者3年生存率比较

三、预后研究证据的适用性评价

对比文献中的患者与例12-1患者,这就要求我们要仔细阅读文献中有关患者的人口学特征及临床基本资料部分的描述。有时要找到与自己患者特征完全相同的文献会很困难,如果患者的特征与文献中所描述的研究人群临床特征越接近,那将文献结果用于自己患者所获得的预期结果把握就越大。如若文献的结果提示患者不治疗也会有很好的预后,那么我们讨论的问题将是"是否要给患者治疗"。

该文献中两组患者在性别、肿瘤位置、肿瘤浸润深度、肿瘤分化程度、淋巴血管浸润及TNM分期(ⅢA、ⅢB、ⅢC期)方面相似。如果文献的结论是"患者如果不治疗,预后将会很差",毫无疑问应该马上给自己的患者进行治疗。

有时即使预后研究的结果并不能帮助医生做出一项有效的治疗决策,但它也会对临床患者的处理给予一些帮助。

如果一项可信、精确、推广性高的研究结果提示疾病预后良好,这十分有助于医生向焦虑的患者及其家属做出解释并使其放心。

结合上述检索结果,医生可以较有把握地告诉例12-1患者病情的预后、治疗方案及其必要性。

第十三章

药物不良反应循证医学实践

临床实践中任何的医疗干预措施都是一把双刃剑,在给患者带来获益的同时也会带来一些伤害。为了给患者提供安全的治疗措施,临床医生仅仅关注临床试验所证实的益处是远远不够的,还需关注临床干预措施所致的不良反应,这需要利用已有的医学研究文献,结合自己的临床实践,评价医疗干预措施对于患者是否安全。因此,临床医生必须了解:哪些属于不良反应的研究证据? 哪些属于评价不良反应的研究证据? 如何寻找这些不良反应证据? 如何评价不良反应证据? 如何将这些证据用于个体患者?

本章针对以上问题,介绍不良反应证据的选择、评价及在临床中实际运用的方法和步骤。

第一节　药物不良反应概述

一、与治疗相关的基本知识和指标

(一)不良反应

不良反应(adverse reaction)是指任何一种干预措施,包括药物、器械、手术及行为干预等所致的不同严重程度的危害的非预期的反应。

(二)药物不良反应

药物不良反应(adverse drug reaction,ADR)一般是指在正常用量和用法情况下,由于药物和药物相互作用,在预防、诊断、治疗疾病或调节生理功能时发生意外的、与防治目的无关的不利或有害的反应,包括副作用、毒性作用、后遗效应、过敏反应、继发反应和特异性遗传素质。该定义排除以下问题所致的不良反应:药品质量问题如伪劣药品、医疗事故或医疗差错、药物滥用、故意和意外过量用药及用药不当。

(三)药物不良事件

药物不良事件(adverse drug event, ADE)是指那些因果关系尚未确定、在药物治疗过程中出现的不良临床事件。而一般来说,药物不良反应则是指因果关系已经确定的反应。

(四)用药差错

用药差错(medication error)是指未正确使用药物引起的不良后果。

药物不良反应与药物不良事件、用药差错的区别及联系见表13-1。

表 13-1　药物不良反应与药物不良事件、用药差错的区别及联系

分类	药物不良反应	
	区别	联系
药物不良事件	药物不良反应与所用药物存在确定的因果关系;药物不良事件不一定与所用药物存在因果关系	当一种药物不良反应事件经评价,有理由与所研究的药物有关,则称为药物不良反应
用药差错	药物不良反应是在正常使用药物的情况下因药物本身特性导致的不良后果;用药差错则是因未正确使用药物引起	无

药物不良反应根据严重程度可以分为轻度、重度;按药理作用的关系可分为 A 型、B 型、C 型;按发生频率可分为十分常见(≥10%)、常见(1%~<10%)、偶见(0.1%~<1%)、罕见(0.01%~<0.1%)、十分罕见(<0.01%)。

在临床实践中,因药物应用所发生的任何不良事件都关系到医疗决策及患者的利益,严重不良事件甚至会危及患者生命。尽管发生不良事件的原因很多,发生问题的环节也很复杂,但明确不良事件与药物有无因果关系,是不是药物不良反应,是哪种药物的不良反应,对机体会造成怎样的损伤,是否会出现严重后果等问题,涉及需不需要马上停药、换药,停药后患者会出现什么问题,还有什么其他有效药物替代等医疗决策问题;同时还牵扯是否要追究药物制造者法律责任及其他患者能否使用,将来能不能继续使用等问题。这些问题不仅与医生的临床决策相关,而且有助于医生与患者及其家属进行有效沟通和交流。但临床医生在繁忙的工作中做不到自己研究患者的每一个问题。常用的方法一般是在文献中寻找相关的科学研究证据,通过他人的研究结果来回答、解决问题,即进行"循证临床实践"。循证医学强调评价证据的真实性、重要性和与患者的直接关联性,从而更有针对性地应用证据指导医疗实践,解决患者的实际问题,提高医疗质量。

关于不良反应,临床医生通常最关心 3 个问题:医疗干预是否导致相关不良反应? 发生率高还是低? 有多严重? 一般而言,大多数医疗干预措施的不良反应发生率通常较低,严重不良反应的发生率更低。极严重的不良反应在患者中的发生率低;轻微不良反应的发生率可能相对较高。

本章主要讨论不良反应的循证医学实践研究。

二、不良反应的证据类型及特征

评价不良反应时可采取的证据类型较多,一般可以分为实验性研究、观察性研究及将所有相关证据进行系统整合的系统评价。

(一)实验性研究

实验性研究通常以随机对照试验为主。不良反应在随机对照试验中一般作为次要目的进行研究。由于发生率低、观察时间较短,单个随机对照试验对不良反应事件的分析效能通常较低。因其通过随机分组尽量避免了混杂因素的影响,更可能得到真实的结果;但随机对照试验中研究对象挑选通常比较严格,药物不良反应的暴露和实际人群可能有差异。因此,单个随机对照试验在多数情况下常作为不良反应评价的辅助证据。单个随机对照试验仅在极少数情况下(如很大样本量和很长观察时间)可能作为评价低发生率不良反应的主要依据,但这对绝大多数医疗干预可行性低,而且可能受伦理限制。

非随机对照试验是另一种较常见的实验性研究,它与随机对照试验的区别主要在于:①未对受试者进行随机化分组;②最终研究结果可能在一定程度上受混杂因素影响。用非随机对照试验评价不良反应时不仅具有随机对照试验的局限,还会因为未实施随机,进一步增加混杂因素的影响。分析(如标准化分析)有可能减少混杂因素的影响,但无法调整未知混杂因素。

(二)观察性研究

观察性研究在多数情况下是评价药物和其他医疗干预措施不良反应最主要的和最可行的研究方法,尤其对长期、发生率较低的不良反应;还可为评价实际情况下药物和医疗干预的不良反应提供证据。

1.队列研究　前瞻性队列研究是评价药物和医疗干预长期不良反应较好的研究证据。因其可完整、准确、全面地收集患者基线、干预措施使用和随访信息,为评价医疗干预的长期不良反应提供了可能。尤其是大样本前瞻性队列研究可为评价发生率较低的长期不良反应提供重要证据,如前瞻性队列研究可能是评价非甾体药物是否增加骨折事件风险较好的研究证据。但因其不能像随机对照试验那样随机分配医疗干预措施的使用,也无法对医疗服务提供者和患者实施盲法,导致混杂产生,影响结果的真实性。如何控制和调整混杂因素的影响是前瞻性队列研究评价不良反应的重要考虑。

利用已有临床实践的患者数据库建立回顾性的患者队列,形成回顾性的患者队列,而通过形成回顾性队列评价不良反应是另一种常用的研究方法。优点是能快速、高效获取患者数据,分析不良反应,使快速得出结果成为可能;也可为分析低发生率的长期不良反应提供重要证据。但这些研究通常因数据不完整、发生的事件无法确认、混杂因素收集和处理困难,影响研究结果的真实性。

2.病例对照研究　病例对照研究是一种回顾性研究,研究时间短,节省研究资源,可较易同时探索多种暴露因素(包括医疗干预措施)和不良反应结局间可能的关系,是评价不良反应的重要证据,尤其对评价罕见或潜伏期很长的不良反应优势明显,可能是评价如胰高血糖素样肽-1(GLP-1)类药物是否增加急性胰腺炎(发生率非常低)发病风险较好的研究证据。

但病例对照研究评价不良反应时也有局限。例如,不适用于人群使用率很低的药物;"对照"(即未发生不良反应人群)选择不合理可能导致更多混杂因素;在获取既往信息(如药物使用量、使用时间)时,因无法准确回忆这些重要信息,可能导致评价结果偏倚;病例对照研究的分析和数据处理相对复杂,对混杂因素的调整可能有限。

3. 其他 可以用于不良反应评价的研究还有横断面调查、病例系列研究和个案报告。这类研究本身也存在局限性,但可为发现不良反应、建立研究假设提供线索,尤其对极严重、罕见的不良反应,病例系列研究和个案报告也可提供有价值的证据,如沙利度胺(反应停)导致新生儿海豹肢畸形。但因病例系列研究和个案报告缺乏对照,多为回顾性研究,在结果测量与评价中都不能控制偏倚和混杂因素对结果的影响,临床实践中通常不会用这类研究作为评价不良反应的主要依据,它们一般只可提供有价值的线索。

(三)针对不良反应的系统评价

系统评价为全面获取、严格评价不良反应提供了手段,是评价不良反应最全面的研究。检索不良反应研究证据时若能找到合乎标准的系统评价无疑是最好的选择,尤其对发生率较低的不良反应有用。因其可纳入尽可能多的研究数量,形成足够大的样本量。系统评价结果受纳入的原始研究质量的影响,若纳入的原始研究质量差,但制作规范的系统评价仍是高质量证据,只是证据强度较低。注意:不良反应的特殊性决定其系统评价通常不仅纳入随机对照试验,还要纳入队列研究、病例对照研究等观察性研究。

三、不良反应证据的选择

医疗干预措施的不良反应的研究证据有很多种类型,在临床过程中,临床医生收集所有研究证据并逐一评价并非获取证据的最佳方案。选择最合适的证据用于临床实践是更明智的循证医学实践方法。影响不良反应证据选择的主要因素包括不良反应发生率、现有医疗干预在临床使用和研究中的成熟度、证据的真实性、证据结果精确度等。不良事件发生率的高低会影响不同研究设计证据的适用性:①若不良反应发生率高,则随机对照试验、队列研究均可观察到该不良反应;②若不良反应发生率较低,如<5%,随机对照试验因样本量小、观察时间短,很难观察到全部的不良反应,宜选用队列研究证据;若该不良反应为罕见事件(如发生率<0.1%),则应选择病例对照研究证据。若1项干预措施在临床中使用比较广泛,相关临床研究也比较成熟,那么相应的其不良反应的高质量证据很可能也比较多,如高质量的系统评价、大样本随机对照试验、队列研究等。相反,临床应用成熟度不高的医学干预的不良反应证据则可能比较少、质量不高。

随机对照试验中的不良反应一般是次要观察指标,同时受随机对照试验观察时间和样本量限制,单个随机对照试验很难成为评价不良反应的证据。但当以相关不良反应作为主要评价指标,而且样本量大、观察时间足够时,随机对照试验可以作为重要的不良反应证据,如评价二肽基肽酶-4

（DPP-4）抑制剂用于 2 型糖尿病时是否降低心血管事件的跨国随机对照试验。

第二节 提出和构建临床问题

【例 13-1】患者,女,78 岁。2 型糖尿病病史 10 年左右,长期应用二甲双胍降低血糖,目前血糖控制稳定,体重指数为 28.5 kg/m²。近半年来,患者血肌酐多次升高。估算肾小球滤过率（estimation of glomerular filtration rate,eGFR）波动范围为 35～50 mL/（min·1.73 m²）,尿白蛋白/肌酐（ACR）>300 mg/g,有糖尿病眼病。在社区门诊就诊时,患者提出疑问:医生,我在网上搜索资料发现肾功能损伤的糖尿病患者服用二甲双胍后容易发生严重的乳酸酸中毒,甚至有生命危险,我肾功能已经损伤,是否还可以继续服用二甲双胍?

为了便于快速检索到与临床问题密切相关的证据,我们需要根据 PICO 原则分解临床问题。

P:糖尿病伴慢性肾功能损伤患者。

I:二甲双胍。

C:安慰剂或未使用二甲双胍。

O:乳酸酸中毒风险是否增加? 肾功能损伤是否加重?

由此将患者提出的问题转化为可以回答的临床问题:糖尿病伴慢性肾功能损伤患者服用二甲双胍是否会使乳酸酸中毒风险增加?

第三节 证据检索

一、选择数据库

首选循证知识库进行检索,如 BestPractice、UpToDate、Micromedex 等 summaries 类数据库。次选非 summaries 类数据库,当所在单位没有订购循证知识库,或在循证知识库中未检获相关证据,或 summaries 类数据库中纳入的证据质量不佳、年限过久时,一些免费的或证据范围更全面的非 summaries 类数据库（如 PuMed、Embase、CBM、中国知网、维普网、万方数据库等）可以作为较好的选择。

二、确定检索词和检索式

检索时,一般需要根据 PICO 四要素提炼出检索词并进行检索词的组配以形成检索式,必要情况下,还需要关注所提出临床问题的类型及所查找证据的设计类型。根据这一原则,上述案例的检索词如下:糖尿病伴慢性肾功能损伤(diabetic mellitus with chronic kidney disease)、二甲双胍(metformin)、乳酸酸中毒(lactic acidosis)。检索时注意同义词的替换使用。

三、检索数据库

首先以 UpToDate 为例进行检索,在 UpToDate 中录入"chronic kidney disease AND metformin AND lactic acidosis"开始检索,只找到文献"Metformin in the treatment of adults with type 2 diabetes mellitus"(文献评审有效期至 2021 - 07,专题更新的最后日期为 2021 - 12 - 31),通过其"Suggested approach to the use of metformin"的"Contraindications"和"Adverse effects"的"Lactic acidosis"获取了相关证据:2012—2018 年的 3 个观察性研究、2017 年的 1 篇系统评价(纳入了 17 个观察性研究)及美国食品药品监督管理局修订的二甲双胍标签。这些证据结果提示:①对 eGFR<30 mL/(min · 1.73 m²)的糖尿病患者禁用二甲双胍;②对 30 mL/(min · 1.73 m²)≤eGFR≤45 mL/(min · 1.73 m²)的患者不推荐二甲双胍治疗;③对服用二甲双胍期间 eGFR 降至 45 mL/(min · 1.73 m²)的患者应评估继续治疗的获益和风险;④对 eGFR≥45 mL/(min · 1.73 m²)的患者,可开具全剂量二甲双胍。综合结论:基于证据的质量和时限,可以解答本案例提出的问题。至此即可结束检索,回到临床回答患者问题。

无条件查询 summaries 类资源的读者,可免费索引 PubMed 等数据库。

以 PubMed 的 Clinical Queries 工具为例进行检索(检索时间为 2021 年 8 月 15 日)。输入上述检索式"(acidosis, lactic[MeSH Terms] OR lactic acidosis[All Fields]) AND metformin",问题类型(Category)选择"Etiology",范围(Scope)选择"Narrow",检获相关临床研究 108 篇,含系统评价 11 篇。其中 1 篇系统评价直接分析了糖尿病伴肾损害患者服用二甲双胍与乳酸酸中毒发生危险性的关系,结果提示,在伴有严重肾功能损害的糖尿病患者[eGFR<30 mL/(min · 1.73 m²)]中,使用二甲双胍可能增加乳酸酸中毒的风险。当然,要想将此结论用于具体病例,仍然需要评价所检出数据的真实性、重要性及适应性。

第四节　证据评价

检出不良反应证据后还应该对其真实性、重要性、适应性进行评价,主要是解决以下问题:不良反应的研究结果是否真实? 所应用的医疗干预对不良反应的增加程度有多大影响? 所研究的不良反应结果对特定的患者是否适合?

根据不良反应研究设计的论证强度高低对其排序:随机对照试验、队列研究、病例对照研究、横断面调查及描述性研究。然而在多数情况下,纳入的主要研究证据是单独报告不良反应的队列研究和病例对照研究。本节将主要介绍这两种研究的评价及应用,供临床工作者借鉴,以用于不良反应的系统评价中。

一、不良反应证据的真实性评价

不良反应研究结果是否真实主要是指研究是否准确真实地评价了药物和其他医疗干预措施可能导致的不良反应,即研究的价值是否与真实值一致。虽然病例对照研究和队列研究设计是评价不良反应的主要证据,但是这些观察性研究存在重要局限,有可能导致研究结果与真实值不一致。因此,临床工作者先要评价研究结果的真实性。

(一)队列研究

对队列研究评价除了考虑关注的暴露因素(此处通常为医疗干预措施)不同外,还要考虑暴露组和非暴露组在研究开始和结束时发生结局事件的风险是否相同。理想情况下,除暴露因素不同外,暴露组和非暴露组应具有相似的预后因素、相同的结局测量方法、足够长的随访时间。

1.暴露组和非暴露组患者是否具有与结局相关的已知预后因素(或经统计学调整使这些预后因素在两组间分布均衡)　队列研究作为随机对照试验不可行时的替代方案,在确定因果关系时论证程度较佳且可行性较好,但其确定因果关系的论证强度弱于随机对照试验。同时,队列研究容易受混杂因素影响。比如,若暴露组患者和非暴露组患者的基线特征不一致,影响预后的其他因素可能不同;若统计分析也不能充分调整这些混杂因素,则研究结果很可能发生偏倚。再比如,一些研究者不知道或未记录的重要预后因素仍可能调整已知混杂因素的影响。所以研究者应记录暴露组和非暴露组患者的基线特征,判断其可比性或使用统计学方法调整差异使其在组间均衡分布。绝大多数情况下,观察性研究的暴露组和非暴露组组间预后通常不一致,需要通过配对或调整的方式解决预后差异问题。混杂因素的存在使队列研究的真实性和论证强度次于随机对照试验,但基于多个队列研究的系统评价的真实性优于单个队列研究。有效的调整分析通常需要精确测量相关预后因素。前瞻性队列研究在人类自然状态下进行观察,暴露因素自然存在于人群中,研究者无法主动控制,暴露人群的某种与结局有关的重要特征可能与对照人群不同,因而影响结果的真实性,所以对前瞻性队列研究,研究者尤其需要注意严格测量预后信息。对回顾性队列研究,研究者只能利用已有信息,但问题在于以往信息是否包含了研究者关注的结果。尽管研究者记录了暴露组和非暴露组一些已知混杂变量的可比性,或用统计学方法调整了这些差异,未知或未测量的重要预后因素也能导致结局的差异,这就是残余混杂(residual confounding)。

2. 暴露的状态是否确认 一般情况下,随机对照试验或队列研究应特别注意暴露组与非暴露组间临床结局指标的测量方法是否一致。若研究采用了盲法(主观结局指标有疼痛、生活质量等),即前瞻性研究中测量结局的人不知道暴露情况,或回顾性病例对照研究中暴露情况的人不知道研究对象的结局和研究假设时,则研究结果可信度高。实际上,结局测量者知道暴露情况时,他们关心暴露组的结局是否发生,确实可能检查得更仔细,使一些原本可能忽略的结局或早期结局被检查出来,导致暴露队列该结局发生增加的结果,这种情况就是监测偏倚(surveillance bias)。队列研究在确认暴露状态时可能出现信息偏倚(information bias),又称为测量偏倚、观察偏倚和错误分类偏倚,是在获取暴露信息时由于测量的问题,获取的资料存在系统误差。产生信息偏倚的原因主要是诊断或结果判断不明确、既往资料不准确或遗漏、对各比较组的暴露测量方法不一致等,以致获得错误信息而影响了结果的真实性。

若暴露状态的错误分类同研究分组无关,即各比较组间不存在差异,称为无差异性错误分类(non-differential misclassification)。大多数情况下,暴露状态的错误分类会模糊各研究组之间的差异,导致研究效应的估计值偏低(趋近于无效值或无关联)。若暴露状态的错误分类同研究分组有关,即在各比较组之间存在差异,则称为差异性错误分类(differential misclassification)。错误分类组之间存在差异的偏向可能不同,可能造成高估或低估研究效应值。差异性偏倚的两种常见类型包括回忆偏倚(recall bias)和调查者偏倚(interviewer bias)。回忆偏倚产生于研究对象在回忆过去暴露状态的能力差异,最终得病的病例可能会努力回忆暴露状态。比如,在一个涉及二甲双胍和乳酸酸中毒关系的队列研究中,乳酸酸中毒患者在回忆自己的药物暴露史时也会更仔细,对可能的暴露更敏感,更可能回忆起自己的暴露情况,这就是回忆偏倚。而调查者偏倚产生于调查者对研究对象有差异或错误收集暴露信息,如调查者可能因诊断错误漏诊了糖尿病患者中的心肌梗死患者,从而影响了心血管事件结局的真实性。

3. 暴露组与非暴露组的结局测量方法是否一致 若队列研究的暴露组和非暴露组对结局的测量方法一致,则该研究结果更可信。不同研究对同一结局指标的测量方法可能不同,这时就需要判断哪种结局测量方法真实性更好。

4. 随访是否完整 随访时间是否合适是影响研究结果真实性的重要原因之一。失访会直接影响研究结果的真实性。理想的研究状态是所有研究对象都完成随访。但实际情况是,有的失访对象在某些重要研究特征上与随访到的对象有较大区别,并可能发生相关结局,即失访偏倚(attrition bias),这种情况将影响研究结果的真实性。尤其当暴露组和非暴露组随访的完整情况有差异时,会进一步影响结果的真实性。前瞻性队列研究需要考虑失访对结局指标的影响。一般要求随访期间丢失的病例不应超过总观察例数的10%,一旦超过20%,结果很可能丢失真实性。因此,严格、长期的随访可得出真实的不良反应结论。

（二）病例对照研究

病例对照研究是一种回顾性研究方法，是对出现某种不良反应的病例和没有出现某种不良反应的病例进行对照，回顾性调查过去或最近有无接受某诊治干预措施的历史，再比较两组的暴露情况。病例对照研究适用于少见病和潜伏期长的疾病，研究时间短、省钱省力、对患者无害，可较容易地同时探索多种暴露因素和研究结局之间的可能关系，被广泛用于不良反应研究。评价病例对照研究主要考虑病例组和对照组在过去是否具有相同的暴露风险（机会）。一般情况下，过去一定时间内病例组和对照组应具有相同的风险或接受相同干预措施的机会。

值得注意的是，病例对照研究受混杂因素的潜在影响比队列研究更大。从医院选择患者时，有暴露经历的患者比没有暴露经历的患者入院率更高，结局和暴露间的关系被扭曲。对照组不当会导致假关联。故对可疑的危险因素，对照组应与病例组有相同的暴露机会。

1. 在可能导致暴露的相关特征方面病例组和对照组是否相似　相对于队列研究，病例对照研究更可能因混杂因素未被测量到而受影响。这种情况在暴露随时间变化时更明显。如用病例对照研究评价 GLP-1 类似物是否增加糖尿病患者的急性胰腺炎发病风险，使用一线降血糖药物无法有效控制血糖而服用 GLP-1 类似物的患者可能病情更重且服药剂量也随时间变化不断增加，若仅考虑是否服用 GLP-1 类似物可能无法完全解释 GLP-1 类药物与急性胰腺炎之间的关联。患急性胰腺炎的糖尿病患者与未患胰腺炎的糖尿病患者相比，往往有不健康的生活方式，这也可以解释 GLP-1 类似物与急性胰腺炎之间的关联。

2. 在确定暴露的特征和方法方面病例组和对照组是否相似　病例对照研究中确定暴露是一个重要问题。应注意病例组和对照组对暴露因素的测量方法是否一致。若病例组患者对暴露的记忆比对照组清楚，结果将会产生虚假关联。如患急性胰腺炎的糖尿病患者可能更清楚记得是否用 GLP-1 类似物、服用时间、剂量等，而未患急性胰腺炎的糖尿病患者是否服用药物的记忆可能不如病例组清楚。因此，在病例对照研究中，研究者可能将对照组中的暴露患者错误地归为非暴露患者，从而导致信息偏倚，这种差异性错误分类会高估观测效应值。采取严格的质量控制措施，尽量采用盲法，测量和结果判断也采用盲法，资料分析阶段采用分层分析、标准化分析或多因素分析等方法可以控制或减少测量偏倚。

二、不良反应证据的重要性评价

不良反应证据的重要性是指暴露与不良反应之间的关联强度和精确度。评价病因和不良反应研究证据重要性的指标：①暴露因素/干预措施与不良反应之间的关联强度；②多发生 1 例不良反应所需要治疗的患者数即 NNH；③暴露因素/干预措施与不良反应之间因果关系关联强度的精确度。

（一）暴露因素/干预措施与不良反应之间的关联强度

一个不良反应问题可以通过几种不同的研究设计来表达。不同类型的研究设计需要采用不同的统计指标来评估暴露与结局之间的关联强度。对于随机对照试验及前瞻性对照研究，通常可以采用 RR、ARI、RRI、NNH 等指标表示。其中 $RR = [a/(a+b)]/[c/(c+d)]$。

【例13-2】以"艾司唑仑是否会增加骨折或胫骨颈骨折的风险"为例。患者,女,75岁,以"跌倒1 h"为主诉入院。患者有睡眠障碍10年,长期睡眠前服用艾司唑仑(舒乐安定)1~2 mg,入院当日在夜间起床去卫生间时跌倒。入院后经X射线检查,发现"左侧股骨颈嵌插性骨折"。在骨科进行内固定手术。家属询问:患者夜间跌倒发生骨折是否与长期服用艾司唑仑有关?

若采用前瞻性研究探讨艾司唑仑与骨折的关系,其研究结果见表13-2。

表13-2　艾司唑仑和骨折(前瞻性研究)

是否服用艾司唑仑	骨折	无骨折	合计
服用	a	b	$a+b$
未服用	c	d	$c+d$

若采用回顾性研究来探讨艾司唑仑与骨折的关系,其研究结果见表13-3。

表13-3　艾司唑仑和骨折(回顾性研究)

组别	服用艾司唑仑	未服用艾司唑仑	合计
病例组	a	b	$a+b$
对照组	c	d	$c+d$

在前瞻性研究中,若有2 000例患者接受了某种治疗,其中40例出现不良反应,则$a=40, a/(a+b)=2\%$;若2 000例未接受这种治疗的患者中4例出现不良反应,则$c=4, c/(c+d)=0.2\%$。那么,$RR=2\%/0.2\%=10$,也就是说接受治疗者发生这种不良反应的危险性是未接受治疗者的10倍。

而在病例对照研究中,调查者从患病或不患病角度来选择患者(而非暴露与否),故不能计算"发病率",其证据通常采用OR来间接估计关联强度。计算方法为$OR=ad/bc$。若纳入200例有不良反应(骨折)的患者(病例组)进行研究,其中180例有暴露史(服用艾司唑仑),则$a=180, b=20$;同时纳入200例无不良反应的对照,发现其中90例有暴露史,则$c=90, d=110$。则$OR=ad/bc=(180\times110)/(20\times90)=11$。即有暴露史的患者发生该不良反应的可能性是无暴露史者的11倍。

RR或OR值越大,不良反应与暴露的相关性越强。当不良反应在研究人群中发生率较低时(<1%),OR与RR比较接近,病例对照研究的OR也可代表整个抽样人群的RR。RR或$OR>1$,说明有暴露史的患者发生不良反应的危险性和无暴露史的人无差异;若RR或$OR<1$,则暴露于可疑因素的患者发生不良反应的概率小于无暴露史患者

一般来说,在方法学严谨的观察性研究中,RR或$OR>2$时,通常认为关联较强;RR或$OR>5$时认为关联很强。

RR或OR虽然可以描述关联强度的大小,但有时需要把关联强度指标转换为患者和医生更易理解和使用的度量指标。多发生1例不良反应所需要治疗患者数(NNH),指患者接受某种干预措施,与对照组相比多发生1例不良反应需要治疗的患者数。

随机对照试验和队列研究直接计算NNH。NNH为暴露组与非暴露组不良反应发生率之差的倒

数,即绝对危险增加值(*ARI*)的倒数。以上述前瞻性研究的例子计算,*NNH* = 1/(2% − 0.2%) = 55.6。也就是说,每治疗 56 例患者,就会多出现 1 例不良反应。

病例对照研究中,*NNH* 的计算要复杂一些。当 *OR*<1 时,*NNH* 的计算公式为:1 − [*PEER*(1 − *OR*)]/*PEER*(1 − *PEER*)(1 − *OR*);当 *OR*>1 时,*NNH* 的计算公式为:1 + [*PEER*(*OR* − 1)]/*PEER*(1 − *PEER*)(*OR* − 1)。在这里,*PEER* 是患者的预期事件发生率,即不暴露于可疑危险因素时研究对象的不良反应发生率。当 *OR* 相同时,*PEER* 不同,得到的 *NNH* 值差别很大,所以在计算 *NNH* 时,准确地估计 *PEER* 很重要。

因 *RR* 或 *OR* 不能说明不良反应出现的频率,只能说明暴露组与非暴露组相比更多或更少出现不良反应的结果,故 *NNH* 给临床医生和患者的印象更直观。需要强调的是,当 *RR* 相同时,若不良反应发生率不同,得出的 *NNH* 结果也不相同。

(二)暴露因素/干预措施与不良反应之间因果关系关联强度的精确度

除采用 *RR* 和 *OR* 判断暴露因素/干预措施与不良反应之间的关联强度外,还需要用 *CI* 来评价关联强度的精确度,通常采用 95% *CI* 来评价关联强度的精确度,95% *CI* 范围越窄,其精确度越高,*CI* 不包括 1 时有统计学意义。

三、不良反应证据的适用性评价

若研究证据真实性、重要性均较好,接着就需要考虑该证据是否适用于个体患者。临床医生需要根据患者的具体临床情况,将当前可得的最佳证据与临床经验相结合,并尊重患者的意愿做出临床决策。

(一)患者与研究中的研究对象是否相似

需要从可影响不良反应发生的各方面来评估研究中的研究对象和自己的患者是否相似,包括人口学特征(如种族、性别、年龄等)、疾病特征等。一般情况下,个体患者的临床特征极少与研究人群完全相同,总会存在或多或少的差异,需重点考虑二者某些重要临床特征是否相似。

(二)随访时间是否足够长

随访时间太短不足以发现不良反应,容易得到假阴性结果。随访时间足够长,才能确保不良反应在此期间发生。若一些研究结果比较真实但随访时间不够长,也会限制其应用。也就是说这些研究可以提供暴露因素的短期效应估计,但我们关心的是长期不良结局,这些研究结果就不适合我们的患者。

(三)患者可能接触的暴露与研究中的暴露是否相似

若研究中的暴露因素在暴露剂量和持续时间等重要方面都与现有患者不同,则证据可能不能使用。通常情况下需要视差异的大小而定。

(四)风险大小是多少

RR 和 *OR* 不能说明不良反应出现的频率,只能说明与非暴露组相比,暴露组发生更多或更少不

良反应。这时我们就需要用 NNH 来评价不良反应的重要性。NNH 是指患者接受某种干预措施,与对照组相比多发生 1 例不良反应需要治疗的患者数。来自队列研究的数据可以直接计算 NNH;在病例对照研究中可用 OR 计算 NNH,计算公式如前文。

(五)其他

是否有任何获益可抵消暴露相关的风险?干预措施有哪些效益?不良反应发生率有多高?不良反应是否严重?有无可替代的干预方法?若干预有可能产生严重不良反应,而且发生率高,应尽量少用或不用,采用其他替代疗法。除非别无选择,应权衡利弊并让患者知情同意后使用。

第五节　证据应用

即使研究证据真实可信,其临床决策也不能简单决定。在决策过程中仍然需要考虑证据本身的特性、医生个人的临床经验和患者本身的意愿。将所得证据应用于个体患者之后,仍然需要对患者应用证据的后效结果进行评价并持续改进。

在实际应用中,临床医生应该怎样进行临床决策呢?①如果暴露因素或治疗措施危险确切而且巨大,则应立刻使患者脱离暴露因素或终止正进行的治疗措施。②如果尚存在更理想的备选治疗方案,临床决策又比较明确,如抗高血压药中的钙通道阻滞剂可能与癌症的发生有关,而对高血压的治疗可选药物又比较多,那么就可以选择其他药物替代治疗。

除此之外,患者本身的特别期望和个人偏好也很关键,它们决定了患者后期的用药依从性。此时,可以请患者在潜在的不良反应与治疗作用之间自行判断重要性,并最终做出决断。当然,在此过程中患者自身的价值观也占据重要地位。

回顾上例苯二氮䓬类药物艾司唑仑与骨折关系的证据后,我们发现该患者服用短效苯二氮䓬类药物,服用时间较长,为中等剂量,其骨折的确与药物使用有关。医生与患者进行了交流讨论,充分告知患者使用艾司唑仑的利和弊,以及停用艾司唑仑的利和弊,虽然骨折与患者服用艾司唑仑有关,但睡眠障碍也极大地干扰了患者的生活质量,故患者不能停药。最终与精神科医生讨论并征得患者同意后,医生将短效药物改为长效药物,同时控制药物剂量。

综上所述,对不良反应评价的证据来源广泛、样本量大、周期长,以不良反应为主要研究目的的随机对照试验可提供有价值的不良反应信息,但大多数情况下不良反应评价证据以队列研究及病例对照研究为主。而纳入上述研究的系统评价则可以提供较全面的不良反应评价证据。不良反应的评价需要考虑证据的真实性(与真实值一致的程度大小)及重要性(结果的准确性与关联程度),同时尚需要分析研究中的患者与实际患者的特征一致与否和风险–获益比,综合考虑后决定将证据应用于个体患者的决策。

第十四章

临床经济学循证医学实践

第一节　临床经济学评价概述

一、临床经济学评价的概念

卫生经济学是利用经济学的基本原理和方法阐明卫生保健服务中卫生资源的筹措、配置和利用规律,解决卫生保健服务的需求、定价、供给中的经济学问题,并为制定卫生经济政策等提供服务,是经济学在卫生保健领域的具体应用。

临床经济学作为卫生经济学的一个重要分支,旨在利用卫生经济学的理论和方法,对临床用药、诊治方案、医疗器械、卫生技术等进行经济学评价和分析,从而实现多种方案的优化及医疗技术的优选,以提高卫生资源的配置和利用效率,为医疗服务提供者和决策者等提供证据支持。

临床经济学评价是临床经济学研究的主要内容之一,是从资源的投放和效果产出两个方面,对不同选择方案进行比较分析的方法,包括确认、衡量、比较待评价候选方案的成本和获益,用以探讨最佳的诊断、治疗和预防方案,评价医疗效果,以提高卫生资源配置和利用效率。

二、临床经济学评价的基本要素

(一)成本

成本是指在实施某项卫生服务规划或方案时所投入的全部财力资源、物力资源和人力资源,在临床医疗中涉及患者的医疗成本(费用)等,通常用货币单位统一计量。成本的计算和分析是进行经济学评价的基础。成本主要包括直接成本、间接成本和隐性成本。

1. 直接成本　直接成本(direct cost)是指直接提供一项卫生服务时所花费的直接费用,一般分为直接医疗成本和直接非医疗成本。

(1)直接医疗成本:直接医疗成本(direct medical cost)是指患者用于诊断、治疗、预防、保健的成本,通常包括挂号费、诊查费、化验费、手术费、住院费、X射线检查费、家庭病房费、麻醉费、输血费、监护费、药品费、治疗费、床位费、放疗费、营养支持费等。

(2)直接非医疗成本:直接非医疗成本(direct non-medical cost)是指患者因病就诊或住院所花费的非医疗服务的个人成本,包括患者伙食、交通、住宿、看护等方面的非医疗费用,也包括患者亲属在陪伴和照顾患者中缺勤、交通、食宿等方面的费用。

医疗收费的多少实际上并不等于成本,医疗服务收费中,可能存在收费大于成本的情况,也有收费低于成本的现象。但从患者出发,用收费来代替成本,能说明患者的经济负担,故在多数情况下仍使用收费的多少代替成本。

2. 间接成本　间接成本(indirect cost),也称为社会成本,是指因疾病而丧失的社会资源。患者的间接成本包括以下方面:①与病残率(morbidity)有关的成本,即患者因患病造成的缺勤病假、因疾病引起的工作能力减退、因疾病致残后造成劳动能力减退、因病长期失去劳动力造成的损失等,也包括因病损失的工资及丧失劳动生产力所造成的误工产值;②与死亡率(mortality)有关的成本,即死亡造成的家庭、社会的损失。

间接成本的主要计算方法:①人均国民收入法,是用工资率、失业率、期望寿命、退休年龄等因素计算病残或死亡引起的收入下降;②意愿支付法,是假定任何疾病带来的某些预期结果,如损失某一脏器或肢体,如果用钱能将这一预期结果挽回的话,用某人愿意支付的费用来估计;③绝对估计法,即用支出费用和行动的类型推测与病残和死亡有关的成本,如购买保险等。

3. 隐性成本　隐性成本(intangible cost)是一类疾病所致的疼痛和死亡给家属带来的悲痛、抑郁等精神创伤导致的非经济结果。隐性成本常无法计算到直接或间接成本中,故一般未计算。

(二)效果

1. 效果　效果(effectiveness)是指采用干预措施所产生的全部或部分(即最终性或阶段性)医疗结果,可分为全部效果和部分效果。全部效果通常用疾病的发病率、致残率、病死率、死亡率等指标来表示。部分效果主要指标包括疾病自觉症状的缓解程度、因病致残经过干预后功能恢复水平等。

测量效果指标可以使用中间测量指标和(或)健康测量指标。①中间测量指标:如乳腺癌根治术后5年复发率、乙型肝炎病毒e抗原的阴转率等来表示临床干预的阶段性效果,但不是最终效果。②健康测量指标:包括寿命年的延长、死亡数等。目前国际上常用的指标有生活质量调整寿命年数(quality adjusted life years,QALY)、潜在减寿天数(potential days of life lost,PDLL)、潜在减寿年数(potential years of life lost,PYLL)、病残调整寿命年数(disability adjusted life years,DALY)等。

2. 效用　临床干预从某种意义上来说是延长了患者的生命,但挽救一个患者生命后,还要看其健康恢复的程度,对其生活能力及生存质量进行评价。从社会效果的角度看,患者劳动能力恢复的状态即效果产生的社会效益,在临床经济评价中称为效用(utility)。

判断效用的指标是效用值,它是反映生存质量、生命价值和失能程度的指标。效用值可根据生理或心理功能对每一种疾病或不同的健康水平进行量化得到,范围在 0～1。如已有研究表明健康人的效用值为 1,其间因病残而不同程度地丧失生活和工作能力者可以在 0～1 决策各自的效用值。

3. 效益　效益(benefit)通常是指有益的效果,包括社会效益与经济效益。临床经济学评价中效益多指经济效益,包括直接效益与间接效益两个部分。

在医疗实践中,不同干预措施产生的效果是不同的,难以相互比较,一般把不同干预措施所得的效果如减少死亡、发病而节约的资源均折算为货币量,这样就容易比较各种干预措施的效果。值得说明的是,一项干预措施既产生正效果又产生副作用,所以在计算效益时,应把正效果的效益减去副作用的效益作为净效益。

三、临床经济学评价的类型

(一)成本确定分析

成本确定分析(cost-identification analysis,CIA),也称为最小成本分析,是指在测算不同医疗措施的成本时,假定多个干预措施的效果基本相同,选用成本最小的干预措施,这是评价和寻求最经济的临床干预方案方法。

成本确定分析的优点是简单、实用,而且结论可靠。其缺点是只能比较同一种疾病结果相同时的成本,以效果一致作为先决条件,故使用范围较窄。

(二)成本-效果分析

成本-效果分析(cost-effectiveness analysis,CEA)是评价临床干预方案经济效果的一种方法,是分析成本消耗后得到的效果。成本以货币单位表示,效果是指某种干预措施产生的具体结果。临床效果可以选择终点指标(如死亡、存活),也可以选择中间指标(如血脂下降的平均值)。

1. 方式　成本-效果分析的基本思想是以最低的成本实现效果的最大化,其具体表示方法采用成本效果比和增量比两种方式。

(1)成本效果比:成本效果比(cost/effectiveness,C/E)是成本-效果分析的一种方法,是指每一医疗效果单位所耗费的成本,如每延长癌症患者 1 个生命年、挽回 1 例死亡、诊断出 1 例新病例或提高 1 个结果单位所耗费的治疗成本。C/E 越小,就越有效率。

(2)增量比:对两种或两种以上干预措施进行比较,成本-效果的平均比例还不能充分显示两者的相互关系,在医疗实践中,常将不同水平的医疗干预措施综合在一起,以观察其产生更大的效果,这种效果称为增量效果,所增加的成本称为增量成本。

增量分析是计算某一干预措施比另一干预措施多花费的成本与某一干预措施比另一干预措施多得到的效果之比,即增量比。增量分析可以确定每增加 1 个效果单位所需增加的成本,能充分说明附加干预措施导致成本增加时,其相应增加的效果是多少,是否值得。

增量比的计算公式:(某一干预措施成本-另一预措施成本)/(某一预措施效果-另一干预措施效果)=增加的成本/增加的效果,即 $\Delta C/\Delta E = (C_1 - C_2)/(E_1 - E_2)$。$\Delta C$ 表示两个干预措施成本之差,ΔE 为两个干预措施效果之差,$\Delta C/\Delta E$ 为增量比,C_1 为某一干预措施成本,C_2 为另一干预措施成本,E_1 为某一干预措施效果,E_2 为另一干预措施效果。

2. 敏感性分析　临床经济评价得出结果后,还需要考虑哪些因素会对结果产生影响,因为很多重要的因素会随时间、地点、条件不同而不断地变化,如成本、发病率、治愈率等指标。一项干预措施的效果或成本可能因某种因素变动而发生很大的变化。最初被评为有效果的干预措施,可能因某种因素的改变,导致出现无用的结果甚至相反的结果。因此,在经济评价中,研究哪些因素对评价结果有影响及影响程度,称为敏感性分析(sensitivity analysis)。首先要确定有无可变因素、哪些是可变因素,进而了解全部的可变因素及这些因素可能的变动范围,最后预期对结果能产生多大影响。

敏感性分析是检验临床经济评价的结果是否可靠、有无临床实用价值的重要步骤,也是卫生经济评价中最核心的问题之一。

3. 优缺点　成本-效果分析主要用于两个或两个以上有相同结果单位的干预措施的比较,使两个或两个以上不同的干预措施之间进行比较和决策时,有相对共同的比较单位。

其缺点在于只能运用在对同一种疾病或相同条件下对不同的干预措施的比较,不能用以比较两种不同措施对不同疾病的病残或病死率的评价;另外,单纯的成本-效果分析仅注重数量效果,一般很少考虑患者生存质量的改善,因而还不够全面。

(三)成市-效用分析

评价某种干预措施挽救患者的生命,还要从社会的角度来评价医疗效果,要考虑生存质量,如有无后遗症、健康恢复的程度、能否过正常生活或完全恢复工作等。如成功地挽救了 1 例重型森林脑炎患者的生命,但患者留有严重的脑损害后遗症,在评价效果时就决不能单纯看挽救的患者生命。

为了既能注重生存的数量又能兼顾生存的质量,就要进一步做成本-效用分析。成本-效用分析(cost-utility analysis)是成本-效果分析的进一步深化,也可被看作成本-效果分析的一种特殊形式,其结果偏重于社会效益。测定以病残和病死为结果的综合指标,最常用的指标是 QALY 及定量反映疾病负担的 DALY。

使用成本-效用分析能比较两个或两个以上完全不同干预措施的经济效果,以 QALY 为单位比较各项措施的成本,即每延长 1 个 QALY 所用的成本。

确定一个国家或本地区防治的重点疾病,要从两方面考虑:一方面要选择造成疾病负担大的疾病,另一方面要考虑防治该病是否具有行之有效的干预措施,而且成本低、效果好。成本-效用分析可以使有限的卫生资源发挥更大的作用,对卫生政策的宏观决策很有意义。

(四)成市-效益分析

当将某种传染病的预防计划产生降低发病率的效果与肿瘤防治计划产生挽救患者生命的效果进行比较时,单纯的成本-效果分析法显然就不适用了。这时必须用一个共同的单位、一定方法,将不同干预措施所有的成本和效果均换算为货币量来表示,这就是成本-效益分析(cost-benefit analysis)。

成本-效益分析有两个基本指标。①净效益:即效益货币值-成本货币值。②效益成本比:即效益/成本。前者可以看出某种干预措施的净效益为正值还是负值,很容易与另一备选干预措施进行比较和选择。后者实际是比较效益与成本的倍数,如某一干预措施的效益成本比<1,表示效益小于成本,如效益成本比>1且比值愈大,表示效益愈高。如果一项医疗保健措施的效益成本比>1,净效益>0,则该措施是可取的,即效益成本比愈大愈好。

成本-效益分析方式简单易行,结果亦很清楚,主要为相关部门分配资源做决策时提供经济学依据。但在临床实践中,医生较少使用成本-效益分析,原因是将不同干预措施的结果准确地换算为货币单位比较困难。

第二节　提出和构建临床经济学问题

一、提出临床经济学问题

随着社会发展与环境改变,危害人类健康的疾病谱已从传染病为主转变为慢性非传染性疾病占主导地位,这类疾病往往不能根治,一般需要长期治疗以控制疾病进展,给患者及其家庭带来痛苦和经济损失,更会消耗大量卫生服务资源。这就涉及大量的临床经济学问题,因此,开展经济学评价研究,生产相关证据,不仅有利于循证医学实践,也有利于在宏观层面上降低卫生总费用、提高卫生服务资源利用率等。

提出临床经济学问题一般涉及以下内容:①疾病干预的效果主体(如卫生政策决策者、患者、家庭、劳资方)所关注的经济负担是什么? ②与对照相比,需要增加哪些资源类型(如人员、设备、药品、住院医院、护理等方面)才可实施此项干预? ③实施此项措施后,消耗了哪些资源? 后续干预所消耗的资源有哪些(如并发症处理、后续治疗、门诊时间延长等)? ④若干预措施改变了资源的消耗结构,额外增加的成本是什么(包括直接和间接医疗成本等)? ⑤基于干预的利弊效果,其经济效益如何(如支付意愿或效用的测量)? ⑥决定是否实施干预的关键点是什么?

以药物为例,所提出的经济学问题具体包括:①对照药物是什么? ②与对照药物相比,该药物主要有哪些优势? ③用药后会产生哪些预期获益? ④该药物应用前景如何? ⑤其潜在的适用对象有哪些?

提出的临床经济学问题应具体、明确、无歧义。而类似"药物X的成本效果大小如何"等经济学问题,就比较宽泛,不符合要求。与经典循证问题按PICOS五要素构建不同,临床经济学问题的构建还需进一步考虑数量大小、时间跨度、分析视角等要素。①数量大小:与对照措施相比,若按不同资源消耗或增量成本的大小进行排序,哪种资源或哪种成本在决策分析过程中的分量最重? ②时间跨度:从成本投入或资源消耗到产生实际效果均有一定的时间跨度,故要考虑时间因素。③分析视角:谁最有可能承担干预措施所产生的额外费用? 谁将最终获益(患者、患者家属、卫生服务提供方、第三支付方、社会)? 注意视角不同,一些成本的统计口径有所不同。如提供非常规医疗服务的成本,从患者或社会角度应将其统计在内,但若以卫生服务系统的视角,则应将其排除在外。此外,不同视角下一些资源消耗或类别可能存在交叉、重复统计的问题。

经济学问题的标准表达格式应包括参照药物、评价预期效果、时间范围等要素。如在该经济学问题中,参照药物为该新型口服产品,预期结果可选增量比,时间跨度为 1 周。

二、构建临床经济学问题

临床经济学研究旨在生产和创造经济学证据,但这些证据能否用于临床实践中的循证决策,就涉及临床经济学证据的评价问题。本章以糖尿病用药的经济学评价为例,阐述临床经济学证据的评价与应用。糖尿病已成为疾病负担较重的慢性病之一。世界卫生组织报告指出,在 2010 年全球人口 20~79 岁糖尿病患病率为 6.4%,成人患者人数达 2.85 亿,预计到 2030 年全球糖尿病患者人数将达 4.39 亿。糖尿病及其并发症给个人、家庭、卫生系统和国家带来了巨大的经济负担。自1993 年以来,我国糖尿病医疗费用一直处于增长之中,从 1993 年的 2 亿元上升至 2007 年的2 000 亿元左右,卫生总费用所占比例也从 1.96% 上升至 18.2%,可见糖尿病经济负担之重。寻找最佳经济学证据、开展循证医学实践,将有利于降低糖尿病的经济负担,提高卫生资源利用率。

【例 14-1】患者,女,58 岁。身高 1.56 m,体重 73 kg。主诉"口渴、多饮、多尿、乏力半年,加重1 个月"。体格检查未见异常。门诊查空腹血糖 7.8 mmol/L;口服葡萄糖耐量试验结果显示空腹血糖 7.5 mmol/L,餐后 2 h 血糖 12.3 mmol/L。血压、血脂正常,血尿常规、肝肾功能、心电图、肝胆脾肾 B 超未见异常。

患者被诊断为 2 型糖尿病伴超重(体重指数>27 kg/m²)。按 2011 年美国内分泌医师学会《糖尿病临床实践指南》的推荐意见,医生给出的处方是口服二甲双胍强化治疗并辅以饮食控制。

患者询问:常规饮食控制和运动治疗是否足够? 二甲双胍强化治疗是否花费少、疗效好?

将上述问题进一步构建为可回答的临床经济学问题:在常规饮食控制和运动治疗基础上,二甲双胍强化血糖控制治疗糖尿病的成本效果如何(What is the cost-effectiveness of intensive blood glucose control with metformin versus usual care with diet in overweight type 2 diabetes mellitus patients)?

第三节　临床经济学证据检索

一、证据的来源

针对上述临床经济学评价问题,制定相应检索策略,全面、系统检索常规的电子文献数据库(如Medline、Embase 等),通过阅读文题和摘要,从中筛选出相关研究文献,对重要研究文献或不确定者,需要进一步评阅全文。鉴于临床经济学评价研究文献比较独特,为避免漏检,还要补充检索一些特殊文献数据库,如英国国家卫生服务系统经济学评价数据库(National Health Service Economic Evaluation Database,NHS EED)。NHS EED 采用严格的检索策略,每天动态检索 4 个电子数据库:Medline(1995 年至今)、CINAHL(1995 年至今)、Embase(2002 年至今)和 PsycINFO(2006 年至今),辅以手检 11 种核心医学期刊如 *New England Journal of Medicine*、*JAMA*、*Lancet*、*Annals of Internal Medicine*、*Archives of Internal Medicine*、*BMJ* 等,系统收集了相关卫生经济学研究,同时对纳入的研究文献进行了严格的质量评价,并请相关领域专家撰写成结构式摘要。该数据库可直接从英国约克大学评价和传播中心(Centre for Reviews and Dissemination)的网站进入,也可通过 Cochrane 图书馆进入检索。

临床经济学证据的检索还应包括检索纳入文献的参考文献、联系相关领域的专家等,以最大限度地获取相关经济学分析文献,减少选择偏倚。

二、确定检索词和检索式

可按照 PICOS 原则确定主要的检索词。制定检索策略时,还应注意增加经济学证据所特有的主题词和自由词,如 economics,costs and cost analysis,economic value of life,economics hospital,economics medical,economics pharmaceutical,cost,cost analysis,cost-effectiveness analysis,cost-utility analysis,cost-benefit analysis。还可利用截词检索,如 cost * OR econom * OR pharmacoeconomic * OR econom * evaluati * OR expenditure * OR budget *。Cochrane 协作网的评价与传播中心(the Centre for Reviews and Dissemination,CRD)也提供了一些现成的检索策略,分 Medline、Embase、PsychINFO 等不同版本,这些专用检索策略也可以从 NHS EED 手册中获取。但要注意的是,这些检索策略的检索范围过宽,有可能检出方法学研究、综述及其他无关研究文献。实际运用时可根据具体研究目的,适当增加一些特定检索词,或用"AND"及限定设计类型等信息检索技术提高检索的准确度。

第四节　证据评价

将临床经济学证据运用于卫生政策决策和临床决策前,需要严格评价所获证据的质量和科学性。临床经济学证据的评价包括 3 个方面:真实性、重要性和适用性。

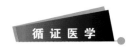

一、临床经济学证据的真实性评价

评价临床经济学证据质量的核心,是评估其来源研究能否以透明且有证据支持的方式来描述研究方法、研究假设、模型,以及是否指出了可能出现的偏倚等。严格评价时可借助一些现成的评价工具来完成,如在众多经济学证据评价工具中,以 *BMJ* 经济学研究投稿要求清单(Drummond 清单)和经济学研究方法学质量评价工具(CHEC 清单)最常用。但对经济模型研究,需要额外增加 Phillips 清单,该清单是经济模型研究特有的质量评价工具。评价经济模型研究时,最好事先绘制一个数据来源结构图,将模型中每个参数的最佳来源数据一一标示出来。进而查找有无现成的 NHS EED 结构式摘要(此类摘要囊括了主要评价条目),对评价大有帮助。

而在个体化循证临床实践中,临床医生若遇到临床经济学研究证据,一般采用 Straus 等在 *Evidence-Based Medicine* 第 4 版中推荐的 5 条标准来评价其真实性。

(一)是否所有切实可行的方案均进行了比较分析

临床经济学评价主要与诊疗措施的遴选有关,一般是对 2 种或 2 种以上方案的临床疗效和成本进行综合比较分析。因此,完整的临床经济学分析应纳入所有临床可行的干预措施。如例 14-1 需同时考虑基础疾病(如高血压、高脂血症等)的治疗、血糖的饮食控制及联合用药情况等。理论上同一类患者所有可能的治疗方法都可作为对照,至少要与现有常规治疗比较。现有常规治疗通常是临床最常用的治疗方法或根据诊疗指南推荐的同类治疗措施。因此,需要分析方案实施的时间、地点、对象、方法等方面的异同,是否有重要的方案遗漏等。若单纯成本研究或成本比较研究的证据还不足以帮助决策,必须同时权衡成本与效果。

(二)是否具体陈述了成本、结局的经济学分析角度

一个有效的经济学分析必须陈述其具体的研究角度。研究角度不同,成本和健康产出的测量也不同。临床经济学评价可以从患者、卫生服务系统、医疗保险部门、政府,甚至从全社会角度进行评价。患者关心的是自付的直接医疗成本和直接非医疗成本,卫生服务系统(如医院角度)关注的是直接医疗成本,医疗保险部门计算的是统筹基金支付的医疗成本,这些成本计算都有一定的局限性。理想的是从全社会角度评价,既考虑直接医疗成本,也考虑影响劳动生产力的间接成本,这样才能全面反映疾病的整体经济负担。但在资料收集困难的情况下,如临床试验搭载经济学分析时,则以收集直接医疗成本为主。

(三)证实替代方案/措施效果的证据是否足够充分

通常临床经济学评价都假设新诊疗措施优于传统的诊疗措施,因此,需要确认是否有足够的证据支持这种假设。防治性干预措施效果评价的研究证据,若按其论证强度高低排序,依次为基于多个随机对照试验的系统评价/Meta 分析、随机对照试验、队列研究、病例对照研究、系列病例研究、横断面调查和专家意见等。因此,经济学评价证据中的干预措施效果,理想状态下应由随机对照试验及其系统评价或 Meta 分析加以证实。而临床效果证据能否整合到经济学分析中,需要考虑两者的统计口径及核心要素是否匹配。若效果证据来自单个临床研究(如单个随机对照试验),不仅要考

虑该研究自身的设计、实施和报告质量,还要考虑该研究的时间是否足够长,能否得到经济学分析所需的长期健康结果;如果临床经济学评价采用了模型分析或整合了不同来源的效果证据,则需考虑来源文献的方法学及报告质量,包括采用的文献检索方法是否恰当,纳入、排除标准是否清晰,来源文献的报告信息是否足够充分等。

(四)是否准确测量了所有相关的成本和结果

完整的临床经济学评价涉及成本和结果两个方面,而进行经济学分析的前提是获得真实可的成本信息和临床结果,特别是与各方案成本和结果有关的所有重要信息。评价时要考虑所有相关的成本和结果是否做到了正确识别和测量,成本和结果是否根据不同的时间做了贴现和校正,选取的贴现率是否合理,测量成本和结果时是否采用了恰当的度量衡单位,成本和结果的计算是否合理,其可信度如何等。其中,临床结果可来源于单个随机对照试验或基于多个临床试验的系统评价/Meta分析等,但要注意,这些临床试验的结果应尽量贴近临床实际;成本是否做到正确测量也同样重要。成本不仅包括直接医疗成本、直接非医疗成本,还包括间接成本、隐性成本等。但要注意成本资料的来源不同,成本测量值就可能存在较大的出入。

(五)采用的经济学分析方法是否适用于所提出的循证问题

经济学分析方法通常包括成本最小化分析、成本-效果分析、成本-效用分析、成本-效益分析等。这些方法大同小异,主要差别在于健康结果的表达方式不同。循证问题不同,采用的经济学分析方法也不尽相同。假如有如下两个问题:在同等疗效情况下,新干预措施是否比传统干预措施更便宜? 新干预措施比传统干预措施效果好,成本更高,是否更价有所值? 对第一个题可采用成本最小化分析,而第二个问题则需考虑成本效果,因此,可采用成本-效果分析(或成本-效用分析等)。

二、临床经济学证据的重要性评价

在真实性评价的基础上,要进一步评价临床经济学证据的重要性。重要性评价也从成本和效果两个方面同时进行。临床经济学分析关注的不是单方单药的成本或疗效,而是多种候选方案或措施成本效果的比较和优选;不仅是定性判断两种方案或措施成本效果的优劣,更重要的是定量分析某一项措施在多大程度上优于另一措施。因此,通常需要考虑以下问题。

其一,干预措施的成本效果比或增量成本效果是否具有临床重要性? 这主要是基于"价有所值"的原则加以判定,即临床获益与增加的成本相比是否价有所值。

其二,经济学分析结果的稳定性如何? 是否与成本或效果等的变化有关? 临床经济学评价研究中常存在诸多不确定因素,影响了分析结果的稳定性及推广应用。如研究对象、场所、时间点不同,临床疗效可能差别较大;分析视角、数据资料的时效性不同,成本估计值也有所变化。评价成本或效果改变等不确定因素对结果影响的大小,常用敏感性分析。

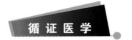

三、临床经济学证据的适用性评价

若将上述真实性好且有重要临床价值的证据在临床实践中加以应用和推广,同样应结合自己患者的实际病况和接受意愿、现有医疗条件和知识技能水平,以及社会经济状况的承受能力等,对其临床适用性展开评价。因此,需要考虑研究中的患者与自己的患者在临床特征方面是否相似、是否有相似的成本和临床结果、干预措施是否相似或可行,以决定自己的经济学证据是否能应用于该患者。

(一)患者是否有相似的临床特征及相似的临床预期结果

任何一项研究结果用到具体患者身上,都需要考虑研究人群的特征是否与自己诊治的患者相似、自己的患者是否也能获得相似的临床预期结果。如果自己的患者符合经济分析中的纳入、排除标准,则较容易判断。但在很多情况下,自己的患者并不完全与研究人群一致,尤其是来自随机对照试验的研究人群,若病情轻重程度不一样(如糖尿病严重程度),有可能产生不同的治疗反应(如对二甲双胍不耐受)等。此时应结合亚组分析结果判断。此外,能否出现相似的临床预期结果还要考虑干预措施的相似性。如干预措施的剂量、疗程等是否与临床实际情况一致,实施后患者的依从性、干预措施的执行力度等是否有变化。

(二)患者的施治成本是否相似

仔细阅读经济学分析研究中有关成本事件构成、成本数据来源、成本计算(包括单位成本、资源利用量或估算方法)等信息,再结合自己患者的临床实际,判断患者施治的成本是否相似。尽管成本资料在国内外差异明显,甚至在同一国家不同地区也存在较大差异,但从经济学分析研究的报告内容中,我们仍可获取重要的参考信息。

(三)增量成本效果比和敏感性分析结果是否有助于临床决策

若一项新措施与常规措施相比,成本增加而效果反而降低,应放弃新措施;若成本减少而效果提高,则应选择接受新措施。例如,在英国和瑞士进行的经济学研究均证实,二甲双胍强化治疗不仅效果更好,而且成本更低,二甲双胍强化治疗得以被临床接受和推广。但更多的情况是,随着临床疗效的提高,成本也相应增加,增量分析的结果将有助于临床决策。

第五节　证据应用

一、基本原则

（一）最佳证据原则

临床经济学评价研究证据运用于临床之前,必须应用临床流行病学和循证医学的评价标准进行严格的评价,认定为当前最佳证据。最佳证据具备3个特征:真实性、临床重要性和适用性。

（二）个体化原则

最佳证据是否可以在任何地方都能采用? 可否用于同一疾病的各种类型的患者? 患者是否都能接受? 因此,同其他证据一样,临床经济学评价研究证据在被推广应用时也应充分考虑患者的个体化原则,务必符合患者个体特点和疾病的特征,此外,还要考虑社会、经济、环境和患者的心理及价值观等诸多因素的综合影响,合适者才能应用。

二、注意事项

（一）注意研究结果的外推性

目前国内的临床经济学评价研究证据较少,国外的研究证据与国内存在很大差别,能否将经济学评价结果从一个医疗系统推广到另一个医疗系统是由多方面的因素定的,这与一个国家或地区的经济水平、资源状况、人文主义、价值取向、疾病流行规律等相关,所以外推性是应用经济学评价证据的一个难点。研究者需要证明来自中国以外国家的所有成本、效果及评价结果的适用性,并根据中国的医疗环境进行验证,方可将证据在国内推广应用。

（二）注意临床经济学评价中的不确定性

临床经济学评价方法中的不确定性存在有3个原因:①经济学评价方法的诸多方面还存在争议,如研究设计、研究角度、成本与治疗结果的测量与估价、贴现、统计分析和结果表述等,这些不确定因素都会影响评价结果的可比性;②数据也存在相当大的不确定性,如与抽样误差相关的,像样本大小、样本的代表性等;③在递交和解释经济学评价结果时存在大量的主观性。前瞻性设计可以避免数据收集过程中的不确定性;随机化分组可以控制选择患者时的不确定性,确保治疗组与对照组的可比性。也要注意证据中有无使用相应的统计学方法和敏感性分析来处理这些不确定性。

第十五章

公共卫生问题循证医学实践

　　公共卫生(public health)是指一个国家或一个地区与国民健康相关的公共事业,不仅包括对重大疾病,特别是传染病的预防、监控和治疗,而且包括对食品、药品、公共环境卫生的监督管制及相关的卫生宣传、健康教育和免疫接种等。随着环境和生活方式快速转变、人民对健康需求的逐渐升高,人类对医疗服务质量和需求逐渐增加,合理分配医疗卫生资源对人类健康尤为重要。面对人口流动性加快、经济发展区域不平衡、公共卫生经费投入不足及人民群众对卫生保健服务需求不断提高等问题,中国公共卫生事业也面临严峻挑战,急需通过循证医学实践指导公共卫生进行科学决策。

第一节　循证公共卫生概述

一、循证公共卫生的产生和发展

　　任何一个学科的诞生都是伴随社会发展需求而逐渐形成的。从单一因素所致的传染病到多种因素共同所致的慢性非传染性疾病如肿瘤、糖尿病和心脑血管疾病等,从疾病到健康再到宏观健康管理模式,从社会-心理-生物-环境的医学模式到医学信息模式,推进了传统经验医学向循证医学科学的转变,我们要以崭新的临床思维模式来分析和解决临床医学、预防医学、医学教育、医疗卫生决策等多学科、多领域的健康相关问题。21世纪以来,中国公共卫生问题越发受到重视。从2003年严重急性呼吸综合征(传染性非典型肺炎)暴发到突发公共卫生事件应对体系的建立,再到随后重大疾病和重点人群慢性病监测体系的初步建成,政府对公共卫生的投入逐渐加大。但公共卫生受到众多因素影响,宏观层面的自然生态系统、复杂的社会经济环境和微观层面个体庞大的基因体系均是复杂病因网的组成部分,这也造成了公共卫生干预项目设计和开展的复杂性和高难度性。因缺乏针对已有的研究结果进行系统评价,我们无法确定公共卫生项目的经费、时间等投入是否实现价值最大化,而循证公共卫生(evidence-based public health,EBPH)正是解决这一问题的科学方法。

早在 20 世纪 90 年代,一些研究者已经对 EBPH 进行了定义。Jenicek 在 1997 年发表的综述中将 EBPH 定义为:谨慎地使用现有最佳证据对社区和人群的保健、疾病预防、健康维护和健康促进领域做出决策。2004 年 Kohatsu 等认为 EBPH 是将循证干预与社区需求结合来促进和提高人群健康水平的过程,该定义着重强调 EBPH 应考虑社区需求。Brownson 等针对 EBPH 的主要特点和要素概况如下:①使用同行评审的定性和定量研究的最佳证据做决策;②系统地使用数据信息系统;③应用程序规划框架;④开展社区评估和决策;⑤进行合理考核;⑥向主要利益相关者和决策者传播所学内容。具体来讲,EBPH 是依据既有的最好证据制定公共卫生项目和宏观卫生政策的决策模式,有效降低甚至消除无效的、不恰当的、昂贵的和可能有害的卫生实践,确保公共卫生决策是基于最佳的科学证据并得到有效施行。

循证公共卫生决策(evidence-based public health decision making)是指慎重地、准确地和明智地应用现有的最佳研究证据,结合当地情况和民众服务需求,制定切实可行的卫生政策。循证公共卫生决策的关键是获取证据,核心是评价证据,目的是提高决策水平,最终使决策更加科学、合理、可行。循证公共卫生决策作为一种基于"证据"制定公共卫生政策的研究方法,其强调健全的循证公共卫生决策不仅可以提高卫生体系工作的质量和效率,而且可以降低因决策失误所致的危害。循证公共卫生决策通过不断地推广系统性的证据生产和使用方法,在指导宏观和微观的医疗卫生决策活动中取得了成功,并在一定程度上推动了我国医学界的发展与进步。

二、循证公共卫生发展史

(一)国外循证公共卫生发展史

国际上影响力最大的循证公共卫生决策网主要是 Cochrane 和 Campbell 协作网。1993 年,英国创办了 Cochrane 协作网,它主要包括 Cochrane 系统评价数据库、卫生技术评估数据库、NHS 经济学评价数据库等循证卫生决策相关数据库。2000 年美国创办了国际 Cochrane 协作网的姊妹网 Campbell 协作网,它更侧重于公共卫生决策系统评价,主要包含 Campbell(C2)Library 中的 C2-RIPE 部分的循证卫生决策数据库。除此之外,英国约克大学创办了卫生技术评估(Health Technology Assessment,HTA)和英国国家卫生服务系统经济学评价数据库(NHS EED),英国伦敦大学创办了伦敦大学循证决策与实践证据和协作中心数据库(HPPI)等,这些数据库都在一定程度上促进了循证公共卫生决策的发展。

(二)国内循证公共卫生发展史

相较于发达国家而言,中国 EBPH 的发展起步较晚。中国于 1997 年在华西医科大学(现四川大学华西医学中心）成立了国内第一个循证医学中心,1999 年它被国际 Cochrane 协作网正式批准为世界上第十三个循证医学中心,这也是亚洲第一个循证医学中心。李立明教授于 2002 年首次提出"在公共卫生领域引入循证医学实践的重要性",他认为决策受多重因素影响,只有以证据为中心并在综合考虑资源环境条件下所进行的决策,才能够达到目的。中国于 2005 年 7 月正式启动卫生政策支持项目,旨在通过建立高质量卫生政策研究机制,支持中国循证卫生政策的制定。李幼平教授于 2008 年揭示了我国公共卫生领域的循证决策与管理的挑战。2010 年,由美国中华医学基金会（China Medical Board,CMB）资助的"西部卫生政策循证研究中心"在四川大学正式成立。2012 年,柴国良教授等将循证理念引入慢性病防治后,循证公共卫生决策相关的操作流程和实践研究也逐渐兴起。中国循证医学中心和美国南加利福尼亚大学社会工作学院的 Hamovitch 人类服务研究中心合作,成立了中国第一个循证证据库即中国循证决策与政策证据库,此后该证据库于 2014 年在兰州大学成立了中国老年心理健康循证证据库的子库。2015 年,童峰教授将循证决策已有的概念和流程进行整合,不仅为 EBPH 提供了一套方法和思路,而且使中国的医疗卫生事业又站在一个新的起点上。中共中央、国务院于 2016 年 10 月印发并实施了《"健康中国 2030"规划纲要》,提倡将健康融入所有政策,开创了中国基于证据的健康政策管理新征程。

三、循证公共卫生实践

促进 EBPH 证据的应用和实践是 EBPH 的最终目标,即使用公共卫生证据进行决策时,所制定的公共卫生决策是基于目前最佳科学证据,使用正确的理论,遵循正确的评价原则,制定切实有效的干预措施,从多层次、多学科联合分析和解决问题。

（一）国外循证公共卫生实践

国外 EBPH 不仅在决策与实践方面取得了一系列成就,而且也采取了一些措施促进 EBPH 向实践应用转化。1993—2003 年,美国传染病协会、美国疾病预防控制中心等决策组织把最新的与结核病相关的流行病学证据均应用到控制结核病的实践中,这些证据的应用使得 2003 年的美国结核病发病率降低了 44%,达到了美国历史上最低水平。美国疾病预防控制中心下设的美国预防服务组通过制定《社区预防服务指南》来培养和引导公共卫生专业人员,《社区预防服务指南》是公共卫生的"必备手册",对教育、科研、公共卫生服务与实践有深远意义和重大影响。除此之外,开展各类培训以提高公共卫生工作者的 EBPH 技能,如圣路易斯大学公共卫生学院于 2002 年将博士研究生的 EBPH 课程录制成光盘,提供给卫生机构进行培训和学习。EBPH 起步较早的国家（如美国、澳大利亚等）处于循证医学实践阶段,该阶段任务主要是循证医学实践和传播。涉及循证医学实践和传播的研究主要是针对特定主题（如儿童肥胖和慢性非传染性疾病防治）的循证医学实践或针对影响循证医学实践传播和实施的因素（如对传播模型的探索和传播过程存在的问题）进行探索。

（二）国内循证公共卫生实践

在 2002 年严重急性呼吸综合征（severe acute respiratory syndrome,SARS）疫情防控期间,中国循证医学中心充分利用自身优势,整合多方面的资源,运用循证医学的原理和方法,统筹和组织包括公共卫生、统计学、临床流行病学、流行病学专家及临床医生等快速开展了多方面研究。2003年7月—2004年10月,共有164位作者通过筛选17 000余篇文章连续12期在《中国循证医学期刊》发表了25篇有关SARS的系列论文。面对突发的重大公共卫生事件,基于已有相关的潜在证据,他们揭示了SARS的可能致病源、传播途径等,在无证、创证、用证方面起了很好的探索作用,为突发公共卫生事件的应对提供了重要证据。

中国卫生政策支持项目于2005年7月1日正式启动实施。卫生政策支持项目是由我国卫生部、英国国际发展部及世界卫生组织共同设计而成,项目执行周期为4年。卫生政策支持项目目标是:综合探究卫生服务与筹资体制,可望为科学决策提供依据;增强中国政府各部委间及国家与省级决策部门的政策对话;提升政府能力建设,提高政府官员的政策制定、执行及评价能力。2008年5月12日,我国四川汶川地震发生后,循证医学中心利用自身优势,有机整合多方资源,正确运用循证决策的原理与方法,结合实际救援工作,针对涉及公共卫生事件发生后的应急、管理和身心干预措施、受灾人群的用药和康复、财务和后勤保障等领域,已在全球发表近5 000篇相关文献,评估了不同国家与地区针对地震医疗救援应急管理所制定的措施的异同点、受灾地区各级政府部门与卫生机构抵御卫生次生灾害政策与措施的效果,探究了循证制定灾害救援的模式与方法。这些基于循证突发公共卫生事件的证据,可为国内外防控地震及其他灾害救援提供相关公共卫生决策证据。

2010年,中国Cochrane中心与美国南加利福尼亚大学合作,建成了中国循证医学实践和政策数据库。该计划分两步实施:第一步是成立工作组和建设网站,在中国介绍加利福尼亚循证儿童福利数据库并翻译其相关的内容;第二步是准备筹建顾问委员会和科学委员会,针对中国问题而确定系列项目,进行实践和推广本数据。

目前,我国已初步建成覆盖人类各类主要健康问题、重点或高危人群及生命全周期的疾病监测系统。监测系统包括传染病、慢性非传染性疾病及相关危险因素,以及其他与健康相关的监测系统。建立公共卫生监测系统的目的是了解疾病发生发展规律、评估疾病负担、评价防控效果和循证决策。此外,大量的研究也探讨了公共卫生循证决策的重要性,并引入了一些国外理论,如一些学者揭示了EBPH在慢性病防治中的应用,EBPH证据可以促使政府或人民大众采取适当的公共卫生行动,提高对干预措施的依从性及科学地评估影响干预决策的主要因素。

四、循证公共卫生存在的问题和对策

(一)循证研究的系统理论框架

循证研究的系统理论框架是有效规范地开展EBPH的必要条件,它涵盖了对操作流程、证据类型与方法选择等方面的指导。目前,我国公共卫生领域相关的循证指标和规范尚未形成,与公共卫生有关的指南及技术规范几乎都是依据专家意见,有些领域甚至尚未形成可操作的指南与规范。若缺乏规范系统理论框架的指导,则EBPH证据在循证决策中的价值会受到极大影响。因为这些因素均可以导致EBPH应用存在循证框架不明、证据缺少标准对照等问题。我国可通过研习发达国家相对完善的循证理论及方法,解决我国现存循证研究系统理论框架的问题。尽管国外EBPH已经有运用成熟的方法和循证证据对疾病、经济学和健康影响的评价,但是我国在通过增加学习国外EBPH 研究方法和理论的同时,更需要依据我国国情逐步完善 EBPH 的相关理论框架。

(二)公共卫生决策数据库和优质证据

迄今,我国循证决策依然主要依赖的是 Cochrane 协作网决策数据库,但 Cochrane 协作网等对发展中国家的资料收集相对较少,而公共卫生决策又存在明显的地域性差异。因此,我国需逐步形成更适用于我国需求的 EBPH 决策数据库。尽管我国定期开展慢性非传染性疾病专题调查及全国营养状况调查等,但仍需加快建设区域性慢性非传染性病及行为危险因素监测系统,以期实现区域性长期动态监测相关数据,以利用数据评估危及居民健康的主要危险因素。目前,我国针对居民重大健康问题的二次研究专题数据有限,而且 EBPH 证据质量和数量均有待提高。

EBPH 研究应结合我国公共卫生重大专项和社区卫生服务等重大改革实践,服务于国家和以有效改善国民健康为目标,达到资源最优利用。EBPH 既要拓宽证据类型(包括专家意见和模型预测的结果等,都可以是公共卫生决策的依据),还要提高证据质量。我国需借鉴国外数据库的成功经验及其数据库的侧重点,建立满足我国需求的高质量决策数据库,利用大数据和信息技术,促进公共卫生决策数据库的建立和完善,为我国循证决策阶段的更好发展提供保障。

(三)专业人员的循证能力

我国公共卫生服务者和卫生决策管理人员的循证意识较薄弱。通常研究人员在决策中所提出的并非公共卫生服务的需求,这导致所获得的证据从根本上不利于公共卫生问题的解决。我国在EBPH 的研究设计中仍然多处于文献评价阶段,对筛选的研究对象背景及其相关的影响思考和定位不足,导致在运用国外成熟的经济学评价、健康影响评价等方法时遇到瓶颈。为更好地将 EBPH 应用到实践并进行传播,相关人员的循证意识及能力需要提升。我国需要对不同岗位工作者开展EBPH 专项培训,例如,如何选择干预、设计研究、监督研究实施等。培训可增强工作者的循证意识及其对 EBPH 理论与方法的掌握。同时,医学类院校可通过设立 EBPH 方法学等课程,增加学生EBPH 的实践,加强 EBPH 人才储备。循证医学实践和推广需要增加相关教育与培训投入,提升高等院校和相关科研机构的研究水平及增强政策的转化能力。

(四)政府支持与资金资助

我国 EBPH 发展缺乏资金支持。因政府资金常随热点问题的不同而发生变化,而且与政府对EBPH 的重视程度有关,这些均可对研究经费产生重要影响,可能导致 EBPH 的发展缓慢。EBPH 相关的研究缺乏资金可能与政府"重临床,轻预防"的现象有关,该现象限制了政府对公共卫生领域相关研究的资助,故 EBPH 的发展进程受限。EBPH 工作者除了进行相关研究外,还应不断加强与政府沟通,加深政府对 EBPH 的认识,同时可了解当地政府需求,主动依据现有的 EBPH 证据为政府制定政策提供一定的科学证据,进而推进循证决策的发展。若政府深入了解和认识 EBPH 证据在决策中的作用,政府可依据当地公共卫生研究的特点和社会需求,针对性增加对公共卫生投入并设立长期资金支持。

(五)多部门协作

公共卫生问题涉及范围广泛,开展 EBPH 研究更应注重多学科和多部门交叉。我国研究人员构成单一的问题,使研究结果可信度降低,同时研究者和决策者交流合作较少,相关 EBPH 研究结果在决策中发挥作用较少。针对这些问题,首先,我国需研习国外研究团队多学科和多部门交叉的特征,改变研究人员构成单一及循证证据多基于文献的现状。其次,我国未来要将 EBPH 研究结果应用于决策的制定,加强政策制定者与研究者之间的交流,搭建证据交流平台,促进 EBPH 证据的有效利用并在制定政策过程中发挥应有的作用。

第二节　循证公共卫生实践的步骤与评价

一、提出公共卫生问题

近年来大量研究显示空气污染对慢性病的发生发展有重要影响,通过 EBPH 的方法简明、清楚地揭示空气污染对高血压的影响,有望为防控高血压的发生及其相关的健康危害提供科学依据。EBPH 问题主要包括:流行病学数据说明了什么？时间趋势如何？是否存在高危人群？怎么用现有的数据解释有关该疾病项目或政策的疑问？有无有效、经济的干预方法？如果不采取行动,结果会怎样？

二、选择数据库和制定检索策略

在循证医学中,应先检索经过评估的数据库,包括筛选的数据库如 Cochrane 图书馆和 UpToDate,以及没有经过筛选的数据库如 PubMed、Embase、Web of Science、中国知网、万方数据库等;再检索 bioRxiv 等预印平台和指南发布网站,英国国家卫生与临床优化研究所(National Institute for Health and Clinical Excellence,NICE)、苏格兰校际指南协作网(Scottish Intercollegiate Guidelines Network,SIGN)、世界卫生组织官网和中华人民共和国国家卫生健康委员会官网。

在制定检索策略时,不同数据库的检测模式不同。以空气污染与高血压的关系为例,在 PubMed 数据库的检索框中输入检索式"Air Pollution[Mesh] OR Air Pollutants[Mesh] OR Particulate Matter [Mesh] OR Sulfur Dioxide[Mesh] OR Ozone[Mesh] and Hypertension[Mesh] OR Blood Pressure [Mesh]",并将 fiters 限定为 human,进行初步文献筛选。经过阅读文献和摘要,确定需要精读的文献并进行数据提取、制定分析策略等。

三、严格评价证据并筛选最佳干预措施

EBPH 需要将各种率和风险监测资料进行量化来评估所提出的问题,同时利用系统评价、风险评估、经济学评估工具来整合研究的证据,进一步明确提出的问题,从而确认解决问题的各种手段并确定重点,制订行动计划,实施干预活动。执行后,还需要评价项目或政策执行情况,再使用系统评价、Meta 分析等评估工具进一步测量风险和干预的有效性,以便确认可能有效解决的问题,最终决定是否施行和推广公共卫生政策及决策。由于医学知识更新的速度加快,对于具体患者管理计划的制订,需要寻找当前的最佳证据并与患者的临床实际情况意愿相结合,与患者和家属共同进行决策,选择需要优先处理的问题、处理的步骤和方法,以获得最佳的健康结局。

第三节　证据应用

一、疾病预防控制的循证研究

慢性病管理是一个过程,主要内容是建立健康档案、健康咨询/教育、疾病筛查、诊断评估、规范治疗、随访管理,并协调医患关系及不同服务提供者之间的关系。面对慢性病的不同种类、分型、疾病进展等,决策者应当制订更合理的患者管理计划。以慢性病预防控制为例,慢性病管理或慢性病防治是健康管理重要的内容之一,它包括建立健康档案、确定与慢性病发病相关的危险因素条目及指导慢性病干预三级预防,选择对慢性病患者预后安全、有效的干预措施,同时通过评估慢性病患者需求、分析其成本效益,制定最适宜的慢性病患者干预方案。绝大部分慢性病可以预防和控制,但大多数却无法治愈,需要终生健康管理。所以需要针对不同类型的慢性病患者的需求,基于当前最佳证据,制订最优的管理计划。

基于循证医学的慢性病管理是指在广泛收集临床证据的基础上,以患者和家庭为中心,以证据为基础实施慢性病的分类管理,整合并协调慢性病患者所需各种服务,不断修缮服务的可及性和连续性,提高服务质量并控制服务成本。根据美国、英国等发达国家的成功经验,世界卫生组织推荐"慢性病管理金字塔"模式、"慢性病创新照护"模式、"疾病管理"模式 3 种慢性病管理模式,以促进实现慢性病防控的综合目标。2011 年 7 月世界银行、世界卫生组织与我国卫生部联合发布题为《创建健康和谐生活:遏制中国慢性病流行》的报告。该报告显示,2010—2030 年,在我国 40 岁以上的人群中,心肌梗死和脑卒中、慢性阻塞性肺疾病、糖尿病、肺癌患者数平均增长了 2~3 倍,其中肺癌患者数增加了 5 倍。除了人口老龄化和城镇化带来的污染加剧这一增加趋势外,食盐、富含糖分的

软饮料和脂肪摄入过多,身体活动减少,吸烟等行为危险因素增加,以及由这些因素所致的超重或肥胖、血压升高、血糖升高、血脂异常等因素均可以增加慢性病的发病风险。因此,慢性病控制策略需要多部门联合行动,从有效应对心肌梗死和脑卒中、慢性阻塞性肺疾病、糖尿病及肺癌开始,面向3类人群(一般人群、高风险人群和患者群),重点关注3个环节(危险因素控制、早诊早治和规范化管理),注重运用3个手段(健康促进、健康管理和疾病管理),干预3种行为危险因素(烟草使用、不合理膳食和身体活动不足),降低4种主要的慢性病危险因素(超重或肥胖、血压升高、血糖升高和血脂异常)。

二、突发公共卫生事件中的循证决策

循证医学不仅从理论上指导人们从事医学实践,更多的是提供实践的具体方法和数据支撑。近20年来循证医学的快速发展,使其应用的学科和领域非常广泛,目前主要应用于临床决策、药物研究、行政决策、管理医疗等方面。而突发公共卫生事件的预防、应急处理与及时有效的控制和消除,同样不可缺少行之有效的行政决策和及时、合理的医疗救治与服务。2019年12月初,新型冠状病毒感染(COVID-19)疫情来势汹汹,成为全球近十几年来,继SARS及中东呼吸综合征之后第三次暴发的冠状病毒疫情。2020年1月30日世界卫生组织宣布COVID-19构成国际关注的突发公共卫生事件,3月11日世界卫生组织宣布其已具有全球大流行特征。在COVID-19特殊情形下,很多研究者并未进行严格设计,只是选取日常临床诊疗产生的数据进行研究,产生大量的非随机干预性研究,其研究质量参差不齐。随着突发事件的发展,更多的研究数据将会出现,证据可能随之发生变化。因此,基于非随机干预性研究相关证据对COVID-19患者的治疗给出的推荐意见,部分结论尚不能确定,仍需大样本、长期随访的高质量随机对照试验来证实。依据文献的国际评价标准,如随机对照试验采用ROB2.0、诊断准确性研究采用QUADAS-2和非随机干预性研究采用ROBINS-I进行文献质量评价。为保证研究的质量,证据研究过程中的文献筛选、质量评价、文献资料提取等工作需两个工作人员分别独立完成后核对、汇总。基于数据库产生的公共卫生决策都必须保持最新状态,并与最佳研究证据保持一致,但因有关COVID-19新的研究数据不断涌现,其相应的预防、诊断和治疗相关的政策也随时变化,故公共卫生预防措施、临床实践应结合循证医学理论及时制定相应的决策。

三、循证制定卫生标准与指南

国际劳工组织指出,需向消费者提供循质服务(quality-oriented services)和循证服务(evidence-based services)。国际癌症研究机构(International Agency for Research on Cancer,IARC)判定环境职业致癌物时,基于循证的原则,对致癌资料来源、证据的可信度进行评价,依据评价的结果对致癌物质进行分类。例如,评价化合物或暴露环境的致癌性时,先将相关的人类和动物致癌的证据分别进行评估,依据标准将证据分为充分、有限、不足3个级别,再综合人类和动物两方面证据,将致癌物分

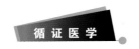

为表 15-1 中的四大类。

表 15-1　致癌物分类及证据强度

分类		致癌物类别	证据级别和强度
第Ⅰ类		确定的人类致癌物	人类研究证据充分证实致癌性
第Ⅱ类	Ⅱa	可能的人类致癌物	有限研究资料支持人类致癌证据
	Ⅱb	可疑人类致癌物	动物实验致癌证据充分,人类致癌证据不足
第Ⅲ类		尚无法判断的可疑致癌物	人类和动物致癌证据都不充分
第Ⅳ类		非致癌物	无人类和动物致癌证据

目前,国际上都提倡使用规范的方法来制定基于证据的循证指南,并根据证据的可信程度对指南进行分类。我国各种慢性病防治指南就是遵循循证医学原则的实践。我国高血压防治指南的制定参考了《1999 年世界卫生组织及国际高血压协会(WHO/ISH)高血压处理指南》《美国预防、检测、评估与治疗高血压全国联合委员会第七次报告》《2003 欧洲高血压治疗指南》,在 1999 年《中国高血压防治指南(试行本)》的基础上,结合我国高血压流行病学证据,由我国卫生部和中国高血压联盟于 2004 年 10 月修改,制定了适合我国国情的《2004 年中国高血压防治指南(实用本)》。2019 年《中国高血压防治指南(试行本)》首次采用国际惯例,进行了推荐强度分级(从Ⅰ级到Ⅲ级)和证据分级(从 A 级到 D 级);基于国内外最新研究结果进行了更新,尤其是对上臂式自动血压计的使用、危险因素评估、危险分层评价、起始药物治疗剂量都做了新的推荐。

从 1997 年《血脂异常防治建议》到 2007 年我国第一部《中国成人血脂异常防治指南》(简称《2007 指南》),再到 2016 年 10 月发布的《中国成人血脂异常防治指南(2016 年修订版)》,国际上血脂异常领域的新研究、新数据、新指南层出不穷,国内也逐渐积累了基于中国人群的血脂异常流行病学新的数据和临床干预研究。例如,我国人群在长期随访的前瞻性队列研究基础上,获得了 20 年随访的新数据。在《2007 指南》推荐的 10 年总体危险评估方案的基础上,提出了余生危险评估方案,为我国血脂指南的更新与再版奠定了循证医学证据基础。同时,新版指南修订联合委员会和工作组专家参考国际上重要的血脂大规模随机对照试验、血脂指南及共识,几经讨论后,对我国血脂指南进行了全面的更新、扩增与完善。指南修订参考了世界卫生组织、中华医学会临床指南制定的标准流程,对推荐类别的定义借鉴了欧美血脂相关指南的定义,具体表述如下。

Ⅰ类:指已证实和(或)一致公认有益、有用和有效的操作或治疗,推荐使用。

Ⅱ类:指有用和(或)有效的证据尚有矛盾或存在不同观点的操作或治疗。

Ⅱa类:有关证据/观点倾向于有用和(或)有效,应用这些操作或治疗是合理的。

Ⅱb类:有关证据/观点尚不能被充分证明有用和(或)有效,可考虑应用。

Ⅲ类:指已证实和(或)一致公认无用和(或)无效,并对一些病例可能有害的操作或治疗,不推荐使用。

该指南对证据级别水平的定义如下。

证据水平 A:证据基于多项随机临床试验或 Meta 分析。

证据水平 B:证据基于单项随机临床试验或多项非随机对照试验。

证据水平 C：仅为专家共识意见和（或）基于小规模研究、回顾性研究和注册研究结果。

第四节　实践举例

一、新型冠状病毒感染医院内防控的华西紧急推荐

【研究背景】我国新型冠状病毒感染疫情防控进入关键时期。医院作为疾病诊治重要组成单位，疫情防控期间合理的医院内工作流程调整对控制病毒传播具有重大意义。该紧急推荐的工作模式为后续基于循证证据应对类似紧急公共卫生事件并提出决策提供了重要参考。

【方法】根据具体研究问题的实际情况，选择 PubMed、中国知网、万方等文献数据库，Google 学术、Google 搜索等公众搜索引擎，以及重要政府或机构官方网站如中华人民共和国国家卫生健康委员会、世界卫生组织、中国疾病预防控制中心、美国疾病预防控制中心等。优先纳入高度关联的证据级别高的证据。根据证据级别和专家组意见，将推荐等级分为强推荐无特殊情况建议采纳、弱推荐根据实际情况决定，倾向于采纳、弱反对根据实际情况决定，倾向于不采纳、强反对无特殊情况建议不采纳。

【结果】该紧急推荐建议：①所有医院在新型冠状病毒感染疫情出现时应立即组建应急指挥系统；②建议医院内暂时采用《新型冠状病毒感染的肺炎诊疗方案（试行第四版）》中关于疑似/确诊病例的诊断标准进行诊断；③根据实际需要，考虑采用"2019 新型冠状病毒感染患者早期预警评分"对重症患者进行识别；④参考国家防护方案和《预防医务人员新型冠状病毒肺炎华西医院分级个人防护方案》对院内人员采用分层防护方式；⑤可参考《新型冠状病毒感染的肺炎防控方案（第三版）》，并结合实际情况对医院内环境采用分级消毒方案；⑥对新型冠状病毒感染疑似/确诊病例采取飞沫隔离和接触隔离，同时针对能产生气溶胶的操作采取空气隔离措施；⑦同时在保障患者心身需求的前提下，对全院住院患者严格执行临时家属探视制度。当然，目前仍需要更多循证医学证据与推荐为新型冠状病毒感染卫生及医疗决策提供指导。

【结论】该推荐针对新型冠状病毒感染疫情防控期间医院内防控的 7 个关键临床问题，结合循证医学证据、临床及管理经验制定了紧急推荐意见，并结合国内的临床实际进行解读，为国内各级医疗机构在新型冠状病毒感染疫情防控期间合理调整院内工作流程进行院内防控提供依据和参考。

二、中国人群糖尿病疾病负担的系统评价

【研究背景】随着生活方式的转变，2 型糖尿病已逐渐成为危害人类健康的主要慢性病之一。疾

病负担是指疾病、伤残、过早死亡对社会经济和生命健康的影响,包括病伤所致的流行病学负担及经济负担。自20世纪后期开始,中国学者陆续开展了糖尿病疾病负担研究,但这些研究的质量、研究方法和结果存在较大的异质性。为了解中国糖尿病流行特征,有研究利用系统评价方法揭示中国糖尿病疾病所致负担,并分析它在性别、年龄、城乡、地域之间的差异。

【方法】由研究主题相关的专家和检索人员讨论后确定检索词,计算机检索 PubMed、Embase、中国知网、维普网和万方数据库,纳入有关中国糖尿病疾病负担的研究,并进行文献筛选、资料提取与质量评价。

【结果】最终纳入分析的38篇文献中,中文文献36篇,英文文献2篇。研究范围为"全国"的13篇文献中,以"DALY/YLL/YLD"为疾病负担测量指标的文献共10篇。对38篇文献的定性分析结果显示,自1980年以来,中国糖尿病患病率迅速增加,尤其是低年龄组;中国糖尿病所致疾病负担女性高于男性,城市略高于农村,但城乡差距逐渐缩小;东、中、西部地区疾病负担依次递减,但仍处于较高水平。

【结论】中国糖尿病疾病负担仍较严重,防控任务艰巨,有必要基于不同地域、城乡、年龄组人群的卫生需求,合理、有效地分配卫生资源;不仅要减少中老年人糖尿病疾病负担,而且要关注年轻人发病及其并发症防控,应把遏制糖尿病患病率增加及并发症所致疾病负担加重作为预防工作的重点。

三、全球高血压膳食干预指南的质量评价

【研究背景】高血压既是多因性疾病,亦是导致心脑血管疾病的主要危险因素之一。《中国高血压防治指南2010》指出,高血压的相关危险因素绝大多数由饮食造成,高钠、低钾膳食是我国大多数高血压患者发病的主要因素之一,6项高血压非药物治疗措施中4项为膳食因素。基于循证评价证据,评估高血压指南中膳食干预措施,比较不同地区/国家高血压指南中膳食干预推荐的异同,分析不同地区/国家、不同质量级别推荐指南中膳食的规律,促进人们对指南的理解。

【方法】根据研究主题确定纳入、排除标准,计算机检索 PubMed、Embase、Web of Knowledge、中国知网和万方数据库,查找高血压膳食指南和规范,采用自制的资料提取表提取资料内容,应用 AGREE Ⅱ工具评价指南的质量。

【结果】最终纳入27篇指南,其中13篇(48.15%)指南为A级,14篇(51.85%)指南为B级。对纳入文献进行定性分析,结果显示,各膳食指南均提倡低钠饮食,钠盐摄入量一般为5~6 g/d,但大洋洲推荐的是4 g/d,北美洲提出随年龄增加摄入量减少;酒精摄入量,男性一般为30 mL/d,女性一般为20 mL/d,不同地区略有差异;水果、蔬菜及钾摄入量,各洲均要求增加。

【结论】不同国家或地区膳食干预高血压指南中,半数以上仍需修订和完善。膳食推荐存在地区差异,并与性别、年龄密切相关。

第十六章

临床试验注册

史料记载,古代中医临床研究的开展可以追溯到公元前 2737 年,传说中的中药之父神农尝遍百草,鉴别草药的毒性并将它们分类。现代临床试验始于 18 世纪初,威廉·哈维推荐用柠檬酸治疗坏血病,但他认为治疗效果源于水果中的酸。1747 年詹姆斯·林德总结前人经验,开展了非常有名的坏血病试验。他将 12 名患典型坏血病的水手分为 6 组,每组 2 人。6 组水手均吃相同的食物,但分别补充食醋、稀硫酸、苹果汁、海水、肉豆蔻–大蒜–辣根混合物、柑橘加柠檬。食醋、稀硫酸、苹果汁、海水、肉豆蔻–大蒜–辣根混合物均无效,只有每天食用柑橘类水果的水手恢复了健康。尽管由于样本数少,结论没有统计学意义,但该试验为采用柑橘类水果防治坏血病奠定了基础,也是早期的临床试验代表。

临床试验又称为干预性研究,是指所有以人为研究对象,并前瞻性地将研究对象根据研究者制订的研究计划或研究方案分配到不同干预组并接受具体的干预措施,以评估干预措施对健康结局的影响。干预措施包括药物、细胞和其他生物制剂、外科手术、放射操作、设备和器械、行为治疗、照护流程改变、预防保健等。临床试验结果是医疗卫生决策的重要依据,近 20 年临床试验数量呈快速增长趋势,但其中充斥着大量低质量、存在偏倚的研究,甚至假研究。临床试验质量面临严峻挑战,临床试验缺乏透明化和全程质控是最重要的原因。开展临床试验注册、临床试验过程透明化和清楚、准确地报告研究结果,被认为是推动临床试验透明化的有效策略。

临床试验为社会做出了重大贡献的同时,也引发了许多深刻的伦理问题。本章介绍临床试验注册及指导临床试验的伦理原则,在医学研究的进程中促进临床试验中对受试者个人权利和健康的尊重及保护。

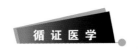

第一节　临床试验注册概述

　　临床试验注册是指将临床试验的设计、实施、监管和研究结果的相关信息在国际认可的注册机构中公开,任何人均可免费获取卫生研究的相关信息,实现卫生研究设计、实施过程和结果的透明化,并可溯源。

一、临床试验注册的目的

　　临床试验注册的目的:①履行对受试者及研究人群的伦理义务(患者、普通公众和研究社区可从中获益);②为潜在受试者及来咨询的临床医生提供信息(患者和医生可从中获益);③减少发表偏倚(医学文献使用者可从中获益);④帮助编辑和其他人理解研究结果的来龙去脉(期刊编辑、医学文献使用者可从中获益);⑤推动更有效地分配研究基金(拨款机构和研究社区可从中获益);⑥机构审查委员会(Institutional Review Board,IRB)决定一项研究的适宜性(机构伦理委员会和伦理学家可从中获益)。

二、临床试验注册的意义

(一)伦理意义

　　1. 临床试验透明化是履行对公众的伦理义务　临床试验结果用于个体或群体将会产生一定影响。因此,卫生研究是公众事件,公众有权了解研究过程并获取试验所有信息,以权衡其研究结果所产生的利弊。公众同意参与卫生研究实际上是在为提高人类健康水平做贡献。潜在受试者、医务工作者、研究者、机构审查委员会/独立伦理委员会、研究资助者都有权获取研究从开始至结束的所有真实信息,以便在与健康相关的生活与工作中基于证据科学决策。因此,公开所有已启动研究的无偏倚信息也有利于全球共享知识,符合公众利益。

　　2. 提高公众对临床试验的信任和信心　决策者、研究者和公众主要通过已发表文献获取卫生研究信息。大量事实表明发表偏倚会误导决策,甚至引起极大错误。由于基金资助者或研究者隐瞒阴性试验结果而伤害人类的事件不断发生,大大降低了公众对卫生研究的信任和信心。卫生研究透明化充分体现了公众对卫生研究信息的知情权和监督权,有利于提高卫生研究的公信度。

(二)科学意义

　　临床试验透明化利于公众获取研究方案信息(经伦理委员会/伦理审查委员会批准)和研究结

果,其科学意义如下:①有助于尽量减少重复已验证过的干预措施所造成的风险和潜在危害;②公开既往临床试验的经验可推动未来研究发展;③识别并避免不必要的重复性研究和文献发表;④识别并避免选择性报告研究结果;⑤便于比较伦理学认可的原始研究方案和研究的实际实施情况;⑥通过提供正在进行研究的信息来加强研究者之间的合作;⑦唯一注册号可以帮助研究者追踪系统评价或卫生研究的应用情况及其产生的影响;⑧有助于全球研究者获取有关健康或疾病准确而无重复的数据。此外,临床试验透明化利于发现并控制研究设计偏倚,保证证据的完整性,保证普通文献收藏机构不遗漏任何试验结果等,还利于鉴定和避免发表偏倚。

(三)社会意义

临床试验是在人体进行的试验,每一个临床试验本身就是一个公共事件,具有社会属性。因此,任何人都有权知晓每一个临床试验的实施过程和结果细节。将试验负责人、实施单位和试验信息公之于众,是对全人类负责。临床试验不再被看成是某些个人的行为,将每一个临床试验都纳入有序的管理,是医学科学认识上的一大进步。由世界卫生组织领导,实施全球统一的临床试验注册制度,对临床医学发展具有全方位和深远的影响。它表明各国政府、医学科学工作者和医学期刊编辑对全人类健康事业的高度社会责任感、人道主义精神和国际合作精神,是对全人类健康事业做出的巨大贡献,是21世纪临床试验领域的里程碑事件。

(四)现实意义

临床试验注册制度是一种透明化机制,它与临床科研方法学一起,构成保证临床试验真实性的外部保障系统,使临床试验的实施有章可循,尽可能减少一切人为或非人为的偏倚对临床试验真实性的影响。相对于外部保障系统,临床试验实施者对临床试验真实性的影响往往是决定性的。我们倡导将循证医学的基本哲学原理——社会责任、人道主义和专业技能,作为临床试验研究者的思想和行为准则,作为临床试验真实性的内部保障系统。

三、临床试验注册发展历程

1976年,美国国立卫生研究院(National Institutes of Health,NIH)癌症研究所首先对全球的癌症临床研究进行注册,是真正意义上的公共临床试验注册机构。

1997年,美国通过立法将临床试验注册纳入食品药品监督管理局管理。2004年9月,国际医学期刊编辑委员会(International Committee of Medical Journal Editors,ICMJE)召开关于临床试验注册的第一次正式会议并发表宣言,宣布从2005年7月1日起,ICMJE成员期刊只发表已在公共临床试验注册机构注册的临床试验结果,对此前已经开始招募受试者的试验,延迟至2005年9月13日。2004年10月,世界卫生组织组织了一些官方研究机构、药物公司代表、期刊编辑、研究人员和著名专家在美国纽约洛克菲勒基金会召开会议,探讨与临床试验注册有关的问题。会后各方达成共识并发表了《纽约宣言》。该宣言认为世界卫生组织应牵头制定正规程序,以引领全球实行统一的临床试验注册体系。2004年10月,由8位国际知名的临床试验方法学家、统计学家、研究者发起并成立的关于临床试验注册的渥太华工作组,在加拿大卫生研究院支持下,邀请了Cochrane协作网成员单位、用户、期刊编辑、政策制定者及企业代表,于第 12 届国际 Cochrane 协作网渥太华年会期间举行工作会议,讨论临床试验注册事宜。会后发表了《渥太华宣言》,之后中国 Cochrane 中心和其他一些国家 Cochrane 中心启动建立各国临床试验注册机构。2004 年 11 月 16—20 日,在墨西哥城举行了关于卫生研究的各国卫生部长峰会,会后发表的《墨西哥宣言》(*Mexico Statement on Health Research*)明确建议,由世界卫生组织牵头建立国际临床试验注册平台(International Clinical Trials Registry Platform,ICTRP)。该建议于 2005 年 1 月提交给第 115 届世界卫生组织执行局会议讨论,同年 5 月提交给第 58 届世界卫生决策会议讨论。2005 年 8 月 1 日,世界卫生组织国际注册平台秘书组成立,于 2006 年 5 月正式启动建立 ICTRP。ICTRP 是一个旨在使所有涉及人的临床试验的信息可被公众获取的全球性平台。世界卫生组织 ICTRP 的宗旨是保证将研究信息完整地纳入医疗卫生决策,提高研究透明度,最终提高科学证据的真实性和价值。在 ICTRP 检索入口,可用联合国 6 种工作语言检索全部已注册的临床试验(截至 2018 年 4 月可检索到 480 000 条记录)。2007 年 5 月,澳大利亚新西兰临床试验注册中心(Australian New Zealand Clinical Trial Registry,ANCTR)、美国 ClinicalTrials. gov 和设在英国的国际标准随机对照试验统一注册号(International Standard Randomization Controlled Trail Number,ISRCTN)3 个临床试验注册机构被认证为第一批 ICTRP 一级注册机构。同年 7 月 25 日,中国临床试验注册中心(Chinese Clinical Trial Registry,ChiCTR)和印度临床试验注册机构(India Clinical Trial Registry,InCTR)成为第二批 ICTRP 一级注册机构。到 2008 年 12 月,荷兰、斯里兰卡、德国、伊朗、日本等国家的临床试验注册机构又相继被认证为世界卫生组织 ICTRP 一级注册机构。2008 年 10 月,《赫尔辛基宣言》2008 版第 19 条称"每个临床试验必须于纳入第一例试验参与者前在供公共使用的公共注册机构注册",使临床试验注册成为医学研究伦理学国际公约的重要规定。

2008 年 11 月,在马里巴马科举行的全球卫生研究部长论坛上发表的《巴马科卫生研究行动宣言》呼吁各国政府"研发、建立和实施为确保研究过程公平、负责和透明的标准、规章及规范,包括伦理审核和实施,产品研发和生产,患者护理质量和安全,临床试验注册和结果报告,公开公正地获取试验数据、方法和信息",使临床试验透明化成为各国政府的行动。

2015 年 8 月,世界卫生组织 ICTRP 发表公告,鼓励报告临床试验的所有结果和共享试验原始数据。

2016 年 1 月 20 日,国际医学期刊编辑委员会(ICMJE)发布公告,要求在注册时公开原始数据共享计划和数据管理方法。

2017 年 6 月 19 日,世界卫生组织关于临床试验透明化联合声明要求,临床试验结果数据应上传至注册机构共享。

第二节 临床试验注册进展与问题

一、各临床试验注册中心的注册范围

（一）所有临床试验均应注册

世界卫生组织将临床试验的注册行为视为一种科学、伦理和道德责任和义务，世界卫生组织 ICTRP 要求的注册范围为干预性研究。干预性研究是指任何治疗研究，属于临床研究的一种类型。受试者被分配接受一种或多种医疗干预（如预防保健、药物治疗、外科治疗、行为疗法等），以便研究者评估干预对生物医学或健康相关结局的影响。其分配由研究方案决定，设计类型包括随机对照试验、非随机对照试验、单病例研究、单臂设计、队列研究等。受试者可能接受诊断、治疗或其他类型的干预，包括预试验、正式的试验、上市前或上市后药物或医疗设备的临床试验。

部分一级注册中心（如 ClinicalTrials.gov 及中国临床试验注册中心）已将注册范围扩展到观察性研究（包括真实世界研究）、基础研究等。观察性研究是指所有的非干预性研究，包括诊断试验、病因研究、预后研究、流行病学研究、筛查等；对医生的常规治疗、试验性治疗进行评估分析的真实世界研究也属于观察性研究。设计类型包括随机对照试验、非随机对照试验、单病例研究、单臂设计、析因设计（包括队列研究和病例对照研究）等。ClinicalTrials.gov 注册的观察性研究类型包括队列研究、病例对照研究、病例交叉研究、生态或社区研究、以家庭为单位的研究等。ClinicalTrials.gov 对部分类型的真实世界研究提供独立的检索字段。中国临床试验注册中心除将注册范围扩展到观察性研究外，还尝试将注册范围进一步扩展到基础研究。截至 2022 年 3 月 22 日，中国临床试验注册中心已完成注册 56 550 个，其中干预性研究 32 817 个（58.03%），观察性研究 14 567 个（25.76%），基础科学研究 1 299 个（2.30%）。

世界卫生组织临床试验注册网络一级注册中心介绍见表 16-1。

表 16-1　世界卫生组织临床试验注册网络一级注册中心注册范围

注册中心名称	临床试验注册范围		区域范围	是否提供补注册	是否提交研究方案	是否提交研究结果
	干预性研究	观察性研究				
美国临床试验注册中心	√	√	全球	否	是	是
美国国家标准随机对照试验注册号注册中心	√	√	全球	是	否	是
欧盟临床试验注册库	√	×	欧盟或欧洲经济区	是	是	是
荷兰国家试验注册库	√	√	荷兰	是(仅对正在进行的试验补注册)	不明	否
澳大利亚新西兰临床试验注册中心	√	√	全球	是	不明	是
斯里兰卡临床试验注册中心	√	×	全球	否	不明	否
中国临床试验注册中心	√	√	全球	是	是	是
印度临床试验注册中心	√	×	印度和其他无一级注册机构的国家	是	是	否
古巴临床试验公共注册中心	√	×	全球	否	不明	否
德国临床试验注册库	√	√	全球	是	是	是
伊朗临床试验注册中心	√	×	全球	不明	不明	否
日本一级注册中心网络	√	不明	日本	不明	不明	否
泰国临床试验注册中心	√	√	泰国	是	不明	否
泛非临床试验注册中心	√	×	非洲	否	不明	否
韩国临床研究信息服务中心	√	√	韩国	不明	不明	否
秘鲁临床试验注册中心	√	×	秘鲁	否	是	否

（二）有关人体的研究均应注册

所有在人体中和采用取自人体的标本（包括组织、血液、体液、毛发、细胞等）进行的研究，包括治疗研究、病因研究、预后研究、诊断试验（包括各种诊断技术、试剂、设备的诊断试验）、流行病学研究等，无论采用什么设计方案（有对照或无对照试验，如随机对照试验、病例对照研究、队列研究及非对照研究），均应注册。

二、临床试验注册平台

（一）世界卫生组织 ICTRP

世界卫生组织 ICTRP 由临床试验注册机构注册网络（WHO Registry Network）和世界卫生组织国际临床试验注册平台检索入口（WHO ICTRP Search Portal）两部分组成，世界卫生组织 ICTRP 本身不注册临床试验。ICMJE 只认可在世界卫生组织 ICTRP 的一级注册机构和美国 ClinicalTrials.gov 注册的临床试验。在检索平台上无法注册临床试验，在世界卫生组织 ICTRP 或 ICMJE 认可的一级注册中心网站上均可注册临床试验。

世界卫生组织 ICTRP 的主要功能：①制定试验注册范围和注册内容的标准；②建立全球"临床试验注册中心网络"，加强全球协作；③制定试验结果报告的国际规范和标准；④帮助发展中国家开展试验注册；⑤为临床试验分配全球唯一注册号；⑥收集全球各试验注册中心的注册试验记录，建立一站式检索入口。

（二）临床试验注册机构注册网络

临床试验注册机构注册网络（WHO Registry Network）由若干个一级注册中心（Primary Registry）和成员注册中心（Partner Registry）组成，二者统称贡献者注册机构。一级注册机构是主要的临床试验注册机构，并直接向世界卫生组织 ICTRP 中央数据库提交资料。成员注册机构通过一级注册机构间接上传资料。

截至 2021 年 9 月，经世界卫生组织 ICTRP 认证的一级注册中心共 18 个。

- Australian New Zealand Clinical Trials Registry（ANCTR）
- Chinese Clinical Trial Registry（ChiCTR）
- ClinicalTrials.gov
- EU Clinical Trials Register（EU-CTR）
- International Standard Randomized Controlled Trial Number（ISRCTN）
- The Netherlands National Trial Register
- Brazilian Clinical Trials Registry（ReBec）
- India Clinical Trial Registry（InCTR）
- Clinical Research Information Service-Republic of Korea
- Cuban Public Registry of Clinical Trials
- German Clinical Trials Register

· Iranian Registry of Clinical Trials

· Japan Primary Registries Network

· Pan African Clinical Trial Registry

· Sri Lanka Clinical Trials Registry

· Thai Clinical Trials Registry(TCTR)

· Peruvian Clinical Trials Registry(REPEC)

· Lebanese Clinical Trials Registry(LBCTR)

其中 ClinicalTrials. gov、ANCTR、ChiCTR、EU－CTR、ISRCTN 和 The Netherlands National Trial Register 每周向世界卫生组织 ICTRP 检索平台提交数据,其余一级注册中心每 4 周向世界卫生组织 ICTRP 检索平台提交数据。

(三)世界卫生组织国际临床试验注册平台检索入口

世界卫生组织 ICTRP 检索入口(WHO ICTRP Search Portal)是甄别临床试验真伪的网站,不是临床试验注册机构,使用者可经此入口检索世界卫生组织 ICTRP 中央数据库,检索到目标临床试验后,点击超级链接,就可直接从原注册机构获得相关记录。通过世界卫生组织 ICTRP 检索平台可一站式检索全球注册临床试验的信息。在获得注册号后第二周即可在世界卫生组织 ICTRP 检索入口检索到已注册试验,目前世界卫生组织 ICTRP 每周四更新。

三、注册流程和标准

(一)临床试验注册的基本流程

临床试验注册的基本流程分为 6 步:①获取登录权限;②登录注册系统,完成注册信息表,提交数据;③提交所需文件;④完成注册;⑤同步更新试验实施信息;⑥发表试验结果。

(二)通用识别码的作用

通用识别码(universal trial number,UTN)用于鉴别在不同注册机构重复注册的同一临床试验。如果有研究者准备将同一个试验在多个国家的临床试验注册机构注册时,如跨国进行的多中心临床试验,在其实施所在国的世界卫生组织 ICTRP 一级机构分别进行了注册,则请进入世界卫生组织 ICTRP 去获取 UTN。

(三)临床试验注册标准

世界卫生组织 ICTRP 专家指导委员会在国际范围内反复讨论、协商,一致同意公布 24 项临床试验信息,并成为当前世界卫生组织 ICTRP 的最低注册要求。

世界卫生组织 ICTRP 临床试验注册最低要求见表16-2。

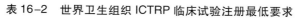

表 16-2 世界卫生组织 ICTRP 临床试验注册最低要求

条目	主要内容
1. 一级注册机构和试验识别号	一级注册机构名称及由一级注册机构为试验分配的唯一识别号
2. 在一级注册机构注册的日期	试验在一级注册机构正式注册的日期
3. 次要识别号	由一级注册机构分配的试验识别号之外的其他识别号,包括 UTN、由负责人分配的标识号、由其他试验注册机构分配的识别号,以及由资助机构、合作研究小组、监管机构、伦理委员会所编的标识号
4. 资金和材料支持的来源	提供研究资金和材料的机构名称
5. 主要负责人	发起、管理和(或)资助研究的个人、组织、团体或其他法律实体,其可以是也可以不是研究的主要出资人
6. 次要负责人	主要负责人外的其他个人、组织或其他法人
7. 公众问题咨询人	咨询人的电子邮箱、电话号码和邮寄地址,以回复公众对当前招募状态相关信息的咨询
8. 研究问题咨询人	主要研究者(PI)的姓名、职务、电子邮箱、电话号码、邮寄地址和单位;PI 委托咨询人的电子邮箱、电话号码、邮寄地址和单位
9. 公众标题	用通俗易懂的语言写给公众看的标题
10. 研究标题	研究方案中所写的、递交给基金和伦理审查机构的科学标题
11. 招募国家计划或已经招募受试者的国家	略
12. 研究的健康状况或问题	研究的主要健康状况或问题(如抑郁症、乳腺癌或用药差错)
13. 干预措施	干预措施的名称和干预的具体细节(如药物干预需描述剂型、剂量、频率和使用时间)
14. 主要纳入和排除标准	受试者的纳入和排除标准,包括年龄、性别、临床诊断、合并症等;排除标准通常用于确保患者安全
15. 研究类型	①研究类型:干预性或观察性。②研究设计:分配方法(随机/非随机)、盲法(是否采用盲法,如采用盲法,介绍设盲的对象)、分组(单臂、平行、交叉或析因)、目的。③分期(如有)。随机试验还要提供分配隐藏的机制和序列产生的方法
16. 第一例受试者入组日期	第一例受试者入组或预计入组日期
17. 目标样本量	试验计划入组的受试者人数和实际入组的受试者人数
18. 受试者招募情况	受试者的招募状态包括:①待招募,即尚未招募受试者;②招募中,即目前正在招募受试者;③暂停招募,即临时停止招募;④完成招募,即不再招募受试者;⑤其他
19. 主要结局	主要结局应是计算样本量使用的结局,或用于确定干预效果的主要结局。多数试验应该只设一个主要结局。必须提供主要结局的名称、测量的度量单位和方法、测量时间点

续表 16-2

条目	主要内容
20. 重要的次要结局	次要结局或重要结局的次要测量时间点。必须提供次要结局的名称、测量的度量单位和方法、测量时间点
21. 伦理审查	伦理审查过程信息,包括是否获得伦理委员会批准、批准日期、伦理委员会的名称和详细联系方式
22. 研究完成日期	收集临床研究最终数据的日期
23. 结果总结	包括:结果概要的发布日期;结果在期刊发表的日期;结果和发表论文的URL超链接;基线特征;受试者流程;不良事件;结局指标;研究方案的URL超链接;小结
24. 原始数据共享声明	关于拟共享个体临床试验受试者原始数据(IPD)的声明。应说明是否共享IPD,共享什么数据,何时共享,共享的机制,共享给谁,是否分享知识产权,将分享什么知识产权,何时、通过什么机制、与谁共享,共享用于哪类分析

四、提交和公布临床试验结果

临床试验注册只是推动临床试验透明化的第一步,建立结果数据库是促进临床试验结束后及时提交和公布试验结果的重要措施。建立结果数据库的目:以标准化表格形式向公众提供基本试验结果(研究人员、期刊编辑、伦理审查委员会、伦理学家为受益人群);推动实现对受试者的伦理责任及研究结果对医学事业的贡献(患者、公众、研究社区为受益人群);减少出版和结果发表偏倚(医学文献使用者为受益人群);促进研究文献的系统回顾和其他分析(研究者和政策制定者为受益人群)。英国临床试验注册中心、ClinicalTrials. gov、欧洲临床试验注册中心和澳大利亚新西兰临床试验注册中心均要求临床试验完成后1年内提交试验结果。研究者无须提交单个患者数据,只需以表格形式将临床试验结果的总结性数据提交给注册中心。

ClinicalTrials. gov 要求提交的基本结果信息如下。

(1)受试者流程:临床研究每一阶段受试者进展的总结,包括开始、完成和退出的受试者数量。

(2)基线特征:在临床研究开始时收集的所有受试者和各比较组的数据。这些数据包括人口学资料(如年龄、性别、种族和民族)及研究相关的特定指标(如收缩压、既往抗抑郁治疗)。

(3)结局指标:方案中描述的计划用于检测干预措施/治疗方法对受试者效果的指标,包括主要指标和次要指标两类。

(4)不良事件:分为全因死亡(临床研究中因任何原因导致的患者死亡)和严重不良事件(导致死亡、危及生命、需要住院治疗或延长当前住院时间,导致持续或严重失能而严重干扰正常生活功能,导致先天性异常或出生缺陷的不良事件)。虽然不会导致死亡、不会危及生命或无须住院,但如果不良事件使受试者处于上述危险之中或需要进行医学或手术干预来预防上述不良事件,也可能被视为严重不良事件和其他不良事件。

研究者提交结果信息后,注册中心的工作人员在公布结果前,必须审核研究者提交的结果,以确保研究者提交的信息意义明确且有用。

五、临床试验注册的影响因素和质量控制

(一)影响临床试验注册的因素

一项临床试验是否注册,受多方面因素影响。在全球层面,如报告规范要求(如 SPIRIT 和 CONSORT 增加相应条目)、专业组织支持、医药行业协会支持、ICMJE 等的推动,均有助于促进临床试验的注册。在地区层面,如通过立法(巴西、加拿大、阿根廷、欧盟成员国、印度、以色列、南非和美国),建立本国的母语注册机构(如中国、日本),基金机构、伦理委员会、期刊编辑的审查,国家政策、伦理指南的要求,大学和医药行业的自律等,对推动本国和本地区的临床试验注册更加重要。

(二)临床试验注册的质量控制

1. 对注册中心的资质要求 世界卫生组织 ICTRP 建立了由一级注册中心、成员注册中心、数据提供者及与 ICTRP 合作争取成为世界卫生组织一级注册机构的注册中心构成的注册网络。ICTRP 中央数据库只接受一级注册中心提交的数据。要成为一级注册中心,除 3 个前置条件外,还必须达到内容、质量和真实性、可及性、唯一识别号、技术能力和管理方面的特定标准。

2. 注册数据质量控制 注册信息的质量控制注册中心审核研究者提交的临床试验数据,以保证临床试验注册信息的真实性、伦理学、科学性、准确性和完整性。如 ClinicalTrials. gov 制定了专门的质量评价表对研究者注册时提交的数据质量进行评价,若不符合要求,则返回给研究者审核修改。

ClinicalTrials. gov 于 1997 年由美国国立医学图书馆与美国食品药品监督管理局共同创建,范围涵盖各种疾病及其症状。ClinicalTrials. gov 是美国政府创建的第一个临床试验资料库,而且同时提供试验注册服务,2004 年后开始对国际上的临床试验开放。ClinicalTrials. gov 被列为公开化、国际化临床试验注册的典范,而且达到了 ICMJE 的要求。其主旨是:①向患者、医疗卫生人员和社会大众提供临床试验信息的查询服务;②向医学科研人员和机构提供临床试验注册服务。

ClinicalTrials. gov 对注册数据的质量评价主要包括 6 方面:①真实性;②不存在明显问题;③没有无意义的数据;④无数据不匹配;⑤无内部数据不一致;⑥研究设计清楚。

注册和更新时间:在临床试验开始之前就注册,让研究方案公之于众,方便使用临床试验注册信息,如比较研究方案和发表结果直接的依从性等。2005 年虽然 ICMJE 要求临床试验注册须在招募第一例受试者之前注册,但各注册库中相当数量的临床试验是在研究开始后才注册的。ICMJE 将研究开始后 3 个月内注册称为预注册,将研究开始后 3 个月后才注册称为补注册。按此标准,ClinicalTrials. gov 有 33% 的研究是补注册。临床试验在实施过程中有任何变化如结局指标、设计方案改变,均要求及时更新。

3. 主要结局指标的特异性和一致性 世界卫生组织 ICTRP、ICMJE 和美国食品药品管理修正案

（Food and Drug Administration Amendment Act，FDAAA）要求提供临床试验主要结局指标和次要结局指标，并对其定义，标明其具体的测量时间。对一个具体的临床试验，其主要结局指标和次要结局指标在各类记录文件中应清楚、明了，而且完全一致。这些记录文件包括注册库的注册记录、发表的研究方案、提交给伦理审查委员会的研究方案、期刊公开发表的论文等。一项临床试验主要结局指标和次要结局指标的数量没有限制，有的临床试验的主要结局指标和次要结局指标可多达上百个。

六、中国临床试验注册中心注册相关问题

（一）临床试验注册时机

研究者应在开始募集第一名受试者之前完成试验注册。无论是否已获得伦理委员会审查批准，都可以先进行注册，但注册后需及时补充伦理委员会批件扫描件。

（二）补注册临床试验获得注册号的时间

补注册为开始征募受试者或已纳入第一名受试者之后才申请注册。补注册试验需通过临床研究电子管理公共平台（ResMan）提交原始数据供审核和公示。中国临床试验注册中心要求：凡申请补注册者，需同时在 www.chictr.org.cn 和 www.medresman.org.cn 提交注册表。中国临床试验注册中心开放 ResMan，研究者即可建立数据库并提交原始数据。获得注册号的时间取决于申请者提交数据的时间。

（三）研究者应注意实施地的注册原则

研究者根据试验的实施地选择注册中心，实施地在中国，应考虑在中国临床试验注册中心注册，而且无须在其他中心注册。只有跨国多中心试验，需要在实施试验的多个所在国同时注册。在世界卫生组织 ICTRP 申请 UTN，避免重复统计和区别重复注册。

（四）注册程序

全部注册程序均为在线申报。

（1）先在中国临床试验注册中心网站上建立申请者账户。点击中国临床试验注册中心首页右侧的"用户登陆"区的"注册"。

（2）弹出个人信息注册表，将信息录入此表后点击"注册"，则账户就建立起来了。

（3）返回中国临床试验注册中心首页。

（4）在"用户登录"区输入用户名和密码，点击"登录"就进入用户页面。

（5）点击用户页面上方的"注册新项目"，则出现注册表，在第一行的语言选择项选择"中、英文"注册。

（6）将标注有红色"＊"号的栏目填完后，点击注册表最后的"提交"。

（7）如果一次填不完注册表内容，可以分步完成，每次均需选择"未填完"，并点击注册表下方的"保存"。

（8）所有内容填完后请选择"待审核"和"保存"，然后点击"提交"。

（9）在未完成审核前，申请表内容均可修改。

（10）所有申请注册的试验均需提交伦理审查批件扫描件（扫描后在注册表中"伦理批件"上传文件中提交）。

（11）所有申请注册的试验均需提交研究计划书全文和受试者知情同意书（模版可以在网站"重要文件"栏中下载，电子版在注册表中"研究计划书"上传文件中提交）。研究计划书和知情同意书只限于注册中心在预审时了解注册研究的设计，以及该研究是否做了充分的准备，不会公开。

（12）ChiCTR 审核专家随时对完成的注册申报表进行审核。

（13）资料有任何不清楚者，注册中心均会通过电子邮件或电话与申请者联系，商量、讨论或要求提供更完善的资料。

（14）如资料合格，审核完成后，自提交注册表之日起 2 周内获得注册号。

（15）在获得注册号后第 2 周即可在世界卫生组织 ICTRP 检索到已注册试验，目前世界卫生组织 ICTRP 每周四更新。

（五）临床试验注册需要填写的内容

（1）填写语言可以选择中文和英文同时填写或只用英文填写。

（2）注册号状态。根据注册时临床试验的开展情况，选择预注册或补注册。

（3）注册题目。

（4）研究课题的正式科学名称。

（5）申请注册联系人姓名、联系电话、电子邮箱、通信地址和所在单位。

（6）研究负责人姓名、电话、电子邮箱和通信地址。

（7）注册时是否获伦理委员会批准。

（8）若已获伦理委员会批准，填写伦理委员会批件文号、批准本研究的伦理委员会名称、伦理委员会联系人和伦理委员会联系地址。

（9）研究计划书（可根据需求选择上传文件/使用在线模板制订研究计划书）。

（10）知情同意书。

（11）研究实施负责（组长）单位、单位地址。

（12）国家、省（直辖市）、单位和具体地址。

（13）经费或物资来源。

（14）研究疾病。

（15）研究类型。可以选择干预性研究、预防性研究、诊断试验、病因学/相关因素研究、预后研究、流行病学研究、观察性研究、筛查、卫生服务研究、治疗研究、卫生服务研究和基础科学研究。

（16）研究设计。可以选择横断面调查、非随机对照试验、队列研究、病例对照研究、随机平行对照、连续入组、诊断试验诊断准确性、诊断性病例对照试验、单臂、随机交叉对照、半随机对照、随机抽样、单病例随机对照试验、巢式病例对照研究、不同剂量对照、整群随机抽样、整群随机分组、历史对照研究、病例研究和偏倚化抛硬币设计。

（17）研究所处阶段：可以选择Ⅰ期、Ⅱ期、Ⅲ期、Ⅳ期临床试验，上市后药物、Ⅰ期+Ⅱ期、探索性研究/预试验、其他、治疗新技术临床试验、诊断试验新技术临床试验、回顾性研究。

（18）研究目的。

（19）纳入、排除标准。

（20）研究实施时间。

（21）征募观察对象时间。

（22）干预措施（可以增加项目）。

（23）组别、样本量、干预措施和样本总量。

（24）研究实施地点（如有多个实施地点，可以增加项目），如国家、省（直辖市）、单位（医院）和单位级别。

（25）测量指标（如有多个测量指标，可以增加项目），包括指标中文名、指标类型和主要指标/次要指标/附加指标/不良反应指标。

（26）采集人体标本（如有多种人体标本，可以增加项目），包括标本中文名、人体标本去向、使用后销毁/使用后保存/其他。

（27）随机方法（需要说明由何人用什么方法产生随机序列）。

（28）研究对象是否签署知情同意书。

（29）上传试验完成后的统计结果（文件）。注册时无须上传，可以在试验完成之后再上传。

（30）是否公开试验完成后的统计结果。

（31）共享原始数据的方式（说明：请填入公开原始数据日期和方式，如采用网络平台，需要填该网络平台名称和网址）。

（32）数据采集和管理。

第三节　临床试验数据共享及报告规范

一、数据共享

临床试验原始数据（raw data），近年亦称为受试者原始数据（individual participant data，IPD），包括受试者个人信息、测量数据、试验流程管理数据。IPD共享是指除受试者个人隐私信息外，共享试验的测量数据及试验流程管理数据。

2015年ClinicalTrials.gov率先将临床试验结果数据共享计划列入临床试验注册内容。2015年8月世界卫生组织ICTRP发布的关于临床试验数据共享申明中指出"鼓励和支持共享临床试验原始数据"。2016年1月20日ICMJE发布关于共享临床试验原始数据的倡议，要求在临床试验注册时提供关于共享原始数据的计划,包括开放共享时间和途径。2017 年 6 月 19 日世界卫生组织发表临床试验透明化联合声明,要求临床试验结果数据上传至注册机构共享。2017 年 7 月,ICMJE 通过 *JAMA* 等发表声明,要求从 2018 年 7 月 1 日起,ICMJE 成员期刊发表的所有临床试验,在报告临床试验结果时,必须包含数据共享的声明,以说明是否共享 IPD,共享哪些数据,是否同时共享研究方案、统计分析计划、知情同意表格等其他文件,准备立即共享还是延迟共享,共享给谁,做何用途,获取共享数据的机制等。

临床试验数据共享尚未解决的问题涉及:①数据所有权;②赋权、受权与维权;③数据共享的技术问题;④数据共享内容;⑤数据共享时间;⑥数据共享的立法。

二、报告规范

准确、完整和透明地报告临床试验结果是提高临床试验透明化的重要策略之一,也是最先实施的策略。低质量报告不仅降低研究的使用价值,而且可能误导他人,降低研究的透明性。针对两组平行设计随机对照试验的报告规范 CONSORT 清单见表 16-3,它指明了随机对照试验在报告结果时应报告内容的最低要求和怎样报告才是最佳的。

表 16-3 两组平行设计随机对照试验的报告规范 CONSORT 清单(2010 版)

内容与主题		条目	描述
题目和摘要		1a	题目能识别是随机临床试验
		1b	结构式摘要,包括试验设计、方法、结果和结论(具体指导建议见"CONSORT for abstracts")
引言	背景和目的	2a	科学背景与原理解释
		2b	具体的目的或假设
方法	试验设计	3a	描述试验设计(如平行设计、析因设计),包括将受试者分配入各组的比例
		3b	试验开始后对试验方法所做的重要改变(如受试者选择标准),并说明原因
	受试者	4a	受试者合格标准
		4b	资料收集的环境和地点
	干预措施	5	详细描述各组干预措施的细节(以便他人能够重复),包括它们实际上是如何和何时实施的
	结局指标	6a	完整定义事先确定的主要和次要结局指标,包括它们是如何和何时测评的
		6b	试验开始后对试验结局所做的任何改动,并说明原因

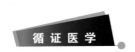

内容与主题			条目	描述
方法	样本量		7a	样本量的确定方法
			7b	如果存在中期分析和试验中止的情况,则应对中期分析和试验中止的条件进行解释
	随机方法	序列的产生	8a	产生随机分配序列的方法
			8b	随机方法的类型,详细描述限制措施(如怎么分区组和各区组样本多少)
		分配隐藏	9	执行随机分配序列的方法(如顺序编码的容器),描述干预措施分配之前为隐藏序列号所采取的步骤
		实施	10	谁产生随机分配序列,谁招募受试者,谁将受试者分配到各干预组
	盲法		11a	若实施了盲法,分配干预措施后对谁设盲(如受试者、医疗服务提供者和结局评估者),以及盲法是如何实施的
			11b	若有必要,描述干预措施的相似之处
	统计学方法		12a	用于比较各组主要和次要结局指标的统计学方法
			12b	附加分析方法,如亚组分析和校正分析
结果	受试者流程		13a	随机分配到各组的受试者例数,接受已分配治疗的例数,纳入主要结局分析的例数
			13b	随机分配后各组失访和排除的例数,并说明原因
	招募受试者		14a	明确招募期和随访时间
			14b	试验结束或中止的原因
	基线资料		15	用表格列出各组的基线资料,包括人口学资料和临床特征
	分析的人数		16	各组纳入每一种分析的受试者例数(分母),以及是否按最初的分组分析
	结局和估计		17a	各组每一项主要和次要结局指标的结果,估计效应量及其精确度(如 $95\% CI$)
			17b	对二分类结局,建议同时提供绝对和相对效应量
	辅助分析		18	报告进行的其他分析,包括亚组分析和校正分析,并说明哪些分析是预先设定的,哪些是探索性的
	危害		19	各组发生的所有严重危害或非预期效应(具体指导意见参加"CONSORT for harms")
讨论	局限性		20	试验的局限性,阐述潜在偏倚的来源和不精确的原因,进行多重分析(如果存在这种情况)
	可推广性		21	试验结果的可推广性(外部真实性、适用性)
	解释		22	与结果一致的解释,权衡利弊,并且考虑其他相关证据
其他信息	注册		23	试验注册号和注册机构名称
	方案		24	如有试验方案,在何处可以获取完整的试验方案
	资助		25	资助和其他支持(如提供药品)的来源,资助者的角色

　　经过 20 年的发展,研究报告规范已逐渐从试验性研究扩展到观察性研究、诊断准确性研究、经济学研究、方法学研究(如统计方法),从临床研究扩展到基础研究、社会学研究,从原始研究扩展到二次研究,从定量研究扩展到定性研究,从标准设计(如两组平行设计的随机试验)扩展到特殊设计(如整群随机试验、非劣效和等效性试验),从普遍适用扩展到具体疾病(如艾滋病)和具体操作(如颈动脉血管成形术和支架更换),从已完成研究扩展到研究方案,从报告整体扩展到报告中的某个部分,由需求发展推动的规范创新仍在发展中(表 16-4)。

表 16-4　卫生研究中主要研究类型的报告范围

研究类型	主报告规范名称	扩展
随机试验	CONSORT	非药物治疗
		自身对照
		中草药复方
		预试验和可行性试验
		单病例随机试验
		危害
		患者报告结局
		实效性试验
		整群试验
		非劣效和等效性试验
		肿瘤领域应用自适应设计试验
		卫生保健仿真研究
观察性研究	STROBE	分子流行病学
		遗传关联性研究
		流行性感冒血清流行病学研究
		新生儿感染研究
		卫生保健仿真研究
		营养流行病学
		感染性疾病分子流行病学
		风湿病学纵向观察性药物研究
系统评价	PRISMA	网状 Meta 分析
		卫生公平性
		复杂干预
病例报告	CARE	—
定性研究	SRQR、COREQ	—
诊断/预后研究	STARD、TRIPOD	—

续表 16-4

研究类型	主报告规范名称	扩展
质量改进研究	SQUIRE	—
经济学评价	CHEERS	—
临床前动物研究	ARRIVE	—

2017 年 1 月和 6 月，中国学者牵头制定的临床实践指南的报告规范 RIGHT 和中药复方随机对照试验的报告规范 CONSORT-CHM Formulas 相继在 *Annals of Internal Medicine* 发表，这对推动临床研究方向指南的转化和临床应用，促进我国中医药临床研究的国际化、标准化和现代化，提升临床研究的整体水平，争取更多国际话语权，都具有重要作用。

由临床试验注册、临床试验数据共享及临床试验的报告规范构建的临床试验透明化策略，能有效从临床试验的入口、出口和全过程把关临床试验质量，提高临床试验结果的真实性、可靠性和完整性，更好地服务于医疗卫生决策和实践。高质量的临床试验数据必须是可归因（attributable）、易读（legible）、及时（contemporaneous）、原貌（original）、准确（accurate）、完整（complete）、一致（consistent）、持久（enduring）、可及（available when needed），高度重视和严格做好临床试验数据管理是获得高质量的临床试验证据的有效途径。但针对临床试验透明化的策略除临床试验注册率和报告质量有明显改善外，向注册平台及时、准确、完整提交试验结果的比例仍较低，临床试验数据共享制度尚未建立且存在很多未解决的问题。这些都有赖于临床试验各利益相关方的共同努力。

第四节 临床试验注册与伦理监管

一、临床研究与伦理学的关系

临床研究存在两个基本的伦理学问题：①可以开展人体研究吗？②如何开展人体研究？临床研究在获得可以提高或改善医疗保健和公共卫生水平的实践性知识方面很有价值，但是尊重个人的不可侵犯性、安全性、尊严和自由选择的权利也是绝对必要的。临床研究的主要伦理压力在于为了使他人或社会受益，少数的个体作为受试者要承担一定的责任和风险。临床研究的受益方有时会包括受试者本人，有时也包括其他患有类似病症或有患病风险的人群，以及未来发生同样情况的人群和整个社会。临床研究中伦理学要求通过在确保他们对社会做贡献的同时，要尊敬受试者，并在整个研究过程中保护他们的权利。

综合各种伦理法规、指导方针和文献，提出可以继续应用于所有临床研究的系统性伦理学原则的框架。临床研究必须同时满足以下条件才是符合伦理的:具有社会或科学价值、正确性、公平选择受试者、具有良好的风险受益比、独立审查、实现知情同意和尊重受试者(表16-5)。

表16-5　临床研究的伦理原则

临床研究的伦理原则	说明
具有社会或科学价值	临床研究提出一个在临床、科学或社会方面有价值的问题,并且将有助于获取普适性的卫生知识或改善健康状况。临床研究应考虑健康需要和优先性
正确性	临床研究具有适当可行的设计与临床终点、严密的方法和可行的策略,以确保数据的有效性和可解释性
公平选择受试者	只有基于科学合理、受损和风险最小化、利益最大化的原则,受试者的选取过程和结果才是公平的
具有良好的风险受益比	临床研究风险是由潜在受益和可能获取知识的价值决定的。尽可能减少风险并增大受益
独立审查	独立核查临床研究的设计、实施和分析等各个过程中遵循伦理原则的情况
实现知情同意	有明晰的程序以给受试者提供充分的信息来促进其自愿参与临床研究
尊重受试者	在临床研究期间和结束时,都要注意和表现出对受试者权利和福利的尊重

(一)价值和正确性

符合伦理的临床研究首先要保证所做的课题值得研究,即这个研究具有潜在的社会、科学或临床价值。当对研究问题的解答能够给人们提供了解或改善健康的实用知识时,这个临床研究就是有价值的。从伦理上分析,一个有价值的研究需要进行严格并且有效的研究设计及实施。

(二)公平选择受试者

对参与临床研究的受试者的公平选择,首先要基于研究的科学性,其次要从风险、受益、是否弱势等方面均衡考虑。研究者应该出于科学上的考虑选择受试者,根据试验设计和需要回答的特定问题来确定人选。由于公平性与风险、受益的公平分配有关,那么在特定临床研究中风险和受益程度也是一个重要因素。公平选择合乎科学的适当个体或群体,与注意公平分配受益和负担及风险最小化和利益最大化的原则相一致。在临床研究中应给予特殊人群(如孕妇、胎儿、囚犯和儿童)额外的安全保护措施。

(三)具有良好的风险受益比

当以受试者或社会所得到的受益来证明临床研究的风险具有合理性,并且遵循使受试者个体的风险最小化和利益最大化的原则来设计临床研究时,风险受益比就是良好的。伦理学的善行原则迫使我们有义务不伤害受试者且保证最大化受益和最小化伤害。一个公认的原则就是不管是否使他人获益,都不应故意伤害他人。从广义上说,这就是临床研究的目的所在,研究那些未经证实的诊断、预防、治疗和处置对于患者的益处和害处。在临床研究中,研究者和评价小组面临的挑战是预先决定什么时候应该不顾风险寻求某些利益,什么时候又最好因为风险放弃可能的利益,这就是风险受益评估。

在研究中实际计算和权衡风险与受益是个很复杂的过程。研究者在设计研究方案时要考虑与预计获得的信息和受益的价值相比,临床研究的参与者所承担的内在风险是否合理。风险与受益评估可能需要从身体、精神、社会、经济和法律等多方面综合考虑。谨慎分析特定临床研究对个人或社会的潜在受益与风险,同时也考虑如果不开展这个研究所带来的风险,这个是评估临床研究是否符合伦理要求的关键环节之一。

(四)独立审查

独立审查是指不同背景的专家同与研究无个人或商业利益关系的人员一起评价研究方案是否遵循已制定的伦理指导方针。由临床研究者以外的人独立审查提议临床研究的风险,称为"保护临床研究参与者的核心措施"。独立审查能否充分保护受试者及能否及时准确把握临床研究现状仍存在争议,还需要进一步探索。

(五)知情同意

当一项临床试验的方案有价值并正确,而且其风险受益比和受试者的选择可以被接受,下一步就是招募受试者并获取其知情同意。预期的受试者有权自主决定是否参加或继续参加临床研究。尊重参与研究的个人和他们的自主权就是指尊重他们所做出的选择,并且在不会对他人造成伤害的情况下,不干涉这些选择。邀请人们自愿参与研究时要主动向其提供有关研究的充分信息,即知情同意。

知情同意过程包括3个主要因素:信息、理解和自愿。知情同意贯穿整个临床研究过程。在临床研究中,开始阶段的知情同意为受试者在同意文件上签名,这个文件的签署表明受试者已经同意参加临床研究。然而,在整个临床研究过程中,受试者都有权知道研究进展,并在任何时刻都可以修改和收回他们的许可决定(表16-6)。

表 16-6 知情同意的过程

知情同意的构成	说明	注意事项和挑战
信息披露	依据"合理的"个人标准,告知临床研究信息。告知信息时还需要考虑受试者的母语、受教育程度、对研究的熟悉程度和价值观念。书面信息和口头讨论两种形式通常都需要具备	为了给受试者提供必要的信息并帮助其理解,需要平衡"信息全面"与"信息的量越多就越难以理解"这一对矛盾之间的关系
理解信息	受试者理解临床研究的目的、风险、受益、替代方案和其对个体的要求	经验表明受试者通常并不十分了解研究的细节
做出自愿决定	不受强迫和不当影响。可以自由选择参与或不参与研究	许多因素影响受试者的决定。要避免受试者受到控制性的影响
授权	通常需要受试者在书面同意文件上签名	对于某些受试者个体和群体来说,他们认为要求其签名意味着对他们的文化或者教养缺少尊重和信任

（六）尊重参与的受试者

受试者决定参与试验之后,在临床研究的整个过程中及研究完成之后,都应该受到尊重。研究者在研究中应该适当给予受试者临床监护及对其健康的关注。研究带来的副作用和任何与研究有关的伤害都应该得到充分治疗。研究者应该对受试者的私人信息严格保密,并告知受试者保密的限制,提醒受试者其具有无条件的随时退出研究的权利。当临床状态或生活环境发生改变时,受试者可重新决定是否继续参与临床研究。当该研究或其他研究产生的信息可能对受试者有用,或与继续参与研究的决定有关时,应该及时告诉受试者相关信息。研究者应当制订相应的计划,以确保受试者可以继续接受已经成功的疗法,并在研究结束后告知受试者研究的结果。

二、伦理监管

伦理监管包括完备的法律体系、明确的监管主体、标准化的操作流程、伦理审查的认证等。只有伦理审查方法规范,伦理审查数据具有可及性和透明性,伦理监管机构才可能认证伦理审查机构的审查能力,评估伦理审查质量。卫生研究注册平台为临床试验伦理审查的注册备案管理提供了基础,从而为临床试验伦理监管提供了共享、透明、可及性强的运行机制,并促进临床试验注册、伦理审查、伦理监管一体化,提高伦理审查质量,加强伦理监管力度,最终提高卫生研究质量,促进人类健康。

三、临床试验注册与伦理监管结合

临床试验注册如何与伦理监管结合,全程监督临床试验全过程,如不同类型试验研究方案的审查方法与标准等,伦理审查委员会如何保存临床试验研究方案等大量临床试验信息,并通过卫生研究注册平台使临床试验透明化,均是我们今后需要研究和探索的问题。伦理监管机构采用何种机制通过临床试验注册平台实施有效的伦理监管值得进一步探讨。

世界卫生组织西太平洋地区办公室（WHO Regional Office for the Western Pacific,WHO WPRO）和联合国在卫生研究注册和伦理监管费方面有很多数据共享,但采用何种培训方法、机制在各成员国制定合理、可行的卫生研究注册和卫生研究伦理审查、监管规则及方法,并对相关人员进行培训急需进一步研究。

我们临床试验的伦理审查机构包括国家、地区、机构3个层次。我国现有医院伦理审查委员会主要审查新药、辅助生殖及器官移植领域的研究。近年医疗机构伦理审查委员会相继成立、发展并向多学科协作发展,但各级审查机构的数据分割,伦理审查监管不足,导致伦理审查数据的可及性、透明性不高,各伦理审查机构的伦理审查质量良莠不齐,无法认证或考核伦理审查工作。《2019年国务院政府工作报告》提出,要"加强科研伦理和学风建设,惩戒学术不端,力戒浮躁之风"。因此,伦理监管工作日益重要。

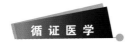

四、我国临床试验研究中涉及伦理学内容的要求

（一）伦理审查

以科学研究为目的涉及人体受试者的研究均需要经过伦理审查，需要获得临床研究的伦理批准号。如果研究涉及多中心临床试验，先由组长所在单位获得伦理审批号，然后各个分中心需要重新经过伦理审查。如果研究涉及我国人类遗传资源开展的国际合作科学研究，应该由合作双方共同提出申请，并经过国务院科学技术行政部门批准，才能开展国际合作。

（二）患者隐私权的保护

能显示受试者有关信息的照片或书面相关文字描述、影像学图片、CT 片、基因谱系等，不应出版，除非这些信息对于科学研究不可或缺，并且受试者（或其父母或监护人）签署知情同意书。

（三）免知情同意

研究者应交代研究过程中受试者是否签署了知情同意书。若提出研究不需要/未获得受试者知情同意，则需要合理的理由：①因研究目的而采集的样本，签署的知情同意书上已明确写明可以用于后续的临床研究；②已经留存的剩余样本；③在伦理批件之前的日期留取的样本；④上述样本充分做到对受试者信息及隐私的保护；经过伦理委员会充分讨论，权衡风险收益比后可免知情同意。

（四）签署知情同意书

通过伦理审查之后留存的剩余样本，在伦理批件之后的日期留取的样本，在留取样本前必须获得受试者的知情同意；如果需要进行基因检测等方面的研究，即使对于既往留存的样本，也需要重新取得受试者的知情同意。

（五）通过伦理审批

无论是前瞻性研究还是回顾性研究，临床研究一律应该由机构伦理委员会审批。回顾性研究的伦理审批内容可以是"本项临床研究为回顾性研究，仅采集患者临床资料，不干预患者治疗方案，不会对患者生理带来风险，研究者会尽全力保护患者提供的信息，不泄露个人隐私，特申请免除知情同意"。

（六）应用受试者的检查结果时应该经过审查

应用受试者在临床诊断治疗过程中弃用的血样、影像学资料时，同样需要经过机构伦理委员会审查，并由伦理委员会决定受试者是否需要签署知情同意书。

第十七章

卫生技术评估

　　近年来,我国医疗正处于从经验决策向循证决策的转变点,价值医学的重要性日益突出。面对不断攀升的医疗卫生费用与日新月异的技术变化,如何对卫生技术与服务的准入、退出与监测进行科学管理,成为当下迫切的议题。此时,卫生技术评估作为国际通用的决策工具,迅速进入国内医疗行业的视野。

第一节　卫生技术评估概述

一、卫生技术评估的概念

　　卫生技术评估(health technology assessment, HTA)是指对卫生技术的技术特性、安全性、有效性、经济学特性和社会适应性进行系统全面的评估,为各级决策者提供合理选择卫生技术的科学信息和决策依据,对卫生技术开发、应用、推广与淘汰实施政策干预,从而合理配置卫生资源,提高有限卫生资源的利用质量和效率。目前卫生技术评估已经成为获取新的卫生技术、医保准入及定价等决策活动的关键手段。

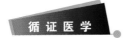

二、卫生技术评估的起源和发展

技术评估兴起于 20 世纪 60 年代中期。技术评估这个术语最早在 1965 年由美国的一个议员提出。最初技术评估多集中在工业、农业等领域,评估的课题有海底石油钻探、农药、汽车污染、核电站、超音速飞机等。1972 年美国国会颁布了技术评估法案,并据此建立了技术评估办公室。1976 年美国国会技术评估办公室(OTA)提交了第一份正式的卫生评估报告,这标志着医学技术评估的诞生。

在国际上,卫生技术评估得到了普遍的认可并迅速传播,世界各地相继建立了国际性的医学技术评估机构。比如 1984 年成立了国际卫生保健技术评估协会;1990 年成立了加拿大卫生技术评估协调办公室;1994 年建立了国际卫生技术评估机构网络。

三、卫生技术评估的内容

卫生技术评估的内容包括卫生技术的技术特性、安全性、有效性、经济学特性、社会适应性五大方面内容。

(一)卫生技术的技术特性

卫生技术的技术特性是指卫生技术的操作特性,以及是否符合该技术的操作规范,包括技术设计、生产、加工、可靠性、维护过程中的一系列规范。假如一项技术在使用过程中产生了一定的副作用,但是这个副作用不会影响患者的其他功能和生活状态,只是持续一段时间的副作用,处于技术安全性的考虑,需要在操作过程中告知患者或者患者家属副作用产生的客观性。

(二)卫生技术的安全性

卫生技术的安全性是指卫生技术在使用过程中对于使用该技术的患者可能出现的不良反应和后果,要尽可能在患者的可接受范围内。除了在流程规范上需要告知患者和患者家属外,也需要让患者及家属根据自身实际情况权衡药物的安全属性后进行选择。例如,培唑帕尼是进入国内市场不久的肾细胞癌靶向治疗药物之一,对其进行卫生技术的安全性评估,有助于临床医生和决策者更好地应用此药物。培唑帕尼在临床应用中可能出现血压升高、手足综合征及胃肠道不适症状,但与对照组相比,并无统计学差异,因此,培唑帕尼具有良好的安全性。

(三)卫生技术的有效性

卫生技术的有效性是指卫生技术在医学实践中应用时改善患者健康状况的能力,包括效力和效果。效力是在标准随机对照试验条件下,将卫生技术应用于实践产生的获益,而效果则是在一般或日常条件下将卫生技术应用于某一特定的健康问题,如在社区医院由全科医生将卫生技术应用于患者产生的实际结果。例如,吡非尼酮是一种多效性的吡啶化合物,具有抗炎、抗纤维化和抗氧化特性,推荐用于轻中度肺功能障碍的特发性肺纤维化患者的治疗。通过对患者的用力肺活量变

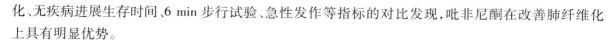

化、无疾病进展生存时间、6 min 步行试验、急性发作等指标的对比发现,吡非尼酮在改善肺纤维化上具有明显优势。

(四)卫生技术的经济学特性

卫生技术的经济学特性包括微观的经济特性和宏观的经济特性。微观的经济特性主要是针对个体来说的,即个体为某种卫生技术支付的价格、个体使用该医疗技术付出的间接成本。宏观的经济特性包括该医疗技术使用对于国家整体健康水平的影响,对于国家或者某一地区整体医疗费用的影响。卫生技术评估经济学使用方法主要包括成本–效果分析、成本–效用分析、成本–效益分析。例如,对于经标准治疗方案治疗后血脂仍不达标的高危动脉粥样硬化性心血管疾病患者,应用依洛尤单抗治疗高胆固醇血症具有一定的经济性。

(五)卫生技术的社会适应性

卫生技术的使用对象是人,所以卫生技术的社会适应性评估涉及社会和伦理的问题。从干细胞应用、活体器官移植等卫生技术到近些年来流行的基因检测、临终关怀等一系列卫生技术都面临着一定的法律标准和社会道德问题,卫生技术的发展一定要在法律允许和支持的范围之内,同时需要在社会伦理道德的视角下做出正确的判断。

四、卫生技术评估的对象

卫生技术评估的对象包括临床医疗技术和公共卫生技术。临床医疗技术评估从类型上可分为单一技术评估和多技术评估;从内容上可分为医疗技术评估、药物评估、医疗仪器评估。公共卫生技术评估可以从服务提供角度分为临床预防技术评估、行为预防技术评估和环境预防技术评估。

五、卫生技术评估的目的和意义

卫生技术评估可以从多方面为卫生决策提供科学信息;可为调控机构等提供药物、治疗方案或程序和其他技术是否进入市场的决策依据;帮助卫生技术的提供者和付费者决定应列入卫生福利计划的卫生技术,确定合理的报销项目和比例;帮助卫生部门制订公共卫生计划。

第二节　卫生技术评估的步骤

不同的卫生技术评估主体在评估不同的卫生技术时,评估的方法可能不尽相同,但是大多数卫生技术评估的步骤是类似的,主要包括以下几个步骤。

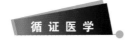
一、明确评估题目

卫生技术评估的题目有很多,有的是出于医疗实践的需要,比如新药上市之前必须进行有效性和安全性的评估;有的可能在应用过程中需要重新评估。随诊卫生技术评估的不断发展,选择评估的项目也基本上形成了一定的判断标准,比如治疗疾病经济负担过重的技术、解决伦理社会问题的技术、临床使用中效果差异大的技术、政策需要调控的技术等。下面举一个具体的例子:在急性呼吸窘迫综合征患者的治疗中,体外膜氧合相较于机械通气,在安全性和有效性及成本效果上的差别,是需要进行评估的。

二、明确评估问题

了解评估主体之后,最重要的就是要对问题进行具体分解,评估机构要了解卫生技术中具体涉及的健康问题、人群、评估的技术类型、技术的使用场所、技术的评估内容等。此时可以参考 PICO 原则进行分解,如体外膜氧合在急性呼吸窘迫综合征患者中的应用评估。

P:急性呼吸窘迫综合征患者。

I:体外膜氧合。

C:机械通气。

O:有效性、安全性、经济性、适用性、社会伦理学评价等。

三、确定评估角度

对一项卫生技术进行评价时,先要选择从哪一角度进行评价,再确立大家普遍接受的具有权威性的评价标准。例如,对于安全性与有效性评估,若一手资料较充分,则可考虑优先选择系统评价研究方法。

四、收集资料

收集资料是最关键的一步,直接关系最终评估结果的质量。收集的资料包括一手资料和二手资料。收集资料时,要尽量保证资料的完整性及准确性。目前,常用的文献检索数据库有美国国立图书馆数据库(Medline/PubMed)、Cochrane 图书馆、Embase、各国卫生技术评估网站和相关文献的引文信息等,具体资料见表 17-1。此外,由于发表偏倚的存在,在查找资料时数据来源要尽可能多。

表17-1　常用的文献检索数据库及网站

名称	解释
Medline	美国国立图书馆数据库:收录生物医学期刊文献的引文信息
PubMed	进入 Medline 的国际互联网
HSTAT	美国临床实践指南全文、卫生技术评估等
Cochrane Liabrary CDSR	Cochrane 系统评价资料库,包括评价者已完成或正在进行的系统评价
DARE	效果评价文摘库:收录非 Cochrane 系统评价的摘要和其他文献数据库发表的系统评价的质量评估
CENTRAL	临床对照试验数据库
CMR	方法学数据库:收录对照试验在方法学方面的研究文章
HTA	收录世界范围的已完成或在研的卫生技术评估
CDR database	各国卫生技术评估网站、英国国家保健服务系统评价与传播中心网站中的数据库
NICE	英国国家卫生与临床优化研究所网站
CADTH	加拿大药物与技术评估协会网站
SBU	瑞典卫生技术评估委员会
DIHTA	丹麦卫生技术评估中心网站等
Embase	荷兰 Elsevier 公司独家版权的生物医学与药理学文摘型数据库
其他	如各国卫生技术评估网站和相关文献的引文信息

五、证据评价

评价者需要对已经收集的资料进行系统、严格的评价。一般而言,不同的研究设计所采用的质量评价方法及标准各不相同。证据评价一般涉及以下4个方面。

(一)证据的分类

评价证据的第一步就是按照方法学类型和研究特征,采用证据表格将研究内容进行分类。证据表格一般包括研究设计特征(随机、对照、盲法)、患者特点(病例数、年龄、性别)、患者结局(死亡率、并发症发生率、健康相关生存质量)和统计量(P 值、95% CI)。以表格方式让评价者能系统比较研究的主要特征,了解所有资料的数量和质量全貌。

(二)证据的分级

根据研究证据的方法学严格性,按规范的标准对每一研究进行结构式的严格评价和分级。对研究证据进行分级的方法较多,有针对原始研究类证据的,也有同时针对原始研究和二次研究证据的。进行证据分级时,不仅要考虑基本研究类型对证据质量的影响,更要考虑具体的研究设计和实施方法,甚至针对具体的设计方案类型如随机对照试验进行方法学质量评价。

（三）证据的抉择

研究证据的重要性如何,需要结合其方法学质量来判断。高质量的研究证据对结果的影响应大于低质量的研究证据。但就如何应用不同质量的研究证据而言,专家的意见并不统一。基本原则:要么使用所有发表的研究证据;要么根据纳入、排除标准确定,或根据研究质量给予不同的权重;要么通过校正研究结果,以减少偏倚的影响。

（四）偏倚的控制

在评价研究证据时,要考虑利益冲突对研究实施或结果报告的潜在影响。此外,卫生技术评估还应采取措施确保评估人员和机构的独立、客观与公正,避免评估者和评估机构被利益方控制。

六、分析数据

收集资料后,研究者需要对已经有的资料进行系统评价。单一研究的结果很难回答卫生技术评估所提出的问题。目前,常用的综合研究结果的方法有定性的文献综述、系统评价/Meta 分析、决策分析、小组讨论决策、专家共识等。除系统评价和 Meta 分析外,其他数据综合方法容易受到偏倚因素和主观因素的影响,在使用时需要慎重考虑。

七、综合证据

数据分析之后,为了形成决策,需要将研究结果进行综合,从综合的角度来进行同一个卫生技术的评价能够更加全面。

八、形成评估结果

评估结果是对该技术的建议和意见。例如,该技术的安全性和技术性较好,但是会涉及部分社会伦理问题;或者该技术的有效性好,但是相比现在常用的某技术安全性较差,具有某种副作用。评估的结果有多种呈现形式,可以是研究报告,也可以是学术论文等形式。

九、评估结果的传播

评估结果可以通过大众非专业渠道和专业渠道进行传播。例如,通过专业的学术期刊、研讨会、论坛等,以学术著作的形式呈现;建立政府与评估机构的合作机制来影响决策,可以通过政府的政策咨询进行传播。

十、检测技术使用效果

评估结果能否产生作用,除了通过传播转化的机制外,还需要监督检测卫生技术的执行情况,需要了解卫生技术执行的机构、人员、技术要素是否严格按照技术规定执行。

第三节　实践举例

【例17-1】体外膜氧合(extracorporeal membrane oxygenation,ECMO)治疗成人重症急性呼吸窘迫综合征的快速评估。

ECMO能够提供有效的呼吸支持,被认为是治疗重症急性呼吸窘迫综合征的有效挽救性治疗方法。不过,ECMO与机械通气比较治疗成人重症急性呼吸窘迫综合征的疗效却一直存疑,已有的随机对照试验得出的结果并不一致。虽然我国将ECMO作为重症急性呼吸窘迫综合征患者的挽救性治疗方法,尽全力保障人民健康,但是在非紧急公共卫生事件状态下,使用ECMO需要专业医护人员密切配合。目前全国仅有300多个能开展此技术的专业团队,而且氧合器、离心泵等关键技术门槛较高,其国产化仍旧在艰难探索中,高昂的开机和维持费用、不菲的人力成本使得人们对其治疗的成本效果存在疑虑。另外,因其使用对象多为面临死亡危险的高危患者,加之其在器官移植中的独特作用,故而也涉及一些伦理学方面的争议。

一、评估目的和目标

基于上述的研究背景,采用快速卫生技术评估流程,基于国内外高质量证据,在短时间内初步了解ECMO相对机械通气治疗成人重症急性呼吸窘迫综合征的安全性、有效性和成本效果,旨在为后续完整的ECMO卫生技术评估流程提供参考。

二、确定具体问题

根据PICOS原则将原始问题转化为如下形式。

P:首次接受ECMO或机械通气治疗的成人重症急性呼吸窘迫综合征患者。

I:试验组采用ECMO提供呼吸支持,包括静脉-静脉ECMO和静脉-动脉ECMO。

C:采用机械通气提供呼吸支持。

O:关键指标为60 d死亡率,重要指标为随访期末死亡率、机械通气时间、治疗失败率、大出血发生率、各国成本值和增量。

S:卫生技术评估、系统评价或Meta分析。

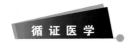

三、质量评价

由 2 名研究者独立评价纳入研究的文献质量,包括研究设计偏倚风险和报告发表的规范性。随机对照试验的偏倚风险评价采用 Cochrane 手册推荐的随机对照试验偏倚风险评估工具,相应结局指标采用 GRADE 指南评价证据的质量;系统评价或 Meta 分析文献的质量评价采用 AMSTAR 2 量表,卫生经济学评价文献的质量采用 CHEERS 清单进行评价。

四、评估结果

1. 安全有效性评估 卫生技术评估、系统评价或 Meta 分析结果显示,ECMO 的 60 d 死亡率有明显获益,但同时也提及静脉−静脉 ECMO 的使用与大出血的发生相关。

2. 经济学评价 相对于机械通气,ECMO 治疗重症急性呼吸窘迫综合征患者具有成本效果。巴西的研究采用本国 ERICC 研究的真实世界数据,从医保支付方视角出发,未考虑医护人员成本,得出具有成本效果优势的结论;加拿大的研究基于文献数据进行 Markov 模型的模拟,认为在加拿大卫生服务系统视角下 ECMO 的治疗具有成本效果。由于技术的成本效果深切依赖本土化临床证据和医疗卫生系统的财务风险保护能力,而且上述研究质量不一,因而 ECMO 相对于机械通气,在我国是否具有成本效果优势,需要进行本土化的卫生经济学评价。

五、结论及建议

当前证据显示,相较于机械通气,ECMO 治疗成人重症急性呼吸窘迫综合征具有更好的安全有效性与成本效果,但上述结论尚需要更多高质量长期随访研究加以验证,而且急需本土化的卫生经济学证据和精细的卫生技术评估流程。

卫生技术评估是一个决策分析工具,可以对医疗产品进行系统全方位评估。卫生技术评估在明确产品特性的基础上,对产品的临床应用效果及其带来的多方面影响(如对经济、社会、服务组织体系、伦理等)进行系统的、全方位的评估,多维度地判断一个产品的价值,因此,可以有效地辅助医保决策。此外,随着卫生技术的实际应用,新证据不断涌出,卫生技术评估要与时俱进,应该沿着技术整个生命周期持续进行,不断更新证据,以及时提供证据,助力技术管理。

参考文献

[1]陈化,刘俊荣.从知情同意到共同决策:临床决策伦理的范式转移——从 Montgomery 案例切入[J].医学与哲学,2017,38(10):16-19.

[2]陈进,王家良,许良智.循证医学在疾病防治中的应用[J].中国循证医学,2001,1(1):46-49.

[3]陈耀龙,姚亮,NORRIS S,等.GRADE 在系统评价中应用的必要性及注意事项[J].中国循证医学杂志,2013,13(12):1401-1404.

[4]樊垚,顾刘宝,沈冲.中国临床试验研究注册介绍[J].实用老年医学,2021,35(7):665-667.

[5]方积乾.卫生统计学[M].7 版.北京:人民卫生出版社,2012.

[6]高川,高莹,周俞余,等.冠心病诊疗中患者决策辅助工具干预效果的系统评价[J].中国全科医学,2022,25(5):530-534.

[7]龚向光.从公共卫生内涵看我国公共卫生走向[J].卫生经济研究,2003(9):6-9.

[8]顾莺,张慧文,周英凤,等.JBI 循证卫生保健中心关于不同类型研究的质量评价工具:系统评价的方法学质量评价[J].护士进修杂志,2018,33(8):701-703.

[9]桂裕亮,韩晟,曾宪涛,等.卫生经济学评价研究方法学质量评价工具简介[J].河南大学学报(医学版),2017,36(2):129-132.

[10]康德英,许能峰.循证医学[M].3 版.北京:人民卫生出版社,2015.

[11]李廷谦,王刚,王蕾.临床试验研究中的伦理学与循证医学[J].中国循证医学杂志,2005,5(4):266-270.

[12]李晓松.卫生统计学[M].8 版.北京:人民卫生出版社,2017.

[13]李幼平,李静.循证医学[M].4 版.北京:高等教育出版社,2020.

[14]刘津池,刘畅,华成舸.随机对照试验偏倚风险评价工具 RoB2(2019 修订版)解读[J].中国循证医学杂志,2021,21(6):737-744.

[15]卢芳,盛紫依,冯钰,等.注册型与非注册型药物临床试验研究模式管理的比较[J].中国临床药理学杂志,2022,38(11):1270-1273.

[16]马斌荣.医学统计学[M].4版.北京:人民卫生出版社,2004.

[17]史晓誉,王海银,谢春艳,等.患者决策辅助工具促进分担决策发展的国际经验及启示[J].中国卫生质量管理,2021,28(3):101-105.

[18]孙贵范.预防医学[M].2版.北京:人民卫生出版社,2010.

[19]唐金陵,格拉席欧.循证医学基础[M].2版.北京:北京大学医学出版社,2016.

[20]陶欢,杨乐天,平安,等.随机或非随机防治性研究系统评价的质量评价工具AMSTAR 2解读[J].中国循证医学杂志,2018,18(1):101-108.

[21]王家良.临床流行病学:临床科研设计、测量与评价[M].4版.上海:上海科学技术出版社,2014.

[22]王家良.循证医学[M].3版.北京:人民卫生出版社,2016.

[23]王家良.循证医学[M].北京:人民卫生出版社,2005.

[24]王小钦,何耀.循证医学[M].2版.北京:人民卫生出版社,2020.

[25]王雨欣,马韶青.药物临床试验研究参与者知情同意权的保护[J].中国医学伦理学,2023,36(8):840-846,852.

[26]翁鸿,王颖,李柄辉,等.系统评价与Meta分析的类型及制作步骤[J].同济大学学报(医学版),2019,40(2):248-253.

[27]邢晓敏,邓蕊.医疗器械临床试验研究者信息应该告知:现状、伦理辩护与政策建议[J].中国医学伦理学,2017,30(12):1517-1521.

[28]杨克虎.循证医学[M].3版.北京:人民卫生出版社,2019.

[29]杨柳,龙囿霖,程祎凡,等.临床实践指南透明度评价工具的循证构建[J].中国循证医学杂志,2021,21(8):869-875.

[30]曾宪涛,黄伟,田国祥.Meta分析系列之九:Meta分析的质量评价工具[J].中国循证心血管医学杂志,2013,5(1):3-5.

[31]曾宪涛,李胜,马钻,等.Meta分析系列之八:Meta分析的报告规范[J].中国循证心血管医学杂志,2012,4(6):500-503.

[32]周晓楠,李峥,康晓凤.患者意愿的研究进展[J].医学与哲学,2017,38(1),47-50.

[33]AGREE-REX研究团队(2019).指南研究与评估系统:最佳推荐意见的质量评价工具(AGREE-REX)[J].中国循证儿科杂志,2020,15(6):476-480.

[34]BELEKAR V,LAKKAKULA U S,AGGARWAL A,et al.PGI21 quality assessment of systematic literature review and meta-analysis:comparison of AMSTAR-2 and ROBIS[J].Value in Health,2021,24(S1):S98.

[35]GOLDACRE B.The WHO joint statement from funders on trials transparency[J].BMJ,2017,357:j2816.

[36]GREENBALGH T.How to read a paper:the basics of evidence-based medicine[J].2nd ed.London:BMJ Books,2003.

[37]GUYATT G H,SACKETT D L,COOK D J.Users' guides to the medical literature.II.How to use an article about therapy or prevention.A.Are the results of the study valid? Evidence-Based Medicine

Working Group[J]. JAMA,1993,270:2598-2601.

[38]MA L-L,WANG Y-Y,YAGN Z-H,et al. Methodological quality(risk of bias) assessment tools for primary and secondary medical studies:what are they and which is better? [J]. Mil Med Res,2020, 7(1):7.

[39]MACLEAN S,MULLA S,AKL E A,et al. Patient values and preferences in decision making for antithrombotic therapy:a systematic review:Antithrombotic Therapy and Prevention of Thrombosis,9th ed:American College of Chest Physicians Evidence-Based Clinical Practice Guidelines[J]. Chest, 2012,141(2 Suppl):e1S-e23S.

[40] MARTINEZ L, CORDS O, LIU Q, et al. Infant BCG vaccination and risk of pulmonary and extrapulmonary tuberculosis throughout the life course:a systematic review and individual participant data meta-analysis[J]. Lancet Glob Health,2022,10(9):e1307-e1316.

[41] MCMURRAY J J V, PACKER M, DESAI A S, et al . Angiotensin-neprilysin inhibition versus enalapril in heart failure[J]. N Engl J Med,2014,371(11):993-1004.

[42] PORTA M S, SACKETT D L, HERN M, et al. Dictionary of epidemiology [M]. Oxford:Oxford University Press,2014.

[43]STRAUS S E,RICHARDSON W S,GLASZIOU P,et al. Evidence-based medicine:how to practice and teach EBM[M]. 3rd ed. London:Churchill Livingstone,2005.

[44] TAICHMAN D B, BACKUS J, BAETHGE C, et al. Sharing clinical trial data [J]. BMJ, 2016, 532:i255.

[45] TASHIRO J, YAMAGUCHI S, ISHII T, et al. Inferior oncological prognosis of surgery without oral chemotherapy for stage Ⅲ colon cancer in clinical settings[J]. World J Surg Oncol,2014,12:145.

[46]WU X P,LIU L,GUO Y L,et al. Clinical value of a serum anti-PLA2R antibody in the diagnosis and monitoring of primary membranous nephropathy in adults[J]. Int J Nephrol Renovasc Dis,2018,11: 241-247.